UTB

W0468817

UTB 2177

Eine Arbeitsgemeinschaft der Verlage

Beltz Verlag Weinheim und Basel
Böhlau Verlag Köln · Weimar · Wien
Wilhelm Fink Verlag München
A. Francke Verlag Tübingen und Basel
Paul Haupt Verlag Bern · Stuttgart · Wien
Verlag Leske + Budrich Opladen
Lucius & Lucius Verlagsgesellschaft Stuttgart
Mohr Siebeck Tübingen
C. F. Müller Heidelberg
Ernst Reinhardt Verlag München und Basel
Ferdinand Schöningh Verlag Paderborn · München · Wien · Zürich
Eugen Ulmer Verlag Stuttgart
Vandenhoeck & Ruprecht Göttingen
WUV Facultas · Wien

Günther Pöltner

Grundkurs Medizin-Ethik

Facultas

Günther Pöltner, Univ.-Prof. Dr., Institut für Philosophie sowie Institut für Ethik und Recht in der Medizin an der Universität Wien.

Die Deutsche Bibliothek - CIP-Einheitsaufnahme

Pöltner, Günther:
Grundkurs Medizin-Ethik / Günther Pöltner. – Wien : Facultas, 2002
(UTB für Wissenschaft ; 2177)
ISBN 3-85076-512-1 (Facultas-Univ.-Verl.)
ISBN 3-8252-2177-6 (UTB)

1. Auflage 2002 UTB

Satz + Druck: Facultas Verlags- und Buchhandels AG
Einbandgestaltung: Atelier Reichert, Stuttgart
Printed in Austria
ISBN 3-85076-512-1

UTB-Bestellnummer: ISBN 3-8252-2177-6

Vorwort

Der vorliegende Grundkurs ist aus Vorlesungen und Seminaren erwachsen, die der Verfasser teils in interdisziplinärer Zusammenarbeit an der medizinischen, der juridischen Fakultät und an der Fakultät für Human- und Sozialwissenschaften der Universität Wien gehalten hat. Er richtet sich nicht nur an Studierende der Medizin und der Pflegewissenschaften, sondern an alle, die sich ernsthaft mit medizin-ethischen Fragen befassen wollen. Er kann – wie jede andere ethische Reflexion auch – nicht Anweisungen für das Handeln liefern, sondern nur Gesichtspunkte für eine entsprechende Urteilsfindung namhaft machen. – Die Literaturhinweise verstehen sich als das, was sie sind – als Hinweise zu weiterer selbständiger Arbeit, nicht aber ist eine möglichst umfassende Bibliographie intendiert.

Eine Medizin-Ethik ist nicht einfach die Verlängerung des moralischen Hausverstandes der in den Heil- und Pflegeberufen direkt oder indirekt Tätigen, sondern die methodisch-kritische Reflexion auf das diesbezügliche Handeln unter dem Gesichtspunkt sittlicher Vertretbarkeit. Medizin-Ethik ist keine Spezialethik, d.h. sie hat keine eigenen, von allgemein anerkannten sich unterscheidenden Prinzipien, sondern ist eine Ethik spezieller Situationen. Sie muß einerseits auf ethische Grundlagen so weit eingehen, als dies zur Explikation der speziellen Fragestellungen notwendig ist, und wird andererseits in ihrer konkreten Durchführung von der aktuellen Problemlage bestimmt sein. Diese eigentümliche Struktur ist auch für den vorliegenden Grundkurs maßgeblich. Er erörtert in den ersten vier Kapiteln allgemeine Grundlagen und geht in den restlichen Kapiteln auf die hauptsächlich gegenwärtig diskutierten medizin-ethischen Probleme ein. Daß hier nicht ohne Auswahl durchzukommen ist, liegt in der Natur der Sache. Als Grundkurs beansprucht er nicht eine enzyklopädische Darstellung, sondern bescheidet sich mit einer Einführung in die wichtigsten Problemfelder. Er unterscheidet sich von anderen Einführungen durch den Hinweis auch auf anthropologische und gegebenenfalls ontologische Problemstellungen. Ethik läßt sich nicht ohne Bezugnahme auf Anthropologie betreiben, und jede ethisch-anthropologische Fragestellung hat ihre ontologischen Implikationen. Wer glaubt, in der Medizin-Ethik ohne solche Voraussetzungen auskommen zu können, hat sie nicht hinter sich gelassen, sondern ist seinen Vorurteilen kritiklos verfallen.

Zum Schluß darf ich einer angenehmen Pflicht nachkommen. Ich danke meiner Frau, Dr. med. Susanne Pöltner, sowie meinen Kollegen Prof. Dr. iur. Gerhard Luf, Prof. Dr. theol. Günter Virt und Prof. Dr. med. Peter Husslein für die vielen kritischen Hinweise zur Manuskriptgestaltung. Wer nur einigermaßen den Universitätsbetrieb kennt, weiß, was solch ein Opfer an Zeit bedeutet. Und ich danke Frau Dr. Sigrid Neulinger und Herrn Dr. Michael Huter für die geduldige und vorbildliche verlegerische Betreuung.

Wien, Dezember 2001 Günther Pöltner

Inhaltsverzeichnis

1. Begriff und Aufgabe einer Medizin-Ethik

1.1 Gegenwärtige Bedingungen medizinischen Handelns

Versteht man unter Ethik ganz allgemein das systematische Bemühen, über die Ziele und Mittel des Handelns Rechenschaft abzulegen, dann ist die Medizin-Ethik so alt wie das medizinische Handeln selbst. Denn dieses bewegt sich wie jedes andere Handeln in einer zweifach bestimmbaren Dimension, d. h. in einer fachlich-technischen und in einer sittlich-praktischen Dimension. Der Arzt muß um die richtigen Mittel wissen, d. h. er muß Sachwissen besitzen, und er muß die Mittel, da sie zum Guten, aber auch zum Schlechten verwendet werden können, verantwortlich einsetzen (er muß sittlich-praktisches Wissen besitzen und in entsprechende Grundhaltungen eingeübt sein). Das Sachwissen allein vermittelt weder die Ziele seines Einsatzes noch deren Rechtfertigung. Wird das medizinische Sachwissen um eines bestimmten Handlungszieles erworben und ist die Bestimmung dieses Zieles letztlich das Thema sittlich-praktischen Wissens, dann ist eine ethische Überlegung kein äußerlicher Bestandteil medizinischen Handelns, sondern eines seiner konstitutiven Momente. Diese innere Zusammengehörigkeit von Ethik und Medizin hat seit alters her ihren Ausdruck im ärztlichen Standesethos gefunden, das sprachlich in Gelöbnisformeln und Standeskodizes niedergelegt ist. Das im abendländischen Raum bekannteste Beispiel ist der hippokratische Eid. Das traditionelle ärztliche Standesethos ist zwar in seinem Kernbestand nach wie vor unverzichtbar, angesichts der gewandelten Voraussetzungen gegenwärtigen medizinischen Handelns jedoch ergänzungsbedürftig. Der Wandel betrifft einerseits die neuen Handlungsmöglichkeiten der Medizin und andererseits die Pluralität der gesellschaftlichen Ethosformen.

1.1.1 Die neuen medizinischen Handlungsmöglichkeiten und ihre Folgen

Die neuen Handlungsmöglichkeiten verdanken sich vorwiegend der erfolgreichen Anwendung naturwissenschaftlicher Forschungsmethoden auf medizinischem Gebiet. Vieles, was früher unverfügbar war und hingenommen werden mußte, ist verfügbar und planbar geworden. Es handelt sich insbesondere um Neuerungen im Bereich der *Diagnostik*, der *Operationstechniken*, der medikamentösen *Therapie*, der *Reproduktionsmedizin* und der *Prävention.*

Die Anwendung naturwissenschaftlicher Forschungsmethoden hat den Verantwortungsbereich medizinischen Handelns nicht nur quantitativ, sondern auch qualitativ verändert. Zum einen ist das Selbstverständnis des Menschen im allgemeinen tangiert. Die Fragen nach Beginn und Ende seines Lebens, nach Gesundheit, Krankheit, Behinderung stellen sich neu angesichts der Erkenntnisse betreffend die Embryonalentwicklung und die Hirnfunktionen sowie der gentechnologischen Möglichkeiten. Zum anderen hat sich das naturwissenschaftliche Erkenntnisinteresse und der mit ihm verbundene Erfahrungsbegriff auf das Arzt-Patienten-Verhältnis ausgewirkt. Erfahrung ist im naturwissenschaftlichen Kontext nur als Experiment zugelassen. Experiment bedeutet eine bewußt im Zeichen von Quantifizierung, Reproduzierung und Prognostizierung *methodisch reduzierte* Erfahrung. Für den methodischen Reduktionismus der Naturwissenschaften – er ist einer der Gründe für ihren ungeheuren Erfolg – wird das konkrete Einzelne zum bloßen Fall eines Allgemeinen. Für die Medizin bedeutet das die Gefahr einer Perspektivenverschiebung vom Kranken zur Krankheit und damit die Gefahr der *Anonymisierung und Entpersönlichung des Patienten* (er wird zum ‚Fall'). Dazu kommt als weitere Folge die

Differenzierung der Medizin in Spezialdisziplinen. Der Patient sieht sich einer Reihe von Spezialisten gegenüber, die eine arbeitsteilige Behandlung vornehmen. Damit wird die *Einheit der Arzt-Patienten-Beziehung* und die *Unteilbarkeit der ärztlichen Verantwortung* zum Problem. Eine hochspezialisierte Medizin erfordert eine entsprechende Institutionalisierung und Finanzierung, was vermehrtes ‚institutionelles Handeln' notwendig macht (ärztliche Leitung und ökonomische Verwaltung von Einrichtungen des Gesundheitswesens bis hin zur Gesundheitspolitik). So wandelt sich auch das Rollenbild des Arztes insofern, als er im Rahmen des modernen Gesundheitswesens mehrfache Funktionen zu übernehmen hat (genuin ärztliche, wissenschaftliche, verwaltungstechnische Tätigkeiten).

1.1.2 Gesellschaftlicher Wertepluralismus

Der gesellschaftliche Wertepluralismus macht den zweiten Faktor aus, der den Situationswandel gegenwärtigen medizinischen Handelns mitbestimmt. Eine pluralistische Gesellschaft ist durch eine Vielfalt von miteinander konkurrierenden Welt- und Wertorientierungen charakterisiert, die als prinzipiell gleichberechtigt das gesellschaftliche Kräftefeld bestimmen. In einer pluralistischen Gesellschaft gibt es keine einheitliche, maßgebliche Überzeugung hinsichtlich der Lebenspraxis insgesamt, die von allen Mitgliedern der Gesellschaft (mehr oder weniger reflektiert) gleicherweise anerkannt und für verbindlich gehalten wird. Diese Pluralität von Welt- und Wertorientierungen verweigert sich einer Subsumierung unter ein einheitliches, maßgebliches gesellschaftliches Gesamtethos, d. h. sie schließt eine Hegemonie in Sachen Lebensorientierung aus. Die Differenzierung der Gesellschaft in eine Reihe von Subsystemen führt einerseits zu einer *Be*lastung und andererseits zu einer *Ent*latung. Die moderne pluralistische Gesellschaft befreit auf der einen Seite vom Zwang der Übernahme eines einheitlichen Ethos, erhöht dafür auf der anderen Seite die Schwierigkeit der Orientierung und Identitätsfindung. Mit der „Pluralität von Ethosformen" (Kluxen 1997, 202) entfällt eine der Voraussetzungen für eine ausschließliche Orientierung medizinischen Handelns am Standesethos: die Einbettung in ein einheitliches Gesamtethos. Dazu kommt der weitgehende Entfall auch der beiden anderen Voraussetzungen solch einer Ausrichtung: zum einen das enge Lehrer-Schüler-Verhältnis mit Vorbildwirkung und damit ein einheitlicher Ärztestand und zum anderen ein überschaubares Arzt-Patienten-Verhältnis. Im Zuge der Verwissenschaftlichung und Technologisierung der Medizin hat sich das ärztliche Berufsbild gewandelt. Es wird immer mehr durch Kompetenzen wissenschaftlicher und funktionaler Art bestimmt. Angesichts der Mehrfachfunktion des modernen Mediziners (Wissenschafter, Berater, Begutachter, Mitglied eines Behandlungsteams, selbständiger Unternehmer) nimmt das Arzt-Patienten-Verhältnis oft die Gestalt eines Dienstleistungsverhältnisses an, bei dem der Arzt den Patienten oft nicht einmal zu Gesicht bekommt.

Pluralität bedeutet nicht den Ausschluß von Gemeinsamkeit. Eine pluralistische Gesellschaft bejaht die Möglichkeit, plurale Ethosformen ausbilden zu können. Sie ist durch den Gedanken der Toleranz, d. h. durch die wechselweise Anerkennung der Menschen als wahrheitsfähiger Wesen, als Freiheitswesen, geeint. Mit dieser gemeinsamen Wertegrundlage werden nicht die Inhalte der in der pluralistischen Gesellschaft tolerierten Weltanschauungen und speziellen Wertorientierungen vorweggenommen, sondern die Möglichkeit für deren Ausgestaltung eröffnet. Das bedeutet, daß Freiheit an anderer Freiheit ihre Grenze hat. Die gemeinsame Basis einer pluralistischen Gesellschaft – die Beschränkung auf

Grundwerte, welche die Realisierung der Freiheit ermöglichen – ist freilich bedroht, wenn sie dem Anspruch einer zweckrationalen Vernunft unterworfen wird. Zweckrationalität besteht in der (Selbst-)Reduktion der Vernunft auf die Fähigkeit, die optimalen Mittel für einen vorgegebenen Zweck ausfindig zu machen. Diese Reduktion hat zur Folge, daß nur noch die Mittel-Zweck-Relation, nicht mehr aber die Zwecksetzung selbst Gegenstand der Vernunft sein kann. Die Differenz von Sinn und Zweck wird nivelliert.[1] Sinnfragen sind dann per definitionem keine vernünftigen Fragen mehr, sondern Sache außer-vernünftiger Festsetzungen, d. h. bloß emotionaler bzw. machtpolitischer Dezision. Eine Rechtfertigung der Zwecksetzung durch Angabe von Vernunftgründen ist ausgeschlossen. An ihre Stelle tritt Beliebigkeit bzw. die Durchsetzungskraft des Stärkeren. Medizinisches Handeln könnte nur noch nach Effizienzkriterien beurteilt werden.

1.1.3 Recht und Ethik

Angesichts des Pluralismus der Ethosformen kommt rechtlichen Regelungen erhöhte Bedeutung zu, doch darf das Instrumentarium des Rechts nicht überfordert werden. Das Recht kann weder die Basis einer pluralistischen Gesellschaft garantieren, noch ist es ein Ersatz für Ethik. Das Verhältnis von Ethik und Recht läßt sich nach drei Richtungen hin charakterisieren.

(1) Die Gemeinsamkeit von Recht und Ethik besteht darin, daß beide normative Wissenschaften sind. Sie fragen nicht, wie faktisch gehandelt wird, sondern wie gehandelt werden soll.

(2) Sie unterscheiden sich aber auch. Das Recht ist sanktionsbewehrt – nicht so die Ethik, die sich mit ihren Argumenten

1 Nicht alle Zwecke sind auch schon sinnvoll. Sie sind sinnvoll, wenn sie Momente gelingenden Lebens sein können.

letztlich einzig an das Gewissen wenden kann. Und nicht alles, was rechtlich erlaubt ist, deckt sich mit dem, was ethisch zu billigen ist. Es kann Gesetze geben, deren Befolgung sich mit dem Gewissen nicht vereinen läßt. Ob bestehende oder zu erlassende Gesetze gerecht sind, ist eine ethische und nicht eine rechtliche Frage. Deshalb läßt sich die Ethik nicht durch das Recht ersetzen. Rechtliche Regelungen sind zwar unerläßlich, allerdings besteht auch die Gefahr der Verrechtlichung medizinischen Handelns. Es kommt dann zu einer ,Defensivmedizin', in der die Vermeidung des rechtlich Belangbaren den Vorrang vor dem medizinisch Indizierten besitzt (vgl. Wieland 1986, 86 ff).

(3) Recht und Ethik sind in ihrer Unterschiedenheit jedoch aufeinander angewiesen. Wenn Recht mehr als eine formale Zwangsordnung sein will, braucht es eine ethische Fundierung. Jede Rechtssetzung hat ethische Implikationen, wenn anders Gesetze gerecht sein sollen, und ebenso gehen in jede Formulierung eines rechtlich relevanten Tatbestandes normative Komponenten ein, anderenfalls könnte die Erfüllung eines juridischen Tatbestandes nicht zu rechtlichen Sanktionen führen. Und wo neue medizinische Handlungsmöglichkeiten rechtliche Regelungen erforderlich machen, muß auf ethische Überzeugungen zurückgegriffen werden. Umgekehrt ist die Ethik, will sie sich in ihrem Kernbereich nicht der Unverbindlichkeit überantworten, bei ihrer Durchsetzung auf rechtliche Stützung angewiesen. Rechtliche Regelungen setzen also ethische Argumente nicht außer kraft, denn sie setzen Rahmenbedingungen und belassen einen ethischen Entscheidungsspielraum, der es erlaubt, dem Einzelfall Gerechtigkeit widerfahren zu lassen – ein gerade auch für das medizinische Handeln wichtiger Gesichtspunkt.

1.2 Ethos und Ethik

Ethik ist nicht mit Moral = Ethos zu verwechseln. Ethos (griech. ETHOS = Gewohnheit, Charakter, Sitte) oder Moral (lat. mos = Sitte) bedeutet eine durch ein gewisses Maß an Reflexion gekennzeichnete konkret-geschichtliche Form sittlich bestimmten menschlichen Miteinanderlebens – die gelebte sittliche Überzeugung einer Gruppe, Gesellschaft, Epoche. Es umfaßt einen der individuellen Willkür entzogenen Bestand von Handlungsregeln, Grundhaltungen, Wertmaßstäben, Sinnvorstellungen sowie Institutionen und bildet so einen normativen Rahmen für das Verhalten des Menschen zu seinesgleichen, zu sich selbst und zur Welt. Indem es einen Entwurf gelingenden Lebens beinhaltet, ermöglicht es eine Orientierung für die Praxis. Als geschichtlich gewachsen und durch Erziehung vermittelt, ist es zwar wandelbar, dennoch der individuellen Willkür entzogen und in diesem Sinne objektiv vorgegeben. Es behält seine orientierende und identitätsvermittelnde Kraft freilich nur so lange, als es von der Zustimmung derer getragen wird, die sich von ihm in produktiver Aneignung bestimmen lassen. Von diesem *gesellschaftlichen* Ethos ist das *gruppenspezifische* Ethos zu unterscheiden. Dieses verhält sich zu jenem wie das Spezielle zum Allgemeinen. Es ist das von einer gesellschaftlichen Gruppe oder einem Berufsstand sich selbst auferlegte Muster von Handlungsregeln und Grundhaltungen (Berufsethos, Standesethos). Vom objektiven Ethos (in Form des gesellschaftlichen und gruppenspezifischen Ethos) unterscheidet sich das subjektive, individuelle Ethos – der sittliche Charakter des einzelnen, seine Grundhaltung und Gesinnung.

Ethik (griech. ETHIKE EPISTEME) ist demgegenüber die *philosophische Wissenschaft des Ethos.* Das faktische Zusammenleben der Menschen und die dieses Zusammenleben leitenden

Überzeugungen und Institutionen können Gegenstand verschiedener Wissenschaften sein (z. B. der Soziologie, Psychologie, Ethnologie, Geschichtswissenschaft). Was die Ethik von diesen Fachwissenschaften unterscheidet, ist die *normative Fragehinsicht*, unter der sie das Ethos und das von ihm geprägte Handeln reflektiert. Ethik ist die *methodisch-kritische Reflexion* auf das menschliche Handeln unter der Fragehinsicht der Differenz von gut und böse. Solch eine Rückfrage ist notwendig, weil sich ei-nerseits faktisch gelebtes Leben und sittlich zu rechtfertigendes Leben, faktisches Handeln und sittlich zu verantwortendes Handeln nicht einfachhin decken (freilich auch nicht gänzlich auseinanderfallen), und andererseits neue Handlungssituationen neue Herausforderungen darstellen. Ethik geht es um allgemeinverbindliches praktisches, d. h. handlungsanleitendes Wissen und dessen rationale Begründung. Sie prüft die Gründe des Handelns, ob sie gute, d. h. verantwortbare Gründe sind oder nicht. Diese Prüfung ist kein Selbstzweck. Ethische Reflexion wird nicht um des Wissens willen, sondern um des Handelns willen betrieben. Ethik ist keine theoretische, sondern eine sittlich-praktische Disziplin, deren Ziel, wie Aristoteles formuliert, „nicht die Erkenntnis, sondern das Handeln ist" (Nik. Eth. I, 1095a). Als philosophische Disziplin beruft sie sich weder auf die Tradition noch auf sonstige Autoritäten, sondern auf die praktische Vernunft. Sie sieht also methodisch auch von religiöser Autorität ab, was eine religiöse Vertiefung von Ethik freilich nicht ausschließt. Aber diese Vertiefung berührt nicht den Geltungsgrund der praktischen Sätze.

Ethik ist keine Geisteswissenschaft (Geisteswissenschaften sind theoretische Fachwissenschaften), sondern eine Disziplin der praktischen Philosophie. Daher ist es – bei aller sachlich richtigen Intention – dennoch sachlich falsch zu fordern, die Medizin möge in die Auseinandersetzung mit geisteswissenschaftlichen Fächern (gemeint ist die Philosophie, insbesondere die Ethik) eintreten. Ethik ist keine Faktenwissenschaft, sondern ein normative Wissenschaft, d. h. sie beschreibt nicht, wie Menschen faktisch handeln (das wäre bloß Moralpsychologie oder Moralsoziologie), sondern sie fragt, wie gehandelt werden soll. Von der Ethik als normativ-praktischer Disziplin wird die *Metaethik* unterschieden, die sich mit der Bedeutungsanalyse der moralischen Sprache beschäftigt.

Für eine radikal metaethische Position hat sich Ethik auf Metaethik zu beschränken, d. h. die Frage nach den Normen und ihrer Begründung nicht zu stellen. Solch eine Reduzierung von Ethik auf Metaethik läßt sich nicht durchhalten. Eine radikale Metaethik steht vor der Unmöglichkeit, ihren Themenbereich – den moralisch relevanten Sprachgebrauch – abzugrenzen. Erstens gibt es keine ausschließlich moralischen Wortbedeutungen, vielmehr ist die Sprache als Sprache mehrdeutig. [Das Wort ‚gut' ist mehrdeutig: ein guter Mensch, ein gutes (= rechtes) Maß, ein gutes (= brauchbares) Ding, eine gute (= günstige) Zeit]. Zweitens ist eine moralisch relevante Sprache nicht auf den Gebrauch bestimmter Wörter angewiesen. Wenn sich aber an den Wörtern selbst der Unterschied von moralischem und außermoralischem Sprachgebrauch nicht ablesen läßt, vielmehr auf den moralisch relevanten Kontext zurückgegriffen werden muß, der durch Phänomene wie Verantwortung, Aufruf zum Tun des Gesollten – also durch normative Grunderfahrungen gekennzeichnet ist, dann lebt der metaethische Ausschluß des Normativen aus der Ethik von der heimlichen Inanspruchnahme des Ausgeschlossenen.

Praktische (= handlungsanleitende) Sätze sind nicht Ausdruck psychischer Zustände des handelnden Subjekts (Ethik ist nicht Gefühlssache), sondern allgemeinverbindliche, objektiv geltende, d. h. argumentativ aufweisbare Sätze (Ethik ist nicht Privatsache).

Im Unterschied zu kognitivistischen bestreiten nonkognitivistische Theorien den Begründbarkeitsanspruch praktischer Sätze. Sie verwickeln sich mit ihrer Bestreitung allerdings in einen Widerstreit zwischen dem, was sie explizit leugnen, und dem, was sie im Vollzug der

Leugnung heimlich für sich in Anspruch nehmen. Wird etwa behauptet, beim Handeln orientiere man sich nicht an praktischen Sätzen, sondern an bloßen Gefühlen, so ist es die Vernunft, die an die Gefühle als Orientierungsinstanz verweist. Und es sind nicht Gefühle, welche Gefühle daraufhin befragen, ob die auf ihnen aufbauende Einstellung gut oder schlecht ist, sondern die Vernunft.

Ähnlich wie Recht und Ethik sind auch Ethik und *Ethos* aufeinander angewiesen. Die Ethik schafft nicht ein Ethos, sondern befragt und reflektiert es. Insofern geht das Ethos jeder Ethik uneinholbar voraus. (Man kann auch ohne Ethik sittlich handeln.) Deshalb gilt: Keine Ethik ohne ein Ethos. Weil sich jedoch faktisches und sittlich zu verantwortendes Handeln nicht von vornherein decken, gilt auch das Umgekehrte. Das Ethos ist um seiner Sittlichkeit willen auf die kritische In-Frage-Stellung der Ethik angewiesen. Die Ethik ist deshalb nicht einfach das begriffliche Spiegelbild des ihr vorausliegenden Ethos – Ethik und Ethos verhalten sich nicht wie das Unreflektierte zum Reflektierten, das Unklare zum Klaren –, vielmehr steht sie zum Ethos in *kritischer Distanz.* Sie thematisiert und prüft die im gelebten Ethos bereits wirksamen Prinzipien, Kriterien und Normen. Als *kritisch-prüfende* Reflexion des Ethos ist sie dessen Vertiefung und Verwandlung.

1.3 Einheit von Medizin und Medizin-Ethik

1.3.1 Medizin-Ethik

Eine Medizin-Ethik erschöpft sich weder in der Besprechung von Fallbeispielen noch in der Anwendung des moralischen Hausverstandes der Ärzte und des Pflegepersonals noch in einer berufsständischen Pflichtenregelung, noch besteht sie in der Reflexion auf das Arzt-Vorbild – ungeachtet der nach wie vor bestehenden Unverzichtbarkeit solch eines positiven Vorbilds.

Sie ist vielmehr

(a) als Medizin-*Ethik* die methodisch-kritische Reflexion von Handlungen und Haltungen unter dem Gesichtspunkt der Differenz von gut und böse (d. h. unter dem Gesichtspunkt der Sittlichkeit), und sie hat es

(b) als *Medizin*-Ethik mit Handlungen und Haltungen im speziellen Bereich der Medizin zu tun.[2] Eine Medizin-Ethik ist keine Sonderethik, sondern eine Ethik besonderer Situationen[3], d. h. sie hat keine eigenen, von der allgemeinen Ethik unabhängigen Prinzipien und Kriterien, sondern basiert wie diese auf allgemein akzeptierten sittlichen Grundüberzeugungen. Als Ethik der besonderen Situation des medizinischen Handelns unterscheidet sich die Medizin-Ethik durch den beschränkten Umfang. Sie behandelt die ethischen Probleme im Bereich der Gesundheit und des Gesundheitswesens. Sie bezieht sich nicht nur auf das ärztliche und pflegerische Handeln und das Verhalten des Patienten (Handlungssituationen in Klinik, Krankenhaus, Pflegeheim, Altersheim, Gesundheitsfürsorge), sondern umfaßt auch die ethischen Probleme des institutionellen Handeln, d. h. der Organisation des Gesundheitswesens (Verteilungsgerechtigkeit im Gesundheitswesen). Die Medizin-Ethik ist kein äußerlicher Zusatz zur Medizin, sondern bildet eines ihrer konstitutiven Strukturmomente. Das hängt mit dem wissenschaftstheoretischen Status der Medizin zusammen.

2 Das Wort ‚Medizin' steht für die Vielfalt der medizinischen Fächer. Es intendiert nicht deren Nivellierung, sondern wird nur aus Gründen der sprachlichen Einfachheit beibehalten.

3 Als Ethik besonderer Situationen ist sie eine Bereichsethik. Der dafür auch anzutreffende Titel ‚Angewandte Ethik' ist irreführend, weil man zu einer Bereichsethik nicht durch Anwendung des Allgemeinen auf das Besondere kommt. Handlungssituationen sind nicht Fälle einer allgemeinen Regel und aus ihr nicht deduzierbar.

1.3.2 Medizin als praktische Wissenschaft

Die Anonymisierung des Patienten ist eine der praktischen Strukturfolgen der modernen Medizin. Die Klärung des wissenschaftstheoretischen Status der Medizin ist deshalb keineswegs eine ‚rein akademische' Angelegenheit, sondern von eminent praktischem Interesse. Man denke an die vielberedete Krise der ‚Schul'-Medizin und an die Nachfrage nach sogenannten alternativen Heilmethoden. Wie diese Krise zeigt, betrifft das Selbstverständnis der Medizin das Vertrauensverhältnis von Arzt und Patient.

Die Bestimmung des wissenschaftlichen Status der Medizin geschieht sinnvollerweise von ihrem *Ziel* her, weil dieses die Eigenart und Struktur des medizinischen Wissens bestimmt. Medizinisches Wissen wird ja – wie jedes andere Wissen auch – um ... willen erstrebt. Das Ziel der Medizin liegt in einem Handeln – freilich besonderer Art, entsprechend der besonderen mitmenschlichen Situation, auf die es antwortet. Die Ziele dieses Handelns umfassen

(a) primär die Heilung kranker Mitmenschen,
(b) die Linderung ihrer Leiden und Schmerzen, wo Heilung nicht möglich ist, und
(c) die Prävention (die Förderung von Gesundheit und die Vorbeugung von Krankheiten) sowie die Rehabilitation.

Wissen, welches um des Handelns (Praxis) willen erworben wird, ist praktisches Wissen. Die Medizin ist deshalb *in ihrem Wesen* als eine *praktische Wissenschaft* zu bestimmen (vgl. Rager 1994a, 15 ff.; Wieland 1986).

Diese Bestimmung bietet den Vorteil, daß mit ihr die Medizin nicht von vornherein auf bestimmte Methoden festgelegt wird, sondern die Freiheit der Methodenwahl gesichert bleibt. Ärztliches Handeln ist ja in seinem Gelingen dadurch definiert, daß es bei *diesem* konkreten Patienten in *dieser* konkreten Notsituation erfolgreich ist.

Unzureichende Bestimmungen der Medizin (z. B. Medizin als angewandte Naturwissenschaft oder als Verbindung von Natur- und Geisteswissenschaft) resultieren aus einer Verkennung des Verhältnisses ihrer Ziele zu den Methoden bzw. Mitteln ihrer Erreichung. Die Tatsache, daß der enorme Erfolg der modernen Medizin u. a. mit der naturwissenschaftlichen Erforschung des Menschen und der Einbeziehung technischer Möglichkeiten zusammenhängt, verleitet zur Vorstellung, die medizinische Wissenschaft sei nichts anderes als eine angewandte Naturwissenschaft. Diese Bestimmung erscheint aus mehreren Gründen unzureichend.

(1) Die Rede von einer Anwendung greift zu kurz, weil sie die Medizin nicht von ihrem Ziel, sondern von *einem* ihrer *Mittel* (einer ihrer Hilfsdisziplinen) her bestimmt. (Das wäre so, als würde man die Malkunst in erster Linie durch die Anwendung von Pinsel und Farben oder die Architektur durch die Verwendung von Baumaterialien definieren.)

(2) Davon abgesehen unterschlägt diese Bestimmung der Medizin die *Vielfalt der Wissensquellen* und die *Eigenart* des ärztlichen Wissens. Das Wissen des Mediziners speist sich nicht bloß aus den Naturwissenschaften – so unverzichtbar diese sein mögen. Mit Recht wird auf die *klinische Lehre und Erfahrung* und die *klinische Forschung* als weitere Quellen medizinischen Wissens verwiesen.

(3) Träfe die Bestimmung der Medizin als (angewandter) Naturwissenschaft zu, würde das in letzter Konsequenz die *Vertreibung des Subjekts* aus der Medizin bedeuten. Der Patient wäre zum bloßen Objekt herabgesetzt, an dem Korrekturen und Reparaturen vorzunehmen, Teile auszutauschen, gene-

tische Ausstattungen zu ändern wären. Die Folge solch eines Selbstverständnisses wäre die sogenannte Reparaturmedizin.

(4) Die Bezeichnung der naturwissenschaftlichen Disziplinen als ‚Grundlagenwissenschaften' (‚Basiswissenschaften') der Medizin ist problematisch, weil sie die Meinung suggeriert, die Medizin sei deren Fortsetzung. Der Arzt ist aber nicht ein Physiker, Chemiker, Biologe – nur unter anderen Vorzeichen. Medizin ist nicht verlängerte Naturwissenschaft. Eine Verlängerung setzt ein und dieselbe Zielsetzung voraus. Im Kernbereich der Medizin geht es aber nicht um die Aufstellung allgemeiner Theorien, für die das Einzelne ein bloßer Fall ist, vielmehr geht es umgekehrt darum, zutreffende Einzelaussagen über Individuen mit dem Ziel einer entsprechenden Praxis zu machen. Das setzt die Urteilskraft, d. h. die Fähigkeit voraus, darüber zu entscheiden, ob ein Einzelnes unter eine allgemeine Regel fällt oder nicht.

Für die Subsumption des Besonderen unter eine allgemeine Regel gibt es keine Regel mehr. Sie ist vielmehr Sache der Urteilskraft. Kant bestimmt sie als „ein besonderes Talent ..., welches gar nicht belehrt, sondern nur geübt sein will" (Kritik der reinen Vernunft, B 172) „Ein Arzt daher, ein Richter, oder ein Staatskundiger, kann viel schöne pathologische, juristische oder politische Regeln im Kopfe haben, in dem Grade, daß er selbst darin gründlicher Lehrer werden kann, und wird dennoch in Anwendung derselben leicht verstoßen, entweder weil es ihm an natürlicher Urteilskraft (obgleich nicht am Verstande) mangelt, und er zwar das Allgemeine in abstracto einsehen, aber ob ein Fall in concreto darunter gehöre, nicht unterscheiden kann, oder darum, weil er nicht genug durch Beispiele und wirkliche Geschäfte zu diesem Urteile abgerichtet worden. Dieses ist auch der einzige und große Nutzen der Beispiele: daß sie die Urteilskraft schärfen" (Kritik der reinen Vernunft B 173).

Der Mediziner muß die normalen und krankhaften Lebensprozesse sowie die Auswirkungen seines therapeutischen Handelns im allgemeinen kennen und ebenso um die psychische und soziale Struktur menschlichen Lebens wissen. Aber all dieses Wissen steht im Dienst eines Handelns und gewinnt seine Bedeutung und seinen Stellenwert im Ganzen der medizinischen Disziplinen vom Ziel dieses Handelns.

Die Medizin ist in ihrem Kern auch nicht ein Gemenge von Naturwissenschaft und Geisteswissenschaft. Daß es in der Medizin auch auf Verstehen ankommt, heißt nicht, daß einzelne medizinische Disziplinen (z. B. medizinische Psychologie, medizinische Psychotherapie, Psychosomatik) zu Geisteswissenschaften geworden sind (wenn man die Geisteswissenschaften als Verstehenswissenschaften kennzeichnen will). Die Medizin hat weder geistesgeschichtliche Grundlagen, noch ist sie in einzelnen ihrer Disziplinen eine Geisteswissenschaft. Geisteswissenschaften sind keine praktischen, sondern theoretische Wissenschaften. Die Medizin ist in ihrem Zentrum weder eine angewandte Naturwissenschaft noch deren Verbindung mit Geisteswissenschaft, sondern eine *praktische Wissenschaft,* um die eine Reihe von angewandten und theoretischen Wissenschaften gelagert ist.

Wenn anders ärztliches Handeln sittlich verantwortbar sein muß, eine methodisch-kritische Reflexion auf das Handeln unter dem Gesichtspunkt der Sittlichkeit aber eine ethische Reflexion ist, dann bildet die Ethik ein *konstitutives Moment* der Medizin selbst, nicht aber einen ihr äußerlichen Zusatz. Diese innere Zusammengehörigkeit von Medizin und Medizin-Ethik darf allerdings auch nicht zu eng gesehen werden. Es herrschen hier vielmehr unterschiedliche Kompetenzen. Der Erwerb medizinischen Sachwissens vermittelt noch keine Medizin-Ethik. Medizinisches Handeln ist immer unter zwei verschiedenen, jedoch untrennbar zusammengehörigen Hinsichten zu beurteilen: (1) hinsichtlich der *pragmatischen* Differenz von richtig und falsch und (2) hinsichtlich der *moralischen* Differenz von gut und böse (Honnefelder 1994b, 135). Das medizinische Handeln muß sachlich kompetent (Behandlung lege artis, Anwendung der richtigen Mittel) und sittlich zu verantworten sein. Wegen der Differenz von Sachwissen und sittlich-praktischem Wissen und deren unterschiedlichen methodisch-kritischen Begründungsformen fallen *medizinische* und *medizin-ethische* Kompetenz nicht eo ipso zusammen. Ethische Kompetenz besteht in der Fähigkeit zur argumentativen Begründung praktischer Sätze im Rückgang auf Prinzipien, Kriterien und Normen des Handelns. Das aber ist etwas anderes, als über die richtige Anwendung von Mitteln zu befinden. Und so wenig, wie man als moralisch handelnder Mensch schon eine Ethik besitzt, so wenig besitzt man als moralisch handelnder Arzt oder Pflegender schon eine Medizin-Ethik. Eines ist es, moralisch zu handeln, ein anderes, dieses sein Handeln argumentativ gegen Einwände zu rechtfertigen. Deshalb deckt sich *moralische* nicht auch schon mit *ethischer* bzw. *medizin-ethischer* Kompetenz.

1.3.3 Der interdisziplinäre Status und das Dilemma einer Medizin-Ethik

Was folgt aus diesen unterschiedlichen Kompetenzen?

(1) Aus dem Unterschied von moralischer und ethischer Kompetenz folgt ein *Ausbildungsdesiderat*. Wenn die neuen medizinischen Handlungsmöglichkeiten neue Verantwortungsprobleme aufwerfen und zu einem verantwortlichen Handeln das Rechenschaftgeben gehört, dann gehören zur Ausbildung der in den Heilberufen Tätigen auch die Vermittlung und der Erwerb ethischer Kompetenz. Anders gesagt: Medizin-Ethik muß einen Bestandteil des Medizinstudiums bzw. des Studiums der Pflegewissenschaften bilden.

(2) Aus dem Unterschied von medizinischer und medizin-ethischer Kompetenz ergibt sich der notwendig *interdisziplinäre Status* einer Medizin-Ethik. Ihre Reflexion ist auf die Vorgabe des entsprechenden Sachwissens angewiesen. Ein sittlich-praktisches Wissen ohne Sachwissen ist leer, ein Sachwissen ohne sittlich-praktisches Wissen ist blind. Mit dieser Verschränkung ist auch schon das *Dilemma* gegenwärtiger Medizin-Ethik angesprochen, das sie mit der Ethik insgesamt teilt: extremer Überschätzung und Unterschätzung ausgesetzt zu sein.

Auf der einen Seite erwartet man sich von der Ethik, daß sie die anstehenden Probleme löst und Handlungsrezepte zur Verfügung stellt. Diese Überschätzung verkennt den Status der Ethik als einer praktischen philosophischen Wissenschaft. Ethik gibt keine konkreten Handlungsanweisungen, sondern nennt die Gesichtspunkte ihrer Findung. Sie kann helfen, ethische Probleme erst einmal überhaupt zu sehen, indem sie unerkannte Wertungen ans Licht bringt, sie hilft, Begriffe zu klären, Argumente zu prüfen, sie kann Kriterien für Güterabwägungen beisteuern, Methoden ethischer Urteilsbildung erarbeiten. Ethik stellt einige Mittel zur Findung sittlich zu verantwortender Handlungsmöglichkeiten bei – nicht alle relevanten. Die Fähigkeit nämlich, eine Handlungssituation im Lichte ethischer Prinzipien richtig zu beurteilen, kann nur im Tun des Rechten selbst erworben und eingeübt werden. Die Ethik kann niemandem die Verantwortung abnehmen. Wie im konkreten Einzelfall nach Erwägung aller relevanten Gesichtspunkte zu handeln ist, muß jeder selbst finden.

Auf der anderen Seite wird Ethik unterschätzt. Ausdruck dieser Unterschätzung ist der Vorwurf ihrer Wirkungslosigkeit, dem sich gerade eine Medizin-Ethik ausgesetzt sieht. Ist sie nicht dazu verurteilt, dem rasanten medizinischen Fortschritt immer nur hinterherlaufen zu müssen? Kommt sie nicht immer zu spät? Das diesbezügliche Schlagwort im Hinblick auf die Forschungssituation lautet: Es geschieht ohnehin, was geschieht. Der Vorwurf bezüglich der Wirkungslosigkeit verwechselt Freiheit mit Naturgesetzlichkeit und unterstellt, ethische Sichtweisen und Argumente würden sich zwanghaft durchsetzen. Ethische Überlegungen können jedoch immer nur in Freiheit angenommen und geprüft werden, nicht aber stellt sich ihre Wirkung automatisch ein. Ein Anspruch wirkt einzig, indem man *sich* von ihm in Anspruch nehmen *läßt.* Ohne dieses *Lassen* vermag kein Anspruch etwas. Geltung und Zustimmung bilden eine untrennbare Einheit – keines ohne das andere –, ohne daß deshalb die Zustimmung die Geltung schaffen würde. Die Ethik ist wirksam, im Maße man sich auf sie einläßt, sich mit ihr auseinandersetzt und sich von ihr bestimmen läßt. Der Vorwurf der Wirkungslosigkeit muß sich daher die Gegenfrage gefallen lassen, ob er nicht dem Wunsch entspringt, von Ethik verschont zu bleiben – einer Haltung, die ihrerseits unter ethischem Gesichtspunkt zu prüfen ist. Forschungsinteressen legitimieren sich gerne mit der Marginalisierung ethischer Bedenken. Dabei unterstellt man nicht selten eine unaufhaltsame Eigendynamik einmal eingeschlagener Forschungen.

Eine Medizin-Ethik wird sich vor zwei Versuchungen hüten müssen. Sie darf sich weder in eine abstrakte, wirklichkeitsleere Prinzipiendiskussion verflüchtigen noch zu einer Ideologie des Faktischen pervertieren. Letzteres bildet ihre größere Versuchung. Würde ihr nachgegeben, käme es zu einer opportunistischen und kritiklosen Anpassung an den Zeitgeist. Medizin-Ethik würde ihre normativ-praktische Aufgabe verraten und zu einer bloß nachträglichen Gutheißung dessen, was ohnehin längst gemacht wird, herabsinken. Ihre Aufgabe bestünde bloß in der argumentativen Sicherung des Fortschritts und der Vermeidung von Mißbrauch. Zu fragen wäre, ob nicht hinter dem Vorwurf, sie sei ein bloßer Störfaktor, der Forschungen allenfalls verzögern, deren Richtung aber ohnehin nicht ändern kann, der geheime Wunsch nach solch einer Ideologie des Faktischen steht.

Soll eine Medizin-Ethik ihrer normativ-praktischen Aufgabe nachkommen, muß sie auf interdisziplinäre Problemdifferenzierung drängen und dabei auf ausgewogene Beweislastverteilung achten. Nicht derjenige hat die alleinige Beweislast, der begründetermaßen auf Bedenklichkeiten aufmerksam macht, sondern derjenige, der ihre Unbedenklichkeit behauptet, indem er von vornherein die sozial-ethischen Folgen und langfristigen Einstellungsänderungen aus der Bewertung ausklammert. Medizin-Ethik muß die Forschung im Kontakt mit ihr kritisch-antizipativ begleiten und rechtzeitig auf uns zukommende ethische Probleme aufmerksam machen und auf die Ermittlung ethisch weniger problematischer Alternativen drängen. Ob ihr dabei Erfolg beschieden ist, hängt von der ethischen Akzeptanzbereitschaft der Öffentlichkeit ab, die ihrerseits an eine entsprechende Information gebunden ist.

Das Dilemma einer Medizin-Ethik verweist auf eine tieferliegende Problematik – die Unhaltbarkeit eines rein instrumentellen Wissenschaftsverständnisses, das eine Trennung von moralisch-neutralem Wissenserwerb und moralisch relevanter Wissensanwendung unterstellt.

Die Scheidung von außer-moralischer Grundlagenforschung und moralisch relevanter Umsetzung des solcherart gewonnenen Wissens ist nicht mehr aufrechtzuerhalten. In vielen Fällen ist die Grundlagenforschung nämlich in sich schon Anwendung – also keineswegs moralisch neutral. Die Frage nach der Legitimität der Forschungsziele konnte so lange liegen gelassen werden, als man der unreflektierten Überzeugung sein konnte, wissenschaftlicher Fortschritt und Naturbeherrschung sei identisch mit Fortschritt an Humanität und Freiheitsgewinn. Für dieses neuzeitlich-moderne Wissenschaftsverständnis konnte die einzige ethische Aufgabe im Kontext wissenschaftlicher Forschung nur in der Vermeidung von Mißbrauch liegen. Diese Voraussetzung neuzeitlich-modernen Wissenschaftsverständnisses hat sich als unhaltbar erwiesen – was freilich nur eine Frage der Zeit, nicht aber eine der sachlichen Logik sein konnte. Denn wenn die Grundeinstellung des Menschen zur Natur die Beherrschung ist, liegt es in der Konsequenz der Sache, daß aus dem Subjekt der Herrschaft, das ja auch – wenngleich nicht nur – ein Naturwesen ist, ein Objekt der Beherrschung wird.

1.3.4 Medizin-Ethik und Anthropologie

Diese Zusammenhänge verweisen auf einen weiteren für eine Medizin-Ethik wichtigen Themenkomplex, auf das Verhältnis von (Medizin-)Ethik und *Anthropologie*. Die Frage nach der sittlichen Legitimität medizinischer Forschungsvorhaben, insbesondere der medizinischen Grundlagenforschung, läßt sich nicht generell mit dem Hinweis auf das wünschenswerte therapeutische Ziel medizinischen Handelns beantworten, dem sie dient. Denn es muß immer auch gefragt werden, *woran* und *womit* geforscht wird, *wer oder was* das ‚Objekt' der Forschung ist und welchen Status das ‚Forschungsobjekt' besitzt. *Diese* Frage ist eine *philosophisch-anthropologische* Frage. Die Bestimmung des ‚Objekts' medizinischer Forschung ist keineswegs eine Sache bloß neutraler Wortwahl, weil mit der Wortwahl (unbewußt oder gezielt) jeweils wertende Stellungnahmen zum Bezeichneten vorgenommen werden, also eine (unbewußte oder gezielte) Vorentscheidung über die moralische Qualität der Forschung selbst getroffen wird.

Wie jedes menschliche Handeln ist auch das medizinische Handeln von einem (zumeist unreflektiert bleibenden) Menschenverständnis geleitet. Man kann dieses unreflektierte Vorverständnis, das sich aus vielerlei Quellen speist, anthropologisches Vorverständnis oder vor-anthropologisches Wissen nennen – im Unterschied zum methodisch-kritisch reflektierten Wissen, dem anthropologischen Wissen. Verantwortliches Handeln, will es sich selbst Rechenschaft geben, darf nicht beim mehr oder weniger unreflektiert bleibenden anthropologischen Vorverständnis stehenbleiben, vielmehr erfordert es ein anthropologisches Wissen. Das für den Menschen Gute läßt sich nicht ermitteln, ohne gleichzeitig zu fragen, wer der Mensch und was für ein Wesen der Mensch ist. Ethik kann nicht ohne Anthropologie betrieben werden. Jede Ethik hat ihren anthropologischen Hintergrund. Wer meint, in der Ethik auf Anthropologie verzichten zu können, hat sie nicht hinter sich gelassen, sondern ist ihren anthropologischen Implikationen kritiklos verfallen.

Nun läßt sich der Mensch unter verschiedenen Gesichtspunkten befragen und erforschen. Je nach der Fragehinsicht unterscheiden sich die fachwissenschaftlichen Anthropologien von der philosophischen Anthropologie.[4] Die Fachwissenschaften befragen und erforschen ihn unter partiellen Hinsichten (den Menschen als Lebewesen, als soziales Wesen, als Körperwesen). Philosophie befragt den Menschen unter der universalen Hinsicht, insofern er *Mensch* ist. Die universale Hinsicht bezieht sich auf die Einheit, die in der Vielheit der Aspekte mitgesetzt ist. Philosophische Anthropologie fragt nach dem Menschen *als Menschen*, danach, um *wessen* Aspekte es sich handelt, d.h.

4 Der Artikel dient zur sprachlichen Abbreviation. Es gibt nicht ‚die' philosophische Anthropologie, sondern eine Vielzahl strukturverwandter Fragestellungen.

danach, worauf die partiellen fachwissenschaftlichen Aspekte immer schon vorgängig Bezug genommen haben, damit sie sich überhaupt artikulieren können. Diese Frage ist ersichtlicherweise wiederum von eminent praktischer Bedeutung, weil das Selbstverständnis von uns Menschen nicht ohne Einfluß auf unseren Umgang miteinander ist. Für das Arzt-Patienten-Verhältnis ist es nicht gleichgültig, welche Vorstellung von Menschsein in ihm vorherrscht, und welches Menschenverständnis die medizinische Forschung insgesamt leitet.

Die Bindung an die universale Hinsicht (Mensch *als Mensch*) ist alles andere als leicht durchzuhalten, weil wir in der Theorie dazu tendieren, uns ständig von dem her zu begreifen, was *nicht* wir selbst sind, statt von dem her, wer und was wir sind. Wir reden von Rechenmaschinen wie von Menschen, dafür von Menschen wie von Rechenmaschinen. Fichte hat das auf die oft zitierte Formel gebracht: „Die meisten Menschen würden leichter dahin zu bringen sein, sich für ein Stück Lava im Monde, als für ein Ich zu halten" (SW I,175, hg. v. H. I. Fichte). Wir sollen nicht in technischen, sondern in anthropologischen Kategorien über uns sprechen.

Beide Frageweisen – die fachwissenschaftliche *und* die philosophische – sind unverzichtbar und aufeinander angewiesen. Im Zeitalter der Wissenschaftlichkeit muß allerdings die Unverzichtbarkeit einer *philosophischen* Anthropologie eigens hervorgehoben werden. Fachwissenschaftliche Anthropologien sind kein Ersatz für eine philosophische Anthropologie, weil sie vom Nicht-Stellen derjenigen Fragen leben, die zu stellen Sache der Philosophie ist. Fachwissenschaftliche Anthropologien bewegen sich in einem anthropologischem Vorverständnis und benützen es; Philosophie benutzt es nicht bloß, sondern *reflektiert* es methodisch-kritisch und fragt nach seinem Ermöglichungsgrund. Das anthropologische Vorverständnis ist zwar wandelbar, jedoch keine beliebig disponible Größe und bildet die unhintergehbare Basis jeder Reflexion. Eine Reflexion hat die

Aufgabe, eine Erfahrung begreiflich zu machen, nicht aber, sie zu ersetzen. Eine philosophische Reflexion muß sich demnach in der Zweiheit von Vor-Frage und Rück-Frage bewegen: Sie macht menschliche Grunderfahrungen begreiflich (Vor-Frage), was sie nur kann, wenn sie das eigene Vorverständnis umgekehrt an der begriffenen Erfahrung in Frage stellt und korrigiert (Rück-Frage). Es gilt auch hier: Wer meint, ohne philosophische Anthropologie auskommen zu können, hat die Philosophie nicht hinter sich gelassen, sondern hat sich seinen unreflektierten philosophischen Vorurteilen kritiklos ausgeliefert.

Ähnliches gilt von der sog. ‚weltanschaulichen Neutralität'. Genau genommen ist kein Mensch ohne Weltanschauung, wenn man darunter ein verstehendes Verhalten zur Gesamtwirklichkeit und damit zu sich selbst begreift – ein Bezug, der immer schon so oder so gedeutet wird. Zu seinem eigenen Wirklichkeitsbezug kann man sich aber nicht neutral distanzierend verhalten, weil man ihm gegenüber nie die Beobachterrolle einnehmen kann. Wer glaubt, weltanschaulich neutral zu sein, ist keineswegs frei von einer Gesamtdeutung der Wirklichkeit, sondern jemand, der sich über seine eigenen Deutungsmuster der Wirklichkeit keine oder nur eine unzureichende, auf halbem Wege stehenbleibende Rechenschaft gibt.

2. Methoden ethischer Urteilsbildung

In der Ethik werden Handlungen und Haltungen unter der grundlegenden Differenz von gut und schlecht reflektiert. Was soll unter einer Handlung verstanden werden? Und nach welchen Gesichtspunkten kann die Sittlichkeit einer Handlung beurteilt werden? Welche Methoden ethischer Urteilsbildung sind gegenwärtig für eine Medizin-Ethik von Relevanz? Die Erörterung dieser beiden Fragen kann die Basis bilden, auf der sich dann Grundzüge einer Medizin-Ethik ermitteln lassen.[5]

2.1 Der Begriff des Handelns

Handeln ist kein Naturereignis, sondern ein Freiheitsvollzug, ein zielgerichteter menschlicher Vollzug (actus humanus), der Absichten (Beweggründen) entspringt.

Nicht alles, was Menschen tun, ist schon eine Handlung im ethisch relevanten, strengen Wortsinn (actus humanus, menschlicher Vollzug). Menschen führen auch unbewußte Reaktionen, reflexartige Bewegungen aus. Von diesen kann nur gesagt werden, daß es Vollzüge des Menschen sind (actus hominis). Es sind Vollzüge, die zum Menschen gehören (z. B. physiologische Abläufe), aber nicht seiner Freiheit unterliegen. (So gesehen kann auch all das zu einem actus hominis gezählt werden, was mit einem Menschen geschieht.)

Handlungen sind spezifisch menschliche Vollzüge, d. h. sie haben uns selbst zu ihrem Ursprung, sie nehmen ihren Ausgang von uns selbst und werden deshalb uns selbst zugeschrieben. In ihnen vollziehen wir immer auch uns *selbst*. Handlungen sind nicht freischwebende Vorkommnisse, sondern sind Hand-

5 Vgl. zum folgenden Honnefelder (1994b), 135 ff.; Patzig; Schöne-Seifert (1995), 1 ff.; Schöne-Seifert (1996) sowie als allgemeine Einführung in die Ethik Anzenbacher (1992) und Ricken (1998).

lungen jeweils *von jemandem.* Nicht es handelt, sondern *wir selbst* handeln. Deshalb sind wir für unsere Handlungen verantwortlich und werden für sie gegebenenfalls zur Rechenschaft gezogen.[6] Natürlich hat jede Handlung auch ihre Ursachen (z. B. die Funktionstüchtigkeit des Leibes). Diese Ursachen sind eine conditio sine qua non. Sie sind die notwendige, aber noch nicht die zureichende Bedingung für eine Handlung. Deshalb ist eine Handlung mit der Angabe ausschließlich ihrer Ursachen und ohne Angabe des Beweggrundes (Motiv, Absicht) in ihrem Handlungscharakter noch nicht zur Sprache gebracht.

Daß ich im Konzertsaal sitze, ist dadurch verursacht, daß bestimmte physiologisch beschreibbare Prozesse in mir ablaufen. Aber ich sitze nicht deshalb da, weil diese Prozesse ablaufen – was nicht geleugnet wird –, sondern weil ich z. B. ein bestimmtes Musikstück hören möchte. Mit einer ausschließlich naturwissenschaftlichen Beschreibung menschlicher Vollzüge wäre die Handlung *als Handlung* reduktionistisch aufgelöst. Einer bewußt gegenständlichen Beobachtung sind Handlungen von vornherein unzugänglich.

Nicht alle menschlichen Vollzüge sind Handlungen. Der Blick auf die traditionelle, auf Aristoteles zurückgehende Unterscheidung kann hier eine erste Orientierung bieten. Aristoteles unterscheidet drei menschliche Vollzugsweisen: theoretische, technisch-praktische und sittlich-praktische Vollzüge. Ihnen entsprechen unterschiedliche Formen des Wissens mit unterschiedlichen Zielen.

(1) Theoretischer Vollzug: Das Ziel der Theorie ist das Wissen um des Wissens willen. Die Grundfrage ist die nach der Wahrheit. Deshalb bewegt sich die Theorie in der Grunddifferenz von wahr und falsch.

6 Im genauen Wortsinn gilt: Tiere handeln nicht, deshalb werden sie auch nicht zur Rechenschaft gezogen oder vor Gericht gestellt. Wenn der Löwe die Antilope reißt, begeht er keinen Mord, sondern folgt einem Instinkt.

(2) Technisch-praktischer Vollzug (Herstellen): Das Ziel des Herstellens ist ein selbständiges Werk. Der technische Vollzug ist ein werk-bezogener Vollzug. Das Wissen, welches die Herstellung von etwas leitet, ist das technische (technisch-praktische) Wissen (das ‚know-how'). Das technisch-praktische Wissen umfaßt die Zwecke und die Mittel zu ihrer Erreichung. Die Grundfrage ist die nach der Zweckmäßigkeit. Deshalb bewegt sich das Herstellen in der Grunddifferenz von richtig und falsch (= zweckmäßig und unzweckmäßig). Es steht unter technischen Kategorien und wird nach pragmatischen Gesichtspunkten beurteilt.[7]

(3) Sittlich-praktischer Vollzug (Handeln): Das Ziel des Handelns liegt in der Gestaltung des Miteinanderlebens, der Lebenspraxis insgesamt. Das Handeln ist ein menschenbezogener Vollzug. Das Wissen, welches das Handeln leitet, ist das praktische (und nicht das theoretische) Wissen. Die Grundfrage ist die nach dem guten Miteinanderleben. Das Handeln bewegt sich in der Grunddifferenz von gut und böse. Es steht unter ethischen Kategorien und wird nach moralischen Gesichtspunkten beurteilt.

Das Herstellen von Gebrauchsdingen (seien sie noch so hochtechnisiert) ist kein Handeln, wenngleich beim Herstellen etliches getan wird. Es müssen ethische von technischen, aber auch von therapeutischen Kategorien unterschieden werden. Bezugspunkte des Handelns sind Menschen, Freiheitswesen (genauer: Wesen, die prinzipiell frei sein können, denn faktisch sind sie es oft noch nicht oder nicht mehr). Handeln findet in erster Linie zwischen Menschen statt und betrifft den Umgang mit Menschen.

7 Das Wissen der neuzeitlichen Naturwissenschaft ist im aristotelischen Sinn weder ein rein theoretisches noch ein rein technisches Wissen, sondern ein theoretisches Wissen, das in sich technisch ist. Dieses diffizile wissenschaftstheoretische Problem kann und braucht im Rahmen eines medizinethischen Grundrisses nicht weiter behandelt werden.

Von der dreifachen Unterscheidung menschlicher Vollzüge läßt sich die alte Bestimmung der Medizin als einer *Heilkunst* verständlich machen. Das ärztliche Tun ist ein Handeln besonderer Art. Einerseits bezieht es sich auf Mitmenschen und ist so gesehen ein Handeln. Andererseits bezieht es sich auf die Mitmenschen unter einem eingeschränkten Gesichtspunkt, nämlich dem ihres Krankseins. In seinem Kern ist das ärztliche Tun ein Heilen, es besteht in der Wiederherstellung der Gesundheit des Kranken. Die Gesundheit ist der Zweck dieses Tuns. Als Verfolgung eines Zwecks nähert sich das ärztliche Tun dem Herstellen an. Allerdings ist die Gesundheit nicht ein künstlicher, vom Menschen gesetzter Zweck, sondern ein von der menschlichen, d. h. *leiblich-personalen Natur vorgegebener* Zweck. Das Heilen besteht demnach nicht in einer Herstellung, sondern eben (im besten Fall) in einer Wiederherstellung der Gesundheit. Diese Eigentümlichkeit ärztlichen Tuns bringt das alte Wort ‚Heilkunst' zum Ausdruck. Weil es sich um eine (im besten Fall) Wiederherstellung handelt, ist nach wie vor der alte Satz gültig: medicus curat, natura sanat (der Arzt behandelt, die Natur heilt). Der Name ‚Heilkunst' verweist das Heilen in den Bereich der Kunst. Kunst meint nicht das Hervorbringen ästhetischer Objekte, sondern *Kunst* in dem weiten Sinn von *Können* – Können als ein *Sich-Verstehen auf etwas.* Um sich auf etwas verstehen zu können, muß man entsprechendes Wissen besitzen. Das ärztliche Sachwissen besteht nicht in Privatmeinungen, sondern enthält verallgemeinerbare Regeln, nach denen der Arzt verfahren kann – was nicht heißt, daß sich aus ihnen der Einzelfall ableiten läßt.

Das Handeln ergibt sich aus einem Grundfaktum unseres Daseins: Unser Leben ist uns zum Vollbringen *aufgegeben.* Dieses Aufgegebensein entzieht sich unserer Wahl. Deshalb können wir *nicht nicht handeln.* Auch das gezielte *Unterlassen* ist eine Form des Handelns, die verantwortet werden muß. Handeln heißt, etwas willentlich herbeiführen. Es darf nicht mit Tun gleichgesetzt und dem Unterlassen entgegengesetzt werden. Es wird vielmehr gehandelt – sowohl, indem etwas getan, als auch, indem etwas unterlassen wird.

Da die Lebenspraxis nie anders als in Form von Handlungen vollzogen wird, geht es im Handeln immer auch um eine das ganze Leben betreffende Grundentscheidung, d. h. um die Frage, ob das hier und jetzt in konkreter Situation vollzogene Handeln ein Moment gelingender Lebenspraxis ist oder nicht – wenngleich diese Handlungsdimension oft im unthematischen Hintergrund bleibt und nur in sogenannten Entscheidungssituationen des Lebens ausdrücklich wird.

2.2 Verschiedene Ansätze ethischer Urteilsbildung

Die folgenden, kurz auf ihre medizin-ethische Relevanz hin zu charakterisierenden Ansätze weisen viele Konvergenzen auf, unterscheiden sich jedoch in der Begründung der Sittlichkeit einer Handlung.

2.2.1 Deontologische Ansätze

Eine *deontologische* Ethik (griech. TO DEON = das Gesollte) beurteilt die Sittlichkeit einer Handlung einzig danach, ob sie einem anerkannten moralischen Prinzip entspricht, gleichgültig, welche Folgen die Handlung hat. Für deontologische Theorien können Handlungen in sich, unabhängig von den Folgen, moralisch oder unmoralisch sein. Zu den bekanntesten deontologischen Theorien zählt die Ethik Kants. Nach Kant gewinnen wir moralische Urteile auf dem Wege einer Universalisierung unserer Maximen. Maximen sind subjektive, individuell geprägte Handlungsregeln. Ob sie moralisch sind, können wir mit der

Frage prüfen, ob sie verallgemeinerungsfähig sind (Universalisierungsprinzip). Der oberste moralische Grundsatz (kategorischer Imperativ) lautet: „Handle nur nach derjenigen Maxime, durch die du zugleich wollen kannst, daß sie ein allgemeines Gesetz werde" (Kant, Grundlegung zur Metaphysik der Sitten, WW IV/42). Im Vordergrund steht hier nicht ein inhaltliches, sondern ein formales Moment: die Verallgemeinerungsfähigkeit subjektiver Regeln. Sittlich ist eine Handlung, wenn sie aus Pflicht geschieht. Pflicht ist der Anspruch auf Bindung an verallgemeinerungsfähige Maximen. Die Selbstbindung daran ist die Autonomie.

Die Stärke dieses Ansatzes liegt in einer einfachen Anwendung des Verallgemeinerungsverfahrens. Wenn ich widerspruchsfrei wollen kann, daß jeder in meiner Situation nach meiner Maxime handelt, ist meine Handlung sittlich. Die Universalisierbarkeit ist ein allgemein anerkanntes Prinzip gegenwärtiger medizin-ethisch relevanter Ethik, das nicht nur auf Handlungsregeln, sondern auch auf Interessen angewendet wird. Der Ansatz Kants besitzt jedoch den Nachteil, mit der Universalisierbarkeit nur ein notwendiges, nicht schon ein hinreichendes Merkmal der Sittlichkeit anzugeben. Es wird gesagt, was auf alle Fälle verboten ist, nicht aber positiv, was hier und jetzt zu tun ist. Dem deontologischen Ansatz Kants fehlt

(a) wegen der Vernachlässigung der hinreichenden zugunsten der notwendigen Sittlichkeitsmerkmale eine inhaltliche Begründung von Kriterien und Regeln, und er vernachlässigt
(b) die Handlungsfolgen bei der Beurteilung der Sittlichkeit einer Handlung.

Ein ähnlicher Einwand wird auch gegen die Diskurs-Ethik erhoben, nach der eine Handlung sittlich ist, wenn sie nach einer Regel folgt, auf die sich vernünftige Teilnehmer in einem herrschaftsfreien Diskurs einigen würden. Auch ein Verfahren, so lautet der Einwand, kann nicht schon die sittliche Richtigkeit des Ergebnisses sicherstellen. Zwar ist der Diskurs gerade in strittigen ethischen Fragen unerläßlich, aber ein Verfahren für sich genommen kann kein Sollen begründen, sondern setzt es immer schon voraus. Es betrifft die Reichweite, nicht aber den Grund des Sollens, es kann höchstens zeigen, daß etwas partiell Gesolltes ein allgemein Gesolltes ist. Und daß etwas in Wahrheit nicht geleugnet werden kann, weil es selbst noch das Leugnen ermöglicht, zeigt nur, daß das, was in Wahrheit nicht geleugnet werden kann, ohne Alternative ist.

2.2.2 Teleologische (utilitaristische) Ansätze

Im Unterschied zu den deontologischen Theorien beurteilt eine *teleologische* Ethik (griech. TELOS = Zweck, Ziel) die Sittlichkeit einer Handlung ausschließlich nach ihren Folgen *(Konsequenzprinzip)*. Teleologische sind zumeist utilitaristische Theorien. Ausgangspunkt des Utilitarismus ist das Streben des Menschen nach Wohlergehen. Maßstab der Folgen ist der Nutzen, den die Folgen einer Handlung bewirken *(Utilitätsprinzip)*. Der Maßstab des Nutzens ist die Befriedigung bzw. Erfüllung der menschlichen Bedürfnisse. Letztlich geht es jedoch nicht um das einzelne, sondern um das allgemeine Wohlergehen *(Sozialprinzip)*. Für den klassischen Utilitarismus besteht das Wohl in Lust oder Glück bzw. in der Abwesenheit von Unlust und Schmerz. Sein oberster moralischer Grundsatz lautet: Das größtmögliche Glück der größtmöglichen Zahl.

Eine Modifikation des klassischen Utilitarismus, basierend auf dem *Prinzip der gleichen Interessenabwägung*, bildet der *Präferenzutilitarismus* (vgl. Singer 1984).

Die Sittlichkeit einer Handlung hängt an der gleichen Ernstnahme der Interessen aller Betroffenen – unabhängig davon, wessen Interessen es sind.[8] Nicht die Maximierung von Lust und Minimierung von Unlust bildet den Beurteilungsgesichtspunkt der Sittlichkeit einer Handlung, sondern die Präferenz der Interessen.

Sittlich ist eine Handlung, wenn sie mit den Präferenzen der Betroffenen übereinstimmt. Sittlich inkorrekt ist eine Handlung, wenn sie den Präferenzen eines Wesens zuwiderläuft, ohne daß diese Präferenzen durch entgegengesetzte Präferenzen ausgeglichen werden. Minimalkriterium für das Vorliegen und die Beachtungswürdigkeit von Interessen ist die *Leidensfähigkeit.* Die aber kommt nicht nur Menschen, sondern auch anderen Lebewesen zu. Der (Präferenz-)Utilitarismus hebt den Zusammenhang von Mensch und Person auf. Es gibt Personen, die keine Menschen sind (z. B. höher organisierte Tiere), und umgekehrt Menschen, die keine Personen sind. Daraus wird im Zusammenhang mit der Lebensschutzdebatte der Schluß auf die moralische Irrelevanz der Zugehörigkeit zur Gattung Homo sapiens gezogen. Lebensschutz ist Interessenschutz. Es gibt drei Klassen von Lebendigem: selbstbewußtes Leben, bewußtes Leben, nicht-bewußtes Leben. Höchsten Lebensschutz genießen selbstbewußte und über Rationalität verfügende Wesen. Solche Wesen – Personen – können Wünsche äußern, d. h. sie haben Präferenzen, die ihre eigene Zukunft betreffen. Die Tötung eines solchen über Zukunftspräferenzen verfügenden Wesens ist dann falsch, wenn es keinen Ausgleich der Präferenz gibt, d. h. wenn die Tötungshandlung gegen die Präferenz des zu tötenden Wesens gerichtet ist, ohne daß diese Präferenz durch entgegengesetzte Präferenzen ausgeglichen wird.

8 Es kann sich um Interessen von jetzt lebenden Erwachsenen, von Embryonen, von Tieren handeln. Gegenstand des Interesses können auch vergangene Handlungen sein. Jemand kann nach dieser Auffassung jetzt ein Interesse an etwas Vergangenem haben (Interesse, als Embryo nicht abgetrieben worden zu sein).

Die Stärke des utilitaristischen Verfahrens liegt in der Beurteilung von Handlungen, die das allgemeine Wohlergehen betreffen. Sein Vorteil liegt

(1) im Ausgang von dem unbezweifelbaren Eigeninteresse der Menschen und der Beschränkung der ethischen Forderung auf die Unparteilichkeit (gleichen Interessen ist gleiches Gewicht zuzumessen; Verallgemeinerung von Interessen),
(2) im Augenmerk auf ein integrierendes Moment jeder Handlung, nämlich deren Folgen, und
(3) in der Zweckrationalität des Prüfungsverfahrens im Zusammenhang mit der Wahl der Mittel.

Dieses Verfahren ermöglicht die starke Einbindung empirischer Erkenntnisse in die Güterabwägung.

Die Schwäche des utilitaristischen Ansatzes besteht

(1) darin, nur *ein* Strukturmoment der Handlung, d.i. bloß deren Folgen zu berücksichtigen. Er läßt
(2) das Problem der Gerechtigkeit offen (Problem der gerechten Verteilung des größtmöglichen Glücks). Wo der Gerechtigkeitsgedanke in Form der Fairness eingeführt wird, handelt es sich um ein bloß empirisches Argument: Nicht weil Gerechtigkeit etwas unbedingt Gesolltes ist, sondern weil sie zur Maximierung des sozialen Wohlergehens beiträgt, ist ihr nachzukommen. Der Utilitarismus läßt
(3) eine Funktionalisierung des einzelnen im Hinblick auf das allgemeine Wohlergehen zu. (Ist nämlich der Gesamtnutzen einer Handlung das einzige Gerechtigkeitskriterium, dann gibt es keine unverletzlichen individuellen Rechte, weshalb selbst die elementarsten Menschenrechte – Recht auf Leben, Gesundheit, Freiheit – um eines höheren Gesamtnutzens willen verletzt werden können.) Es fragt sich,
(4) wie sich Lust und Glück quantifizieren lassen, was ja die Vor-

aussetzung ihrer Vergleichbarkeit und einer Maximierung von Lust und einer Minimierung von Unlust ist. In dieser Hinsicht erscheint der Präferenzutilitarismus mit seinem Rekurs auf Interessen plausibler. Allerdings steht er vor dem Abwägungsproblem von Interessen: Sind alle faktisch artikulierten oder nur die ,wohlverstandenen' Interessen in die Abwägung einzubeziehen? Welches ist das Kriterium, das zwischen berücksichtigungswürdigen und nicht berücksichtigungswürdigen Präferenzen unterscheiden läßt?

2.2.3 Der Ansatz des ,principlism'

Der principlism ist ein Charakteristikum der in den USA einflußreichen biomedizinischen Ethik von Beauchamp und Childress. Er nimmt seinen Ausgang von vier Prinzipien erster Ordnung:

(a) Selbstbestimmung
(b) Schadensvermeidung
(c) Fürsorgepflicht
(d) Gerechtigkeit

Die Prinzipien erster Ordnung sind von unterschiedlichen Ethosformen, religiösen und kulturellen Traditionen her akzeptabel. Ihre Geltung ist unabhängig von einer übergeordneten ethischen Basistheorie. Auf solch eine Basistheorie wird ausdrücklich verzichtet. Diese vier Prinzipien erster Ordnung haben die Funktion von ,Prima-facie-Prinzipien', d. h. solchen, die solange bindend sind, bis gleichwertige oder stärkere Verpflichtungen auftreten, also in Konfliktfällen gegeneinander abgewogen werden müssen. Sie werden (ebenso wie die praktischen Sätze) im Ausgang vom eigenen Moralempfinden durch ein ,reflexives Überlegungsgleichgewicht' gerechtfertigt, das sich zwischen der zu prüfenden Theorie und dem eigenen, unreflektierten Moralempfinden einstellt.

Die Prinzipien erster Ordnung werden ergänzt durch

(a) Prinzipien zweiter Ordnung: Regeln der Wahrhaftigkeit, der Wahrung der Privatsphäre, der Schweigepflicht und der Vertrauenswürdigkeit, sowie

(b) eine berufsbezogene Tugendethik (Leitbilder und Grundeinstellungen enthaltend).

Der Vorteil dieses Ansatzes [vgl. Quante; Vieth, (2000)] liegt im Ausgang von Prinzipien, deren Geltung von einem übergeordneten ethischen Theoriekontext unabhängig ist, und in der Beurteilung des Einzelfalles in Form eines rationalen Diskurses. Dieser Ansatz besitzt einen heuristischen Wert und eignet sich zur Findung berücksichtigungswerter Gesichtspunkte bei der moralischen Urteilsbildung und zur Aufdeckung von Handlungsalternativen etwa in Ethikkommissionen. Gegen ihn wird eingewendet,

(1) daß er die Kohärenz der Prinzipien erster Ordnung mangelhaft bestimmt und kein Rangordnungskriterium für sie im Konfliktfall kennt und deshalb weniger zur Bildung eines konkreten Handlungsurteils geeignet ist. Welches Gewicht im Konfliktfall den einzelnen Prinzipien erster Ordnung zukommt, muß letztlich entweder rein kasuistisch nach subjektiven Intuitionen entschieden werden, was den Vorteil des konsensfähigen Ausgangspunkts bei den Prima-facie-Prinzipien wieder neutralisiert, oder es kommen im Konfliktfall genau jene übergeordneten Theorieansätze ins Spiel, deren Ausklammerung die Prinzipien erster Ordnung ihre Stellung verdanken. (Der Utilitarist wird im Konfliktfall die Prinzipien anders als ein Deontologe gewichten und demgemäß entscheiden.)

(2) Es können Konflikte zwischen unterschiedlichem Moralempfinden nicht gelöst werden.

(3) Den Prinzipien erster Ordnung fehlt die Begründung, sie sind rekonstruktiv gewonnen und spiegeln bloß die herrschende Moral wider. Eine Ethik im Sinne des principlism ist ungeeignet, neu auftauchenden Problemen normativ-kritisch zu begegnen.

„Erhalten nicht dadurch, daß die Ethik im rekonstruktiven Modell nicht mehr nach den *Gründen* der vorherrschenden Prinzipien fragt und diese somit einer kritischen Prüfung entzieht, diese Prinzipien eine durch nichts begründete Vorrangstellung? Wird nicht einer letztlich historisch kontingenten Gestalt von Moral per Methodenentscheid eine durch nichts ausgewiesene Autorität zugesprochen?" (Birnbacher 1993, 60). Eine Rückführung der Prinzipien erster Ordnung auf fundierende Basisprinzipien kann auf zweierlei Weise geschehen: Die Basisprinzipien können zwingende Gründe oder Plausibilitätsgründe sein. Birnbacher plädiert für eine Letztbegründung in Form von Plausibilitätsgründen. Diese sprechen nach ihm für eine utilitaristische Basis (a.a.O., 62 ff.).

2.2.4 Der Ansatz bei der Strukturganzheit einer Handlung

Dieser für die europäische, insbesondere kontinentaleuropäische Ethik maßgebliche Ansatz der aristotelisch-thomistischen Tradition geht bei der Beurteilung der Sittlichkeit einer Handlung von der *Strukturganzheit* der Handlung aus. Er reflektiert kritisch dasjenige Handlungsverständnis, auf das sich Menschen in ihrem Miteinanderleben insgeheim im Konfliktfall berufen. Handeln ist ein auf Ziele gerichtetes und Gründen folgendes Tätigsein. Die Sittlichkeit einer Handlung bemißt sich für diesen Ansatz nach *all* ihren Strukturmomenten, d. h. eine Handlung ist gut, wenn alle ihre konstitutiven Elemente gut sind. Die Strukturmomente der Handlung umfassen

(1) Ziel und Mittel,
(2) die Absicht und
(3) die Umstände und Handlungsfolgen.

Das Ziel erlaubt die Unterscheidung von Handlungstypen (Ziel des medizinischen Handelns z. B. ist das Heilen und Lindern von Schmerzen). Es muß aber nicht nur das Ziel einer Handlung gut sein, sondern es müssen auch die richtigen Mittel zur Erreichung des Zieles gewählt werden. Der Zweck heiligt nicht die Mittel. Ziel und Absicht des Handelnden müssen sich nicht decken. (So kann eine Therapie in der Absicht vorgenommen werden, sich zu bereichern; ein Humanexperiment in der Absicht betrieben werden, die eigene Karriere voranzutreiben.) Schließlich muß eine Handlung situationsgerecht sein, den konkreten Umständen hic et nunc entsprechen und in ihren Folgen verantwortbar sein.

Zentrale Bedeutung bei der Findung eines moralischen Urteils kommt der *praktischen Überlegung* (Klugheit, griech. PHRONESIS, lat. prudentia), d. h. dem Situationsgewissen zu. Ein moralisches Urteil (handlungsanleitender Satz) kommt weder durch Ableitung aus einer Handlungsregel noch durch intuitive, kasuistische Beurteilung, sondern durch Klugheit (praktische Urteilskraft) zustande. Klugheit ist nach Aristoteles und Thomas von Aquin die „rechte Verfassung der praktischen Vernunft". Sie vermittelt zwischen allgemeinen Handlungsregeln und dem konkreten Einzelfall. Sie besteht in der durch Einübung zu erwerbenden Fähigkeit, eine Handlungssituation richtig einzuschätzen und im Lichte des obersten Moralprinzips alternative Handlungsmöglichkeiten zu entwerfen und abzuwägen.

Dieser Ansatz ist für eine Medizin-Ethik besonders geeignet, weil er die Strukturganzheit und damit auch das Ziel des

Handelns berücksichtigt. (Er ist schließlich in Orientierung auch am ärztlichen Handeln erstellt worden. Der Vater des Aristoteles war Arzt.) Er hat gegenüber dem *deontologischen Ansatz* Kants den Vorteil, nicht bloß die notwendigen, sondern auch die hinreichenden Bestimmungen sittlichen Handelns, nicht nur ein formales, sondern auch inhaltliche Momente anzugeben. Er hat gegenüber dem *teleologischen Ansatz* des Utilitarismus den Vorteil, bei der moralischen Urteilsbildung nicht bloß einen Teilaspekt (Folgen) des Handelns, sondern die gesamte Handlungsstruktur zu berücksichtigen. Im Unterschied zum *Ansatz des principlism* nennt er in der Gestalt des obersten Moralprinzips den fundamentalen Gesichtspunkt, der im Konfliktfall eine vernünftige Güterabwägung erlaubt.

3. Normative Begründung einer Medizin-Ethik

Im folgenden soll unter Berücksichtigung der skizzierten Ansätze der Versuch einer normativen Begründung einer Medizin-Ethik unternommen werden (Honnefelder 1994b, 147 ff.). Eine Medizin-Ethik sollte angesichts der Pluralität von Ethosformen zwei Extremformen – sowohl einen antipluralistischen Rückzug auf ein geschlossenes Ethos als auch einen relativistischen Entscheidungsirrationalismus – vermeiden.

Ein geschlossenes Ethos hat zwar eine hohe identitätsstiftende Kraft, läßt aber dem einzelnen wenig Spielraum. Ein Rückzug auf es stünde in der Gefahr einer Abschottung und damit eines Kommunikationsabbruchs mit denjenigen Formen des notwendigen gemeinsamen Handelns, die das geschlossene Ethos übergreifen. Die zweite Extremreaktion zieht sich auf Zweckrationalität zurück und überläßt die Ethik der individuellen oder kollektiven Willkür. Wird nämlich Vernunft auf Zweckrationalität eingeschränkt, dann muß sich infolgedessen eine argumentative Verständigung bloß auf die Wahl der Mittel beschränken. Die Sinnhaftigkeit der Zwecke kann nicht mehr vernünftig argumentativ erörtert werden, sondern wird irrationalen Entscheidungen ausgeliefert. Der Unterschied von pragmatischem und technischem Gesichtspunkt wird nivelliert. Ethik wird zur Sache des stärkeren Durchsetzungsvermögens.

3.1 Basis sittlicher Grundüberzeugung

3.1.1 Der Gedanke der Menschenwürde

Eine Medizin-Ethik, die auf die Pluralität der Ethosformen positiv reagiert, wird auf der Basis gemeinsamer, transkulturell akzeptierter ethischer *Grundüberzeugungen* aufbauen und *ver-*

schiedene Begründungsebenen (Prinzip, Kriterium, Norm) verantwortlichen Handelns unterscheiden. Als solche Basis bietet sich der weltweit anerkannte Gedanke der Menschenwürde und der aus ihr erfließenden individuellen Menschenrechte an (und dies ungeachtet seiner unterschiedlichen machtpolitisch motivierten Auslegungen). Diese Basis ist zugegebenermaßen schmal, dennoch hinreichend tragfähig.

Universalität und Gleichheit der Würde

Die Präambel der Allgemeinen Erklärung der Menschenrechte von 1948 spricht von der „Anerkennung der allen Mitgliedern der menschlichen Familie innewohnenden Würde und ihrer gleichen und unveräußerlichen Rechte". Und im Artikel 1 heißt es: „Alle Menschen sind frei und gleich an Würde und Rechten geboren. Sie sind mit Vernunft und Gewissen begabt und sollen einander im Geiste der Brüderlichkeit begegnen." An diesen Formulierungen ist zweierlei hervorzuheben.

(1) Sie schreiben zwar allen Menschen gleiche Würde zu, aber diese Zuschreibung ist keine kollektive Zuerkenntnis, sondern selbst schon Ausdruck einer *Anerkenntnis.* Sie sagen nicht etwas darüber aus, wie über Menschen gesprochen wird, sie reden auch nicht von einem Menschenbild, sondern sie bringen einen Grundzug des Menschen selbst zur Sprache, insofern er Mensch ist.

(2) Die Formulierungen implizieren eine anthropologische Grundaussage, die eindeutige Vorgaben (Universalität und Gleichheit) zu ihrer Explikation bereithält. Die implizite Kernaussage lautet explizit: Die Würde des Menschen ist mit seiner Existenz gegeben und Gegenstand nicht einer Zuerkenntnis, sondern Anerkenntnis. Sie liegt im Frei-sein-Können des Menschen.

Nach der oben genannten Grundüberzeugung kommt die Würde *allen* Menschen und allen Menschen *gleicherweise* zu. Sie kommt also dem Menschen *als Menschen* zu, jedem einzelnen Menschen – unabhängig von Geschlecht, Rasse, soziokulturellem Kontext, von sonstigen Eigenschaften, Leistungen oder Zuständen. Diese Unabhängigkeit garantiert die Gleichheit der Würde aller Menschen. Gleich sind aber die Menschen ungeachtet der Verschiedenheit ihrer sonstigen Eigenschaften (im weitesten Wortsinn) darin, daß sie Menschen sind. Die Gleichheit betrifft die *Existenz*, das *Leben* eines jeden Menschen. (Daß ein Mensch existiert, heißt, daß er lebt.) Betrifft die Würde die Existenz, ist sie mit dieser selbst bereits gegeben, ihr immanent, nicht aber stellt sie sich mit dem Auftauchen irgendwelcher Eigenschaften im Laufe des Lebens ein. Die Würde ist mit dem Leben eines Menschen koextensiv, sie ist nicht teilbar, d. h. in keiner Phase seines Lebens ist ein Mensch ohne sie, er besitzt sie von Anbeginn seines Lebens. Die Behauptung des Gegenteils sowie die Verlegung der Würde in eine besondere Eigenschaft vertragen sich nicht mit ihrer Gleichheit und Universalität. Als Mensch leben heißt Lebensphasen durchlaufen. Lebensphasen sind jeweils *jemandes* Lebensphasen. Ich selbst bin einmal Kind gewesen, einmal ungeboren gewesen, bin gezeugt worden – *ich selbst* bin es gewesen. Die zeitliche Folge von Lebensphasen eines Subjekts (Embryo, Fetus, Kind, Erwachsener) darf nicht in eine Aufeinanderfolge verschiedener Subjekte umgedeutet werden. Und weil die Würde jedem Menschen zukommt, einfach deshalb, weil er Mensch ist, ist sie grundsätzlich kein Gegenstand der Zuerkenntnis, sondern all dem zuvor der Anerkenntnis. Die Würde ist nichts, was Menschen einander oder jeder sich selbst zuerkennen können, sondern was als vorgegeben anerkannt werden möchte. Wäre sie ein Gegenstand der Zuerkenntnis, würde sie in der Disposition einzelner Gruppen stehen, sie käme dann eben nur einigen, nicht aber allen Menschen gleicherweise zu. Anerkennen heißt, etwas als das gelten lassen, was es unabhängig von der faktischen Anerkennung *schon ist.* Kann sie nicht zuerkannt werden, so kann die Würde immer nur geachtet oder mißachtet werden. Die Würde selbst liegt darin, daß der Mensch ein Wesen von Vernunft und Gewissen, ein Wesen der Freiheit ist. Mit Freiheit kann nicht der aktuelle Freiheitsvollzug gemeint sein. Denn faktisch sind nicht alle Menschen in der Lage, ihre Freiheit zu vollziehen (manche können es noch nicht, manche nicht mehr). Wenn also, wie es in dem Menschenrechtsdokument heißt, *alle* Menschen frei geboren sind, faktisch aber nicht alle frei sind, dann ist mit der allen Menschen zukommenden Freiheit das Frei-sein-können, und zwar das prinzipielle, mit der Existenz des Menschen mitgegebene Frei-sein-können gemeint.

Weil der Mensch *Würde* besitzt, ist er *Person.* Mensch zu sein heißt schon, Person zu sein. Diese Untrennbarkeit von Mensch und Person bringt der *ontologische Personbegriff* zum Ausdruck. Die Bezeichnung ‚ontologisch' meint nicht, daß der Personbegriff in einer ganz bestimmten Ontologie beheimatet ist, mit der er steht und fällt – das gerade nicht. ‚Ontologisch' (vom griech.: TO ON, das Seiende) meint: sich auf das Sein des Menschen beziehend. Einfach weil er Mensch ist, kraft seines Menschseins, kommt dem Menschen Würde zu. Und genau deshalb ist er Person. (siehe auch Kap. 10, S. 195 ff).

Menschenwürde als verkappte religiöse Glaubensformel?

Gegen den Gedanken der Menschenwürde wird vielfach (u. a. Hoerster 1991, 121 ff.) der Vorwurf erhoben, er sei die säkularisierte jüdisch-christliche Deutung der Gottesebenbildlichkeit des Menschen, die in ihrer soziokulturellen Beschränkung keine universale Geltung besitzt, oder er sei eine an eine ganz bestimmte philosophische oder weltanschauliche Überzeugung gebundene Vorstellung. An dem Einwand ist nur so viel richtig, daß der Gedanke der universalen Menschenwürde neben griechischen (Stoa) auch jüdisch-christliche Wurzeln hat. Er ist aber aus zwei Gründen nicht stichhaltig:

(1) Er verwechselt Genese und Geltung. Daß sich der Gedanke der Menschenwürde u. a. aus jüdisch-christlichen Wurzeln entwickelt hat, sagt noch nichts über seine Geltung aus. Weder widerlegt noch begründet eine Rekonstruktion den Geltungsanspruch des Rekonstruierten.

(2) Der Gedanke der Menschenwürde ist weder an bestimmte verkappt religiöse Anschauungen gebunden noch von bestimmten philosophischen Grundannahmen oder Methoden abhängig. Die Würde und der von ihr ausgehende Anspruch kann nämlich nur so geleugnet werden, daß sie im Vollzug des Leugnens implizit anerkannt wird. Wer sie bestreitet, fordert von anderen die Anerkennung seiner These und damit die Anerkennung seiner selbst als eines Freiheitswesens. Denn Thesen aufzustellen ist nicht ein Naturereignis, sondern ein Freiheitsakt. Damit spricht er aber die anderen ebenfalls als Freiheitswesen, d. h. als Wesen von Würde an. Indem sich die Würde nur in Form ihrer impliziten Anerkennung bestreiten läßt, erweist sich ihr Anspruch als unhintergehbar und kulturell unabhängig.[9] Das ist mit der Unbedingtheit menschlicher Würde gemeint. Daß sich der Gedanke der Menschenwürde erst im Laufe von Jahrhunderten politisch durchgesetzt hat, ist nicht Sache seines Geltungsanspruchs, sondern die Geschichte dessen fakti-

9 Dieser Aufweis unterscheidet sich von der Universalisierung von Maximen. Denn bei dieser wird nur die Reichweite einer Geltung aufgewiesen, nicht diese selbst.

scher Anerkenntnis im Kontext spezifisch rechtlicher und politischer Bedingungen.

‚Würde' kann mehreres bedeuten. Der Begriff meint einmal

(1) die *personale Würde.* Diese kommt dem Menschen zu, weil er sittliches Subjekt, d. h. Freiheitswesen sein kann. Dabei lassen sich der sachliche *Grund* und das *Kriterium* für die geschuldete Anerkennung der Würde unterscheiden [Rager (Hg.) 1997, 167]. Der Grund der Würde liegt im Frei-sein-Können des Menschen. Das Kriterium für die Anerkenntnis der Würde liegt darin, Mensch zu sein, d. h. der Gemeinschaft der Menschen anzugehören – gleichgültig, auf welche Weise man ihr Angehöriger geworden ist. Die individuelle Würde besitzt zwei Aspekte, die dem Menschen als einem personal-leiblichen Wesen entsprechen. Ausdruck des *personalen* Aspekts ist das Menschenrecht auf Selbstbestimmung nach bestem Wissen und Gewissen. Weil der Mensch ein leibliches Wesen ist, umfaßt die individuelle Würde auch den menschlichen Leib. Ausdruck des *leiblichen* Aspekts der Würde ist das Menschenrecht auf leibliche Integrität und Leben, das generelle Tötungsverbot (generell, nicht: absolut) sowie das Recht auf materielle Bedingungen selbständiger Lebensgestaltung.
(2) Der Begriff ‚Würde' meint in zweiter Bedeutung eine Lebensform, eine *Gestalt gelingenden Lebens* (‚menschenwürdiges Leben').

Zur Frage, worin ein menschenwürdiges Leben liegt, gibt es naturgemäß unterschiedliche Auffassungen. Für eine Medizin-Ethik ist unmittelbar die erste Bedeutung von ‚Würde', mittelbar gegebenenfalls die zweite Bedeutung wichtig.

3.1.2 Moralprinzip

Die ethische Grundüberzeugung von der Würde des Menschen wird im *obersten Moralprinzip* zum Ausdruck gebracht. Es bildet die *erste Begründungsebene* der Ethik und lautet in seiner gängigsten Formulierung: Das als gut Erkannte ist zu tun, und das als böse Erkannte ist zu meiden. Es benennt die grundlegende Differenz, unter der jedes Handeln befragt wird. In der Formulierung Kants gebietet das oberste Moralprinzip die Achtung der Würde des Menschen und verbietet alle Handlungen, in denen der Mensch *bloß* als Mittel benutzt wird. Es verbietet eine reine Funktionalisierung, Verzweckung des Menschen. („Handle so, daß du die Menschheit sowohl in deiner Person, als in der Person eines andern jederzeit zugleich als Zweck, niemals bloß als Mittel brauchst", Grundlegung zur Metaphysik der Sitten, WW IV/429). Zweck bedeutet in diesem Zusammenhang: Zweck an sich selbst, Kant spricht vom „inneren Wert" (a.a.O. 435).

Mit dem Selbstzweckcharakter ist das Spezifikum genannt, wodurch sich eine *ethische Güterabwägung* von anderen (z.B. technischen, ökonomischen) Abwägungen unterscheidet. Sie erfolgt nicht wie diese unter dem Aspekt der Nützlichkeit und Praktikabilität, sondern genau im Blick auf die Würde des Menschen. Aus der Achtung des Selbstzweckcharakters des Menschen folgt, daß die Würde nicht Gegenstand, sondern immer nur Prinzip der ethischen Abwägung sein darf.

Das oberste Moralprinzip hat auf dem Gebiet der praktischen Vernunft diejenige Stellung, die das Widerspruchsprinzip auf dem Gebiet der theoretischen Vernunft besitzt. Es läßt sich ebenso wie der Widerspruchssatz nicht direkt begründen, wohl aber läßt sich sein unbedingter Anspruch indirekt aufweisen. Die Bestreitung des obersten Grundsatzes der praktischen Vernunft ist ihrerseits ein praktischer, d.h. zum Handeln anleitender Satz

– nämlich im Sinne der Leugnung zu handeln, d. h. er zieht das eine vor und verwirft das andere, er erklärt das eine für gut, das andere für verwerflich. Damit aber unterstellt sich die Leugnung wiederum der Einsicht in die Grunddifferenz von gut und verwerflich, die der oberste Grundsatz der praktischen Vernunft zum Ausdruck bringt. Anders gesagt: Das oberste Moralprinzip formuliert mit der Einsicht in die Grunddifferenz von gut und verwerflich den unbedingten Anspruch, unter dem wir als Handelnde immer schon stehen.

Zum Begriff des Gewissens

Die im obersten praktischen Grundsatz ausgedrückte Einsicht in die Grunddifferenz von gut und böse wurde auch als Ur-Gewissen (griech. SYNTERESIS) bezeichnet. Diese (weniger geläufige) Bedeutung ist von der zweiten, der eigentlichen Bedeutung des Begriffs (lat. CONSCIENTIA) zu unterscheiden (Ricken 1998, 204 ff.). Gewissen in dieser zweiten Bedeutung meint das Situationsgewissen oder das Urteil der praktischen Vernunft, das unter Berücksichtigung aller relevanten Gesichtspunkte und Umstände bestimmt, wie in dieser Situation zu handeln ist. Das Gewissensurteil bezieht sich auf mich selbst – und nur auf mich selbst. Weder kann jemand anderer für mich ein Gewissen haben noch umgekehrt ich an seiner Stelle. Es kann immer nur das eigene, nicht aber das fremde Gewissen verbindlich sein.

Das Gewissensurteil kann – wie jedes andere Urteil auch – wahr oder falsch sein. Man kann eine Handlung für richtig halten, die es nicht ist. Es kommt zu einem irrenden Gewissen. Es bindet auch ein irrendes Gewissen. Denn der Anspruch, das situationsgerecht mir mögliche Gute zu vollbringen, ist immer nur im Gewissensurteil zu erfassen und durch es vermittelt. Weil dieser Anspruch immer nur vermittels des Gewissensurteils zugänglich ist, und das Gewissen der einzige Orientierungspunkt des Handelns ist, ist immer nach dem eigenen Gewissen zu handeln – auch dem irrenden. Wer nicht nach seinem Gewissen handelt, versucht, nicht verantwortlich zu handeln. Deshalb bedeutet die Verpflichtung aufs eigene Gewissen auch diejenige auf die Bildung des Gewissens. Von daher versteht sich die Unterscheidung von Zwingen und Hindern. Niemand darf gezwungen werden, gegen sein Gewissen zu handeln. Damit würde man ihn dazu bringen, etwas zu tun, das er nicht verantworten kann. Es wäre dies ein Verstoß gegen die Würde, den Selbstzweckcharakter (Kant) eines Menschen (z. B. Verweigerung einer Bluttransfusion aus weltanschaulichen Gründen). Hingegen kann es sittlich geboten sein, jemanden daran zu hindern, nach seinem Gewissen zu handeln, wenn Dritte betroffen sind (wenn z. B. Eltern aus weltanschaulichen Gründen ihrem Kind eine lebensrettende Bluttransfusion verweigern). „Hier findet die Gewissensfreiheit ihre Grenze an der Freiheit der anderen, und es ist um so mehr berechtigt, jemand daran zu hindern, nach seinem Gewissen zu handeln, je fundamentaler die Güter sind, die er gefährdet" (Ricken 1998, 212). Bei der Hinderung wird die Entscheidung des anderen nicht angetastet, sondern ihm die Möglichkeit eingeschränkt oder genommen, seine Entscheidung auszuführen.

Achtung der Menschenwürde als Handlungsanweisung

Vom Gedanken der Menschenwürde her ergibt sich eine *grundlegende Handlungsanweisung* mit Präferenzcharakter: Solche Handlungen haben den unbedingten Vorrang, die den Status des Menschen als eines Freiheitswesens, d. h. die Selbstbestimmung nach bestem Wissen und Gewissen befördern (‚personale Vorzugsregel'; nach Honnefelder 1994b, 158). In der Selbstbestimmung nach bestem Wissen und Gewissen liegt die Autonomie des Menschen.

Die Achtung der Selbstbestimmung macht im medizinethischen Kontext eine zweifache Zustimmung erforderlich: Es ist

(1) die Zustimmung des Patienten zu einem Eingriff in seine leibliche Integrität und damit die entsprechende Aufklärung erforderlich (Zustimmung nach Aufklärung, ‚informed consent'). Und es ist

(2) auch die Zustimmung des Arztes erfordert. Der Arzt darf nicht zu einem Handeln gezwungen werden, das er aus sittlichen Gründen nicht verantworten kann und das mit seiner Einsicht in das Sinnziel ärztlichen Handelns unverträglich ist. Ärztliches Tun ist keine Vertragsleistung, die erzwungen werden kann. Respektierung der Patientenautonomie bedeutet nicht Erfüllung beliebiger Patientenwünsche.

3.2 Das Problem inhaltlicher Kriterien des moralischen Urteils

Das oberste Moralprinzip sagt nicht, was konkret zu tun ist. Es gibt nur den leitenden Gesichtspunkt aller moralischen Handlungen an, nennt nur das notwendige, nicht schon die hinreichenden Momente einer sittlichen Handlung und ist so gesehen formal. Ein moralisches Urteil hat demnach neben dem obersten formalen Moralprinzip noch andere Quellen. Es sind noch *inhaltliche* Kriterien und Normen erforderlich, die im Hinblick auf dreierlei gewonnen werden können:

(1) die menschliche Natur (zweite Begründungsebene der ethischen Reflexion),
(2) das gesellschaftliche Ethos und
(3) das persönliche Ethos der individuellen Lebensgestaltung

(beide Ethosformen als dritte Begründungsebene ethischer Reflexion).

3.2.1 Dynamik der menschlichen Natur

Die Antwort auf die Frage, worin das für den Menschen Gute liege, ist bei all ihrer soziokulturellen Abwandlung nicht schlechthin beliebig. Denn die menschliche Natur[10] enthält gewisse Vorgaben, die nicht ungestraft übergangen werden dürfen, will eine Handlung Anspruch auf Sittlichkeit erheben. Dabei darf man die menschliche Natur nicht als eine fertig vorliegende Ordnungsstruktur mißverstehen, an der man einfach ablesen könnte, was zu tun und zu unterlassen ist. Die Natur enthält in der Unbeliebigkeit ihrer Dynamik zwar unverzichtbare Hinweise, die aber von der *praktischen Vernunft* zu *interpretieren* sind (das als gut *Erkannte* ist zu tun). Die Natur ist für sich genommen noch keine Norminstanz. Unsere Natur ist uns zum Vollbringen aufgegeben, d. h. eine von uns immer schon verstandene und zu interpretierende Natur. Sie wird von uns im Erstellen von Güterhierarchien nach Fundamentalität und Dignität gestaltet. Es ist die praktische Vernunft, welche darüber urteilt, ob der Naturdynamik zu folgen ein guter Grund des Handelns ist oder nicht. Deshalb läßt sich aus den bloßen Sachgesetzlichkeiten der Natur unmittelbar keine Handlungsnorm gewinnen. Die uns vorgegebene Natur (conditio humana) steht uns zwar nicht einfach zur Disposition, aber sie ist ein auf unseren Lebensentwurf hin offenes Gefüge von Antrieben. Sie wis-

10 Die menschliche Natur ist eine leiblich-personale Natur. Natur meint den Inbegriff der den Menschen konstituierenden Vorgaben seiner selbst. Natur ist nicht auf das Leibliche beschränkt, sie bildet hier keinen Gegenbegriff zu Freiheit, sondern umfaßt sie. Es gehört zur Natur des Menschen, frei sein zu können.

senschaftlich zu erforschen, bemühen sich die empirischen Humanwissenschaften.

Aus der Dynamik der menschlichen Natur lassen sich zwar noch keine konkreten Handlungsnormen ableiten, wohl aber bildet sie den einzuhaltenden *Rahmen*, innerhalb dessen die konkreten Handlungsnormen zu ermitteln sind. Das dynamische Gefüge der menschlichen Bedürfnisnatur stellt die inhaltlichen *Rahmenbedingungen für die Ermittlung von konkreten Normen* dar und bildet die *zweite Begründungsebene* ethischer Reflexion (Ebene der Kriterien, Vorzugsregeln).

Von ähnlichen Überlegungen gehen auch die modernen Humanwissenschaften aus, wenn sie etwa auf stammesgeschichtlich ererbte Prädispositionen verweisen, ohne deren Berücksichtigung eine konkrete Handlungsnorm keinen Anspruch auf Verbindlichkeit haben kann. Im Gegensatz zur Meinung so mancher Biologen bleibt jedoch zu beachten, daß auch stammesgeschichtlich ererbte Verhaltensmuster nicht die Norm sittlichen Verhaltens darstellen. Nicht das stammesgeschichtlich Ererbte, das nur eine Rahmenbedingung darstellt, sondern das als gut Erkannte ist zu tun. Die Erkenntnis des für den Menschen Guten aber ist Sache der praktischen Vernunft.

Im Blick auf diese Rahmenbedingungen einer konkreten Normenermittlung lassen sich ein Fundierungskriterium und ein Sozialkriterium ermitteln (Honnefelder 1994b, 170 f):

(1) Das Fundierungskriterium besagt: Im gegebenen Fall hat *das Dringlichere vor dem Ranghöheren* den Vorzug (Das grundlegende Gut ist das dringlichere: Naturale Vorzugsregel.) Dieses Kriterium basiert auf der Einsicht, daß die vorgegebene leibliche Natur des Menschen das wesentliche Medium für die spezifisch menschliche Daseinsgestaltung ist. Sie sagt für den *Fall der Güterabwägung*, daß die Erfüllung derjenigen Bedürfnisse, welche die fundamentale Bedingung für das Subjektsein des Menschen darstellen, den Vorzug genießen vor solchen, in welchen sich der Mensch als Subjekt vollzieht.

(Überleben ist gegebenenfalls wichtiger als besser leben; Leben hat gegebenenfalls Vorrang vor der Erhöhung der Lebensqualität.) Im *Konfliktfall* freilich hat die Achtung der Würde des Menschen, die im Frei-sein-können gründet, den Vorrang. Das Fundierungskriterium weist den Arzt an, in erster Linie die zur Lebensrettung, Lebenssicherung (Eingriff in die leibliche Integrität) erforderlichen Handlungen zu setzen, selbst dann, wenn der Patient an der Zustimmung gehindert ist. Sie gebietet freilich nicht eine Lebensverlängerung um jeden Preis, weil die Achtung der Würde, der Fähigkeit zur sittlichen Selbstbestimmung, höher gilt. Wenn die leibliche Natur eine *irreversible* Schädigung dergestalt aufweist, daß sie eine personale Gestaltung des Daseins nicht mehr ermöglicht, ist der lebensverlängernde Eingriff nicht mehr geboten, kann z. B. intensivmedizinische Betreuung abgesetzt werden.

(2) Beachtet man, daß der Mensch ein *relationales* Wesen, wesenhaft Mitmensch und ein auf Solidarität angewiesenes Sozialwesen ist, läßt sich ein Sozialkriterium formulieren: Unter gleichen Bedingungen haben die Ansprüche der *vielen* (aller) den Vorzug vor den Ansprüchen des *einzelnen* (der wenigen). Im Bereich medizinischen Handelns führt das zu Fragen wie: In welchem Ausmaß geht die Behandlung des einen zu Lasten der Behandlung anderer? Ist eine solche Behandlung unter dem Gesichtspunkt der Verteilungsgerechtigkeit ethisch zu vertreten? Ist die Inanspruchnahme begrenzter Ressourcen (Medikamente, Geräte, Pflege, Organspende) im gegebenen Fall zu vertreten? Das Sozialkriterium bezieht sich auf die Gleichheit der Bedingungen. Es zielt nicht auf eine utilitaristische Funktionalisierung des einzelnen zum Zweck der Glücksmaximierung und Unglücksminimierung der vielen.

3.2.2 Das gesellschaftliche Ethos

Konkrete Normen des Handelns werden aus dem jeweiligen (objektiven und subjektiven) Ethos gewonnen. Das konkrete Ethos (in seiner gesellschaftlichen wie individuellen Form) bildet die *dritte Begründungsebene* der ethischen Reflexion. Eine der fundamentalen Bedeutungen des Ethos liegt darin, daß jeder den eigenen Entwurf der Lebensgestaltung in Auseinandersetzung mit dem ihm vorgegebenen Ethos gewinnt. Von daher gesehen genießt das Ethos der eigenen geschichtlichen Tradition den Vorzug vor einem anderen Ethos. Kommt es zum Konflikt verschiedener Ethosformen, so gebührt demjenigen Ethos der Vorrang, welches den aus der Menschenwürde erfließenden Menschenrechten in höherem Maß Rechnung trägt.

Die Bedeutung des Ethos sowohl im Sinne des gesellschaftlichen Ethos wie des Berufsethos liegt auf der Hand. Es umfaßt die Einstellung einer Gesellschaft zu Leben, Gesundheit, Krankheit, Behinderung, Tod.

3.2.3 Das persönliche Ethos der individuellen Lebensgestaltung

Die Bedeutung des individuellen Lebensentwurfs als eines inhaltlichen Kriteriums gründet darin, daß sich ein gelingendes Leben als solches nicht direkt anzielen, sondern nur in Form der Realisierung einzelner Handlungsziele vollziehen läßt. Der sittliche Grundanspruch, das als gut Erkannte zu tun und das als schlecht Erkannte zu unterlassen, muß konkretisiert werden. Der Ort dieser Konkretion ist das gesellschaftliche Ethos und das persönliche Ethos des individuellen Lebensentwurfs. Weil uns dieser Entwurf auch unsere sittliche Identität vermittelt bzw., sich diese Identität in der Konsistenz eines Lebensentwurfs bildet, ist umgekehrt im gegebenen Fall der individuelle Lebensentwurf als inhaltliches Kriterium für die Bildung eines moralischen Urteils heranzuziehen.

Für eine Medizin-Ethik bedeutet das: Im gegebenen Fall hat das medizinische Handeln Gesichtspunkte des individuellen Lebensentwurfs, des individuellen Ethos, zu berücksichtigen (z.B. Auswirkungen eines medizinischen Eingriffs auf die Möglichkeiten künftiger Lebensgestaltung des Patienten). Daraus ergibt sich die Aufgabe, im Zuge der Anamnese auch das individuelle Werteprofil des Patienten zu erheben (‚value history'). Diese Erhebung sollte möglichst früh erfolgen. Notfalls ist auf Informationen der Angehörigen zurückzugreifen. Insbesondere bei Fragen wie der Behandlungsaufnahme (ja/nein), des Behandlungsverzichts, der Behandlungsmodifikation bzw. -reduktion kommt es auf die Berücksichtigung der individuellen Wertvorstellungen des Patienten an, nach denen er seine Entscheidungen vermutlich getroffen hätte.

Eine Medizin-Ethik, die auf die Pluralität der Ethosformen weder anti-pluralistisch noch relativistisch reagieren will, sollte drei Argumentationsebenen unterscheiden:

(1) die formale Ebene des Prinzips,
(2) die inhaltliche Ebene der Kriterien (Vorzugsregeln für Abwägungen) und
(3) der konkreten Normen.

Normen beziehen ihre Verbindlichkeit aus dem gesellschaftlichen Ethos und dem individuellen Ethos. Da diese Normen im Blick auf den Einzelfall in Konflikt kommen können und auch einer Weiterentwicklung unterliegen, gehört zur ethischen Urteilsbildung die Güterabwägung und damit die Konsensfindung. Da ein Verfahren für sich genommen kein Sollen begründen kann, bleibt für den Handelnden die sittliche Verpflichtung der eigenverantwortlichen Prüfung auch eines Konsenses bestehen. Sittlich handelt, wer nach bestem Wissen und Gewissen handelt.

4. Der gesunde und kranke Mensch als personales Wesen

4.1 Der Mensch als personales Wesen

Personalität als mitmenschliche Relation

Der Mensch ist ein *personales* Wesen, weil er ein weltoffenes Wesen ist, in der Einheit von Welt- und Selbstverständnis lebt. Sein Weltbezug bestimmt sein konkretes Dasein in Raum und Zeit, die vielfältigen Beziehungen, in denen er lebt: die Beziehungen zu seinen Mitmenschen, zu sich selbst, zur Natur, zur Geschichte. Diese Beziehungen sind nicht etwas uns Äußerliches, sondern konstituieren unser menschliches Dasein. Als personales Wesen ist der Mensch ein *relationales* Wesen. Unter diesen Beziehungen ist die mitmenschliche Beziehung von besonderer Bedeutung. Der Mensch ist wesenhaft *Mitmensch.* Damit ist nicht die faktische Anwesenheit von Mitmenschen gemeint – faktisch sind wir oft allein –, sondern daß die mitmenschlichen Relationen all unser Verhalten mitbestimmen. Weil die Relation auf andere konstitutiv für uns ist, können wir einsam sein, uns verlassen fühlen, kann die Abwesenheit von Menschen zur bedrängenden, leidenschaffenden Gegenwart werden. Wir hantieren mit Gegenständen, die gekauft sind bei ..., hergestellt von .... Und wenn wir uns an einer unberührten Schneelandschaft erfreuen, dann ist es die von Menschen unberührte Landschaft. Immer stehen wir in vielfältig modifizierten Beziehungen zu anderen – von der anonymen Abwesenheit bis hin zur leibhaftigen intimen Anwesenheit. Längst haben uns andere angesprochen, bevor wir selbst zu sprachlichen Äußerungen faktisch in der Lage gewesen sind. Nur so aber sind wir in die Lage gekommen, das faktisch zu werden, was wir schon gewesen sind – spre-

.en könnende Wesen. In der Zuwendung anderer erwachen wir zu uns selbst. Nicht die grammatikalisch erste, sondern die grammatikalisch zweite Person ist die in Wahrheit erste Person.

Es ist wichtig, auf die *konstitutive* Bedeutung der Relation zu achten. Personalität ist immer Interpersonalität. Wir werden nicht durch unsere Aktivität zu Mitmenschen, vielmehr können wir Beziehungen zu anderen nur deshalb faktisch aufnehmen, weil wir dem zuvor *schon* Mitmenschen *sind*, die Offenheit für andere bereits unsere Existenz als Menschen ausmacht. Die Relation kommt nicht nachträglich hinzu, sondern macht unser Personsein aus. Mensch zu sein bedeutet Kind zu sein. Jeder von uns ist Kind – Sohn seiner Eltern, Tochter ihrer Eltern. ‚Kind' ist hier nicht als entwicklungspsychologischer Begriff, sondern als ontologisch-relationaler Begriff verstanden. Wir selbst sind uns als Mitmensch vorgegeben – freilich so, daß diese Vorgabe die Aufgabe unseres Lebens ist.

Ansprechbarkeit

Offensein für ... bedeutet *angesprochen werden können* von dem, was ist. Wir sind nicht erst dann ansprechbar, wenn wir zu sprachlichen Erwiderungen fähig sind – das sind wir faktisch oft nicht –, vielmehr können wir dazu nur fähig werden, weil wir *schon* ansprechbar *sind.* Nicht der Spracherwerb läßt uns ansprechbar sein, sondern umgekehrt. Menschen, Dinge sprechen uns an, indem sie uns faszinieren, bedrängen, kalt lassen, langweilen, neugierig machen etc. Jemand oder etwas kann uns aber nur insofern in Anspruch nehmen, als wir uns beanspruchen *lassen.* Es handelt sich hier nicht um ein Nacheinander zweier Ereignisse, sondern um ein *einziges* Geschehen: Nicht spricht uns zuerst etwas an, und dann verhalten wir uns zu ihm, sondern es spricht uns an, indem wir uns zu ihm verhalten. Unser

Verhalten ist das Medium, in dem etwas für uns Bedeutung erlangen kann. Die für uns Menschen konstitutiven Vorgaben gewinnen ihre normative Kraft in unserer Stellungnahme zu ihnen. Daß es hier kein Davor und Danach gibt, sondern eines als das andere geschieht, ist ein für ein angemessenes Verständnis von Gesundheit und Krankheit höchst wichtiger Sachverhalt. Denn unsere wie auch immer gearteten naturalen Bedürfnisse, denen wir unterliegen, bestimmen uns nicht mechanisch, sondern so, daß sie uns in unserer Stellungnahme zu ihnen bestimmen. Wir verhalten uns nicht bloß zu dem, was für uns zum Vorschein kommt, sondern verhalten uns darin jeweils zu den Beziehungen, in denen wir stehen. Wir verhalten uns nicht bloß zu jemand oder etwas, sondern darin immer auch zu unserem *Verhalten* und damit zu uns selbst. Uns Menschen ist nicht nur etwas gegenwärtig, sondern auch dessen *Gegenwart* gegenwärtig. Gemeint ist, daß wir nicht nur in Raum und Zeit leben, sondern uns zu Raum und Zeit verstehend verhalten.

Zeitbezug

Die Zeit, zu der wir uns verhalten, ist die dreidimensionale Zeit – Gegenwart, Zukunft, Vergangenheit. Das Vergangene ist nie bloß vergangen, sondern gegenwärtig als das Gewesene, das Zukünftige ist nicht einfach noch nicht, sondern ist uns als das Kommende (das Gefürchtete, Ersehnte etc.) gegenwärtig. Wir leben so in der Zeit, daß uns Zeit *gegeben* ist und wir Zeit *haben.* Die Zeit, die wir haben, läßt sich allerdings nicht als Folge von Jetzt-Punkten begreiflich machen. Die als Jetzt-Folge vorgestellte eindimensionale Zeit, das ist die Zeit, wie sie unter dem partiellen Gesichtspunkt ihrer Meßbarkeit zum Vorschein kommt. Dieser chronometrische Zeitbegriff ist für die moderne Naturwissenschaft maßgeblich und ermöglicht die exakte Beherrschung der Natur. Er versagt aber notwendigerweise vor dem Zeitbezug des Menschen, weil dessen methodische Ausklammerung die exakte Meßbarkeit der Zeit überhaupt erst möglich macht. Es ist deshalb ein Mißverständnis zu meinen, der chronometrische Zeitbegriff habe es mit der objektiven, der menschliche Zeitbezug hingegen bloß mit der subjektiven Zeit zu tun, die zwar wirklich, aber eben nur im uneigentlichen Sinn wirklich ist, weil sie die subjektiv verarbeitete, in das subjektive Erleben transformierte objektive Zeit ist. Die ‚objektive' eindimensionale Zeit ist keineswegs die eigentlich wirkliche Zeit, sondern die von uns vergegenständlichte Zeit. Damit man nämlich Zeit messen kann, muß man Zeit haben. Das zweite ermöglicht das erste, nicht umgekehrt. Wer wissen will, was Zeit ist, darf sich nicht am chronometrischen Zeitbegriff festklammern, sondern muß den Zeitbezug des Menschen, den Bezug zur dreidimensionalen Zeit, thematisieren. Die Strukturverschiedenheit von gemessener und gehabter Zeit will beachtet sein – vor allem dann, wenn es um Anfang und Ende des sog. menschlichen Lebens und seine Schutzwürdigkeit geht.

Zeit haben heißt immer Zeit-haben für ... (für die einfachsten alltäglichen Verrichtungen, für das Betreiben von Wissenschaft, für die Behandlung eines Patienten, für das philosophische Nachdenken über die Zeit). Wer keine Zeit hat, der hat sehr wohl Zeit, nur nimmt er sie sich nicht für dieses, sondern für etwas anderes – und sei es bloß, um die Zeit ‚tot zu schlagen'. Weil uns die dreidimensionale Zeit erschlossen ist, kann einer krankhaft ganz in der Vergangenheit leben, oder ganz von der Zukunft besessen sein – beide Male wird die Gegenwart geopfert und übersprungen, in der sich unsere realen Möglichkeiten eröffnen. Und schließlich heißt Zeit haben, sich zum eigenen Anfang und zum eigenen Tod verhalten. Unsere Selbstgegenwart umfaßt das eigentümliche und schwer zu fassende Wissen darum, einmal nicht dagewesen zu sein und einmal nicht mehr dazusein. Als Menschen leben heißt, sich jeweils so oder so zum eigenen Tod und zum eigenen Daseinsanfang verhalten. Das ist etwas anderes, als sich zu diesbezüglichen Vorstellungen zu verhalten.[11] Wir können zwar diesen doppelten Bezug verdrängen und niederhalten, ihm aber nicht entkommen. Es zeigt sich hier eine zweifache Entsprechung: Das Verhalten zum Tod entspricht dem Verhalten zum Anfang und umgekehrt. Als Menschen führen wir unser Leben nicht bloß vom Tod her, sondern auch von unserem Daseinsanfang her. Keiner kann hinter seinen eigenen Anfang zurück, keiner über seinen Tod hinaus. Beide sind weder Phasen meines Lebens noch Ereignisse in meinem Leben, die ich bedauerlicherweise nicht in den Griff bekommen kann, sondern die zwei Gesichter des einen schlechthin unverfügbaren Geheimnisses, das unser aller Leben umfängt. Das Geheimnis unseres Todes ist das unseres Anfangs. Und die Einstellung zum eigenen Daseinsanfang und zum eigenen Tod entspricht der Einstellung zum Leben und umgekehrt. Mit dem einen wird auch das andere verdrängt, mit dem einen wird auch das andere angenommen. Wenn anders ärztliches Handeln eine besondere Form mitmenschlicher Hilfestellung ist, wird diese auch von der Auseinandersetzung des Arztes mit seinem eigenen Dasein mitbestimmt sein.

Weltbezug

Mit den Mitmenschen und den Dingen ist uns gleichzeitig das Geflecht von Beziehungen gegenwärtig, in dem sie stehen.

11 Ich kann mich zwar vergegenständlichen und mein Leben wie in einem zurücklaufenden Film vor mir abspulen lassen, aber auf diese Weise komme ich niemals zu meinem eigenen Anfang, sondern immer nur zu einer von mir vorgestellten Veränderung, die ich als meinen Anfang ausgebe.

Der Bereich dieser Beziehungen ist begrenzt und unterscheidet sich von anderen Bereichen. Wir leben zwar in geschichtlich begrenzten Epochen, bewegen uns in einer sozio-kulturell bestimmten Umwelt und in einem begrenzten Wahrnehmungsraum, aber *in* dieser vielfachen Begrenzung sind wir immer schon *über* sie hinaus. Wir können um sie *wissen*. Wir wissen um die vielen Relativitäten, in die wir eingebunden sind, und können das Relative selbst noch einmal relativieren und distanzieren. Deshalb gibt es für uns den Unterschied von Zweck und Sinn, von Nützlichem und Gutem. Wir können Zwecke daraufhin befragen, ob es für uns gut ist, sie zu befolgen. Und wir können etwas nicht bloß im Hinblick auf etwas anderes (z. B. seine Nützlichkeit), sondern hinsichtlich seiner selbst untersuchen. Wir können uns an Dingen rein um ihrer selbst willen erfreuen. Uns Menschen ist die Begrenzung der Bereiche selbst noch erschlossen, weil die *Welt*, der ungegenständliche Bereich aller Bereiche, für uns *offen* ist. Deshalb sind wir *freie* Wesen und können nach allem schlechthin fragen. Die Welt ist zwar jeweils meine, aber sie ist es als die *gemeinsame* Welt, in er wir uns verständigen können.

In der biologischen Anthropologie ist ‚Weltoffenheit' ein negativer Begriff: Aus Mangel an Instinkten ist der Mensch das ‚nicht festgestellte Tier'. Offenheit meint teilweise Nicht-Gebundenheit an Instinkte. Diese Negativität muß dann auf dem Wege einer Kompensation (Kulturentwicklung) negiert werden (ohne daß sich Kultur in dieser Kompensationsrolle erschöpfte). Im Unterschied zu dieser biologischen Verwendungsweise wird hier unter der Weltoffenheit etwas Positives verstanden: die Offenheit für die Möglichkeit der Relativierung alles Relativen. Die Welt des Menschen unterscheidet sich von der Umwelt des Tieres nicht durch die Extensität, sondern darin, daß der Mensch um die Begrenztheit seiner Umwelt weiß und sich zu ihr theoretisch und praktisch verhalten kann. Das Tier verhält sich zu dem, was ihm begegnet (es flieht den Feind, sucht Nahrung, sucht den Geschlechtspartner), aber es verhält sich nicht zu seinem Verhalten, es weiß nicht um seine Umweltgebundenheit. Tiere fragen nicht, betreiben keine Zoologie.

Wer sich die Welt als ein Riesending von unvorstellbar großen Ausmaßen vorstellt, hat sie unter der Hand zu einem Gegenstand gemacht. Bei Gegenständen können wir fragen, wo sie sich befinden, nicht aber bei der Welt.

Welt, von der hier die Rede ist, ist weder die Summe alles dessen, was es gibt, noch ein willkürliches Gedankenkonstrukt. Die Welt läßt sich nicht durch Summierung erreichen. Denn was immer wir summieren mögen, ist bereits ein Datum *der Welt*, das wir mit anderen Daten zusammenbringen. Die Summierung setzt die Offenheit der Welt für uns bereits voraus. Und ebenso ist die Weltoffenheit die Voraussetzung dafür, Gedankenkonstrukte bilden zu können. Etwas als Konstrukt durchschauen bedeutet, es von sich zu distanzieren und relativieren. Das aber können wir *aufgrund* des Weltbezugs.

Der Weltbezug ist *konstitutiv* für unser Menschsein. Er unterscheidet sich von den sonstigen Beziehungen durch seine *Ungegenständlichkeit*. Die Welt ist uns niemals direkt gegenwärtig, sondern immer nur indirekt mit-gegenwärtig. Wozu immer wie uns verhalten mögen, zu Dingen oder Mitmenschen, immer verhalten wir uns darin zur ungegenständlichen Welt. Die Art, wie sie für uns offen ist, unterscheidet sich naturgemäß von allen sonstigen gegenständlichen Relationen. Im Weltbezug stehen heißt, der Welt im Modus der *Gestimmtheit* oder der *Befindlichkeit* inne sein. Wir sind immer so oder so gestimmt, auch die Langeweile und die Fadesse der Stimmungslosigkeit (es will keine rechte Stimmung aufkommen), das kühl distanzierte, ‚objektive' Betrachten, das sich aus allem heraus hält – all das sind Formen der Befindlichkeit. In der Befindlichkeit kommt zutage, *wie* uns die Dinge und Mitmenschen betreffen und ansprechen, und *wie* wir zu ihnen stehen. Wer in einer glücklichen Welt lebt, dem kehrt sich alles von seiner strahlenden Seite zu, wem sich hingegen die Welt in eine Welt der Trauer verwandelt hat, dem kündet alles vom erlittenen Verlust. Die Befindlichkeit kommt nicht so sehr im Was, als im Wie der Rede und der Haltung eines Menschen zum Vorschein. Weil die Gestimmtheit wesentlich zum Menschen gehört, kann es krankhafte Verstimmungen geben. Es handelt sich dabei keineswegs um ein privates innerpsychisches Vorkommnis, beschränkt auf das einzelne Subjekt von bloß subjektiver Relevanz, sondern um einen Index des Weltbezugs eines Menschen. Deswegen nützt es bekanntlich nichts, jemanden auf die schönen Seiten des Lebens aufmerksam zu machen, wenn er depressiv verstimmt ist, weil es auf einen Wandel des gesamten Weltbezugs ankommt.

4.2 Der Leib als Wesensmedium personaler Weltoffenheit

Als personales Wesen ist der Mensch ein *leibliches* Wesen. Bei der begrifflichen Bestimmung des Leibes müssen wir von unserer mitmenschlichen Erfahrung ausgehen. Diese läßt sich auf zwei untrennbar zusammengehörende Formeln bringen: ‚Ich bin mein Leib' und ‚Ich habe meinen Leib'.

Ich bin mein Leib

Wer einen *Leib* sieht, sieht nicht ein Körperding mit dem Problem, ob in diesem Behältnis so etwas wie ein fremdpsychisches Ich anzutreffen ist, sondern er sieht *jemanden.* Wenn ich dein Gesicht sehe, dann sehe ich unmittelbar dich selbst, und wenn ich deinen Leib verletze, verletze ich dich selbst – und nicht etwas von dir Unterschiedenes – und zwar dich selbst unabhängig davon, ob du bei Bewußtsein bist, ob du schläfst, ob du gerade geboren worden bist, oder ob du im Koma liegst. Wo immer ich es mit deinem *Leib* zu tun habe, habe ich es unmittelbar und direkt mit dir *selbst* zu tun. Dein Leib – das bist du selbst, und ich selbst *bin* mein Leib. Mit ‚ich' wird nicht ein geheimnisvolles Etwas (das Ich, Psyche, Geist) gemeint, das in einem Körper sein Unwesen treibt, sondern mit ‚ich' meint der Sprecher sich selbst.

Es ist hier ganz eindringlich auf die Unmittelbarkeit und Direktheit aufmerksam zu machen, die dieser mitmenschlichen Leiberfahrung eignet: Sie zeigt nichts von einem Innen und Außen, und nichts von einem Davor und Dahinter. Wenn ich dir in die Augen schaue, habe ich es nicht mit einem somatischen Außen zu tun, das mich auf ein psychisches Innen verweist, noch stehe ich vor der Notwendigkeit, von einem wahrnehmbaren Davor auf ein nicht-wahrnehmbares Dahinter schließen zu müssen. Wir sehen nicht die Physiologie eines sehenden Auges, sondern jemanden, der uns anblickt. Dein Leib – das ist die jeweilige Art, in der du selbst jetzt gerade anwesend bist: Du in deinem jeweiligen Weltbezug, du in deiner Traurigkeit, deiner heiteren Gelassenheit, deinem Glück, deiner Verzweiflung. Der Leib – das ist der jeweilige Mensch selbst. Wer einen Leib sieht, sieht jemanden, und wer einen Leichnam sieht, sieht jemanden, der gewesen ist.

Der Unmittelbarkeit der Leiberfahrung wird weder das semiotische Paradigma noch eine Theorie der Wahrnehmung des Fremdphysischen gerecht. Das semiotische Paradigma möchte mit Hilfe des Zeichenbegriffs den cartesianischen Dualismus überwinden, der zu einer Medizin seelenloser Körper und körperloser Seelen geführt hat. Nach semiotischer Auffassung ist der Leib Zeichen seelischer Vorgänge. Unter Zeichen wird die „Kombination aus materiellem Träger und immaterieller Bedeutung" (Uexküll/Wesiak 1988, 129) verstanden. Der materielle Träger ist wahrnehmbar, die immaterielle Bedeutung verstehbar. Die Autoren meinen, das werde uns „in dem Augenblick klar, in dem wir eine fremde Sprache hören oder zu lesen versuchen. Dann nehmen wir die materiellen Zeichenträger, Vehikel oder Mediatoren (Luftwellen oder die optischen Eigenschaften der Schrift) wahr, aber die Bedeutung bleibt uns verschlossen" (a.a.O. 129). Diese Behauptung stimmt nicht, sie läßt sich am Phänomen nicht ausweisen. Wenn wir eine fremde Sprache hören, dann nehmen wir nicht Luftwellen wahr, sondern wir hören jemanden in einer uns unverständliches Sprache sprechen – wir hören Unverständliches. Menschliches Wahrnehmen geschieht immer als ein Gegenwärtighaben von etwas *als etwas* – dieses da als Bekanntes, als noch nie Gesehenes, als Widerliches, als Anziehendes. Der Zeichenbegriff des semiotischen Paradigmas teilt mit seinem Widerpart dieselbe Voraussetzung: Er ist selbst noch einem metaphysischen Dualismus (sinnlich wahrnehmbarer materieller Träger – geistig verstehbare immaterielle Bedeutung) verhaftet. Ob mit solch einem Zeichenbegriff ein Paradigmenwechsel in der Medizin herbeigeführt ist, darf bezweifelt werden: Mit Hilfe eines dualistischen Zeichenbegriffs überwindet man nicht einen anthropologischen Dualismus, sondern verfestigt ihn.

Nach der Theorie der Wahrnehmung von Fremdpsychischen ist die Wahrnehmung eines Mitmenschen das Resultat eines Analogieschlusses, der auf der Basis einer Ähnlichkeitswahrnehmung auf das Vorhandensein eines Fremd-Ich in einem anderen Körperding schließt. (Ich weiß aus eigener Wahrnehmung um den körperlichen Ausdruck eigenpsychischer Vorgänge, nehme einen anderen Körper wahr, interpretiere dessen Aussehen als Ausdruck psychischer Vorgänge in ihm und schließe so auf die Existenz eines Fremd-Ich). Diese Theorie setzt das zu Erklärende voraus. Unmittelbarkeit einer Erfahrung läßt sich nicht als Resultat eines Schlußverfahrens begreiflich machen.

Ich habe meinen Leib

Auf der anderen Seite gibt es Erfahrungen, welche die erste nicht außer Kraft setzen, sondern ergänzen. In der Krankheit z. B. zeigt sich so etwas wie eine vergegenständlichende Tendenz des Leibes, die sich in mir gegen mich richtet und der ich ausgeliefert bin. Wir werden mit uns selbst uneins, wenn wir Schmerzen haben. Daraus, daß ich mein Leib bin, folgt nicht, daß ich nichts anderes bin als mein Leib. Ich bin mein Leib, indem ich meinen Leib *habe*. Dieses Haben meint nicht ein Besitzverhältnis. Daß wir unseren Leib haben, ermöglicht es uns, Dinge in Besitz zu nehmen, und den Leib zu vergegenständlichen, ohne daß der Leib jemals zu einem Gegenstand werden könnte wie Gegenstände, die von uns verschieden sind. Die Vergegenständlichung geschieht selbst noch leibhaft. Mein Leib ist niemals ein Werkzeug oder Instrument. Ich kann zwar ein Instrument, nicht aber meine Hand aus der Hand legen. Wenn ich mich zu meinem Leib verhalte, verhalte ich mich zwar immer zu mir selbst – aber die Tatsache, daß ich von *meinem* Leib sprechen kann und muß, zeigt, daß ich mit meinem Leib *nicht so identisch* bin, daß ich *nichts anderes* als mein Leib wäre – ohne daß mein Leib dadurch zu etwas mir Äußerlichen würde. Die Selbstzuschreibung (‚mein Leib') nimmt nicht mein Leib vor, sondern ich. Und es handelt nicht mein Leib, sondern ich – das freilich immer leibhaftig.

Der Leib als Wesensmedium weltoffenen Existierens

Beides gilt: Ich bin mein Leib und ich habe meinen Leib. Die Erfahrung leibhaftigen Miteinanderseins deckt beide Sätze, keiner läßt sich gegen den anderen ausspielen. In dieser dynamischen Identität-in-Differenz, der Einheit von Leib-sein und Leib-haben, bewegt sich unser menschliches Leben. Die dualistischen Theorien (Platon, Descartes, Popper/Eccles) gehen nur vom Leib-haben aus und setzen den Leib zu einem bloßen Instrument des Geistes herab. Die monistischen Theorien (kybernetische Anthropologie, emergentistische Identitätstheorien) versteifen sich auf das Leib-sein und degradieren die Personalität, das weltoffene Selbstsein-können des Menschen zu einer Systemeigenschaft. Der Leib wird zum Träger einer Eigenschaft namens ‚ich'. Will man beide Erfahrungen in eine Einheit bringen und dabei die in ihnen sichtbar gewordene Differenz weder dualistisch in eine gegenständliche Differenz auseinanderfallen lassen, noch sie monistisch zu einer Differenz von Träger und Eigenschaft herabsetzen[12], so bietet sich der Begriff

12 Monistische Theorien unterscheiden Psychisches und Physisches oft auch als Innen- und Außenaspekt ein- und desselben. An diese Theorievari-

des Wesensmediums an: Der Leib – der *ganze* Leib, nicht bloß einzelne seiner Organe – ist das *wesenhafte Medium* unseres weltoffenen Existierens.

Mein Leib ist *Wesens*medium, weil er von mir selbst, der ich weltoffen existiere, nicht geschieden ist. Mein Leib steht mir nie gegenüber wie ein Körperding. Daseiend bin ich mein Leib. Leiberfahrung ist unmittelbar personale Begegnung. Mein Leib ist wesentliches *Medium,* insofern nicht mein Leib, sondern ich selbst mein Dasein vollbringe – das freilich leibhaft. Wo der Leib wirklich nur Medium ist, ist es ganz er selbst. „Alle Erfahrung nämlich zeigt, daß das Leibhafte immer gerade dann, wenn ein Mensch in besonders charakteristischer und höchster Weise menschlich existiert, auf eine eigentümliche Weise in vollkommene Unbeachtetheit entschwindet ... In solch wahrhaft menschlichem Verhalten ist für den Handelnden selbst der Leib qua Leib-Körper überhaupt nicht mehr da" (Boss 1975, 273). Das ist mit ein Grund, warum es so schwierig ist, angemessen vom menschlichen Leib zu sprechen, und die Versuchung besteht, den Menschen entweder dualistisch aufzuspalten, oder ihn monistisch auf einen systemtheoretisch beschreibbaren Körper zu reduzieren.

Die Stellung des Leibes als des Wesensmediums macht begreiflich, warum die Würde einerseits dem *ganzen* Menschen als leiblich-personalem Wesen zukommt, und ihre Achtung die Unversehrtheit von Leib und Leben umfaßt (ich *bin* mein Leib), der Leib des Menschen aber andererseits *weder* absolut unantast-

ante ist die Gegenfrage zu stellen, *für wen* ein Innen- und Außenaspekt unterscheidbar ist. Weder ist der Beobachtungsvorgang ein Innenaspekt des Beobachterleibes, noch bin ich selbst der Innenaspekt meines Leibes. Das Leibproblem läßt sich nicht von einem Beobachterstandpunkt aus exponieren, sondern nur im Ausgang von unserer zwischenmenschlichen Erfahrung, anderenfalls reden wir nicht von uns *als Menschen,* sondern darüber, wofür wir uns selbst halten können.

bar ist *noch* schrankenloser Willkür unterliegt – was (medizin)-ethisch relevante Abstufungen zuläßt (ich *habe* meinen Leib).

4.3 Gesundheit – Krankheit

4.3.1 Gesundheit – gelingendes Leben

Nach der bekannten Bestimmung der WHO bedeutet Gesundheit den „Zustand vollständigen körperlichen, geistigen und sozialen Wohlbefindens und nicht nur das Freisein von Krankheit und Gebrechen." *Positiv* an diesem Begriff ist die Hervorhebung der sozialen Dimension der Gesundheit und Krankheit sowie der Hinweis, daß sich Gesundheit nicht bloß als das Fehlen von Krankheit bestimmen läßt. *Negativ* an ihm ist sein latent utopischer und totalitärer Charakter. Die WHO-Definition weckt Anspruchshaltungen und begünstigt eine Erweiterung des Begriffs der Heilbehandlung. Nimmt man sie wörtlich, war nach ihr noch nie jemand wirklich gesund. Gesundheit wird hier nämlich nicht als ein fundamentales Gut verstanden, sondern zum höchsten Gut gemacht, nicht als eine der Ermöglichungen geglückten Lebens angesetzt, sondern mit diesem gleichgesetzt. Gesundes Leben wäre geglücktes Leben, und der Arzt für dessen Gelingen zuständig. Ärztliches Handeln hätte seinen spezifischen Charakter und sein umrissenes Sinnziel verloren. Der Arzt wäre überfordert und einer Erwartung ausgesetzt, die er nie erfüllen kann. Gesundheitsfürsorge würde zur Sorge für das Gelingen des Lebens selbst, der Heilkunde die Totalverantwortung für den Lebensentwurf und damit letztlich für den Weltzustand zugemutet. Totalverantwortung aber höhlt nicht nur die Motivation aus, sondern macht – weil grenzenlos – ein Handeln verantwortungslos und orientierungslos und damit anfällig für eine Instrumentalisierung im Zeichen beliebiger Zwecke. Die Heilkunde wäre nicht nur utopisch, sondern auch totalitär, weil partielle Vorstellungen von gelingendem Leben zu universalen Vorschriften würden. Ein der Verantwortung fähiges medizinisches Handeln setzt ein festumrissenes Handlungsziel voraus. Solch ein Ziel scheint das funktionale Verständnis von Gesundheit und Krankheit bereitzustellen.

4.3.2 Funktionaler Krankheitsbegriff

Eine sich als angewandte Naturwissenschaft verstehende Medizin bestimmt Gesundheit und Krankheit im Blick auf die biologische Funktionstüchtigkeit eines Organismus bzw. der Organe. Das Gesunde ist das Funktionstüchtige und das Kranke das Pathologische, die Störung des normalen Ablaufs. Die Dysfunktionalität bemißt sich an der biologischen Normalität im Sinne des artspezifischen Durchschnitts.

Wenngleich der Intention nach sich davon distanzierend, bleibt der Gesundheits- und Krankheitsbegriff auch einer bio-psycho-sozialen Medizin im Grunde noch dem funktionalistischen Schema verhaftet. Der Funktionsbegriff wird zwar verabschiedet, nicht aber die ihn prägende Struktur. Der Mensch wird als Einheit von Bios, Psyche und Sozialbezug, die Beziehung von Mensch und Welt wird nach Art eines Regelkreises, und der menschliche Organismus als ein System von Subsystemen gedacht, das in einem Rückkoppelungsverhältnis zu seiner physischen, psychischen und sozialen Umwelt steht. Der Mensch baut sich seine Umwelt auf in Wechselwirkung zu den Herausforderungen, die seine Umgebung an ihn stellt. Gesundheit wird im Modell des biologischen Fließgleichgewichts als Gleichgewicht zwischen den objektiven Herausforderungen der Umwelt und ihrer subjektiven Verarbeitung, Krankheit als Störung dieses Bezugs von System und Umwelt verstanden. Dieses Modell erweitert im Grunde nur den Funktionsgedanken auf die Ganzheit von System und Umwelt.

Ein ausschließlich funktionaler Krankheitsbegriff hat zwar den Vorteil, im Sinne naturwissenschaftlicher Methodik operationabel zu sein, ist aber aus mindestens zwei Gründen nur von partieller Berechtigung. Er enthält (1) eine reduktionistische Bestimmung von ‚gesund' und ‚krank' und blendet (2) das Subjekt von Krankheit und Gesundheit aus. Eine Medizin unter dem Vorzeichen eines ausschließlich funktionalen Krankheitsverständnisses wäre eine ‚Reparaturmedizin'.

(1) Der funktionale Krankheitsbegriff ist ein bloß *deskriptiver, methodisch-reduzierter* Begriff, der einem ebensolchen Begriff von Natur entspricht – der nicht-menschlichen sowohl als auch der menschlichen Natur. Die Reduktion betrifft die normativ-praktische Dimension der menschlichen Natur, die von vornherein methodisch ausgeklammert wird. Als Faktenwissenschaft kann die Naturwissenschaft niemals sagen, was sein *soll*, sondern immer nur zur Kenntnis nehmen, was unter dem Vorzeichen ihres methodischen Reduktionismus *ist*. ‚Sein' heißt in diesem Zusammenhang aber immer nur so viel wie ‚bedeutungs-nacktes Faktum'. Deshalb folgt aus (dem methodisch reduzierten!) Sein niemals ein Sollen, ist ein Schluß von Ist-Sätzen auf Sollens-Sätze ein naturalistischer Fehlschluß. Der die Naturwissenschaft leitende Naturbegriff kennt nur eine *bedeutungsfreie* Faktizität, auf deren Ebene ein Unterschied von ‚gesund' und ‚krank' zu einem selbst wiederum nur *faktischen* Unterschied werden muß. Er wird zu einer Abweichung von einem statistischen Durchschnittsbild. Ein funktionales Gesundheits- und Krankheitsverständnis kann sich deshalb notwendigerweise nur auf der Ebene bloßer *Andersartigkeit* und *Veränderung* (von Abläufen) bewegen, nicht aber kann es normativ-praktische, die Bedeutung von etwas betreffende Unterschiede zu Gesicht bekommen. Das Kranke ist eben nur anders als das Gesunde – weder schlechter noch besser, es ist das Pathologische. Funktionsstörung bedeutet bloß, daß ein Prozeß jetzt anders abläuft als für gewöhnlich.

Eine naturwissenschaftliche Analyse des menschlichen Genoms z. B. kann immer nur genetische Unterschiede, genetische Vielfalt und Variabilität, feststellen, niemals aber Gesundheits- oder Krankheitszustände.[13] Damit ein naturwissenschaftlich erhebbarer Befund (z. B. ein physiologischer oder genetischer Befund) als krankhaft oder als Krankheitsdisposition eingestuft werden kann, muß er auf die entsprechende *Erfahrung* – nicht: der Krank*heit* –, sondern *des Krankseins* bezogen werden. Um es pointiert zu sagen: Ich habe nicht eine Krankheit, sondern ich bin krank. Krank zu sein ist ein Zustand, in dem wir Menschen uns befinden können, und den Befunde anzeigen können. Das sachlich Erste ist nicht der Befund, sondern die Erfahrung des Krankseins. Nicht ist das Kranksein vom Befund, sondern umgekehrt der Befund vom erfahrenen Kranksein her verstehbar.

Ähnliches gilt auch vom Begriff der Normalität, an dem sich die Dysfunktionalität bemißt.

Zwar ist Gesundheit das Normale, aber nicht im Sinne eines statistischen Durchschnitts oder einer zahlenmäßigen Mehrheit. Das läßt sich an einem simplen Beispiel demonstrieren. Blindheit ist für den Menschen nichts Normales. Sie würde es auch dann nicht, wenn die Mehrheit der Menschen mit ihr geschlagen wäre. Eine statistische Aussage ist eine Faktenaussage, die niemals etwas Normatives enthält. Wieso soll das Durchschnittliche das Maßstäbliche sein und als therapeutische Norm anerkannt werden? Wer das Durchschnittliche als das Maßstäbliche ausgibt, hat es in Wahrheit dazu erst erhoben, d. h. er operiert mit einem *von wo anders her* gewonnenen Begriff von

13 Vom genetischen Gesundheitsbegriff gilt Ähnliches wie von der WHO-Definition: Wenn jeder Mensch, wie uns die Humangenetiker lehren, eine gewisse Anzahl defekter Gene besitzt und von der statistischen Norm mehr oder weniger abweicht, dann ist genau genommen kein Mensch vollkommen gesund.

Maßstäblichkeit und trägt diesen an das Durchschnittliche heran.

(2) Der zweite Einwand bezieht sich auf das Subjekt von ‚gesund' und ‚krank'. Gesund und krank sind in erster Linie nicht Organe, auch nicht ein Organismus, sondern ein Mensch. (Dasselbe gilt von Ausdrücken wie ‚leben', sterben', ‚tot sein') *Jemand*, ein namentlich zu nennender Mensch lebt, ist gesund, erkrankt und genest. Es ist keineswegs eine Spitzfindigkeit und Wortklauberei darauf zu insistieren, daß nicht Krankheiten, sondern genau genommen ein *kranker Mit-Mensch* geheilt wird. Der Arzt wird nicht von einem menschlichen Organismus um Hilfe gebeten, sondern von *jemandem*, der sich krank fühlt.

Ein Mensch kann zwar zu einem menschlichen Organismus vergegenständlicht werden – deshalb gibt es medizinische Forschung –, aber daraus folgt nicht, daß unter diesem Gesichtspunkt das ‚eigentlich Menschliche' zu Gesicht kommt. Das kann im Zeitalter der Wissenschaft nicht oft genug in Erinnerung gerufen werden. Es herrscht hier nämlich eine unumkehrbare Asymmetrie: Ich kann zwar meine Tochter als einen menschlichen Organismus, nicht aber einen menschlichen Organismus als meine Tochter untersuchen. Dies deshalb nicht, weil der Begriff ‚menschlicher Organismus' einen partiellen Aspekt eines Menschen bezeichnet, hingegen der Begriff ‚Tochter' (wie auch der Begriff ‚Mensch') angibt, *wessen* Aspekte es sind. Was partielle Aspekte bietet, ist nicht selbst wiederum ein Aspekt unter anderen, sondern die sich in Aspekten darstellende Ganzheit des aspekthaft Einen. Ich bin nicht einer meiner Aspekte, sondern derjenige, der sich in ihnen manifestiert.

Die Rede von kranken oder gesunden Organen ist *analog*, d.h. hergenommen von und hinbezogen auf den kranken oder gesunden Menschen. *Dieser* ist in erster Linie gesund oder krank, seine Organe (Gewebe, Zellen) sind es nur abgeleiteter Weise. Es hört ja nicht mein Ohr, sondern ich höre durch mein Ohr – was ich freilich nur kann, wenn mein Ohr funktionstüchtig ist.[14] Es kann aber einer ein funktionstüchtiges Ohr besitzen und doch nicht hören.[15] Diese Differenz bricht in ähnlicher Weise auch bei Krankheit/Gesundheit auf. Das Pathologische muß sich nicht mit dem Kranken, und das Gesunde nicht mit dem durchschnittlich Normalen decken. Es kann einer gesund sein und doch pathologische Werte haben. Dieser jedem Arzt bekannte Sachverhalt verweist auf die nur partielle Berechtigung eines funktionalen Gesundheits- und Krankheitsverständnisses und auf die Notwendigkeit, es in ein umfassenderes Verständnis aufzuheben.

4.3.3 Normativ-praktisches Verständnis von Krankheit und Gesundheit

Freilich: Die Einstellung zu einem funktionellen Gesundheits- bzw. Krankheitsverständnis „wird nicht schon dadurch verlassen, daß Menschen der Schulmedizin den Rücken kehren und ihr Heil unter den Alternativ-Angeboten suchen. So wird ja nur die eine Technik durch eine andere ersetzt" (Splett 1994, 201). Und läßt sich die These vom mehr oder weniger Kranksein aller Menschen halten, in der Absicht vorgetragen, eine Diskriminierung der Kranken zu verhindern? Sie „verletzt einmal die Pflicht des Gesunden zur Dankbarkeit für seine – wenn auch nicht ‚vollkommene' – Gesundheit, sodann den Respekt gegenüber den wirklich Kranken und damit auch die wahre Solidarität mit ihnen." (Splett 1994, 200). Und was die These betrifft, die Nicht-

14 Das ist der Grund für die partielle Berechtigung des funktionalen Krankheitsverständnisses. Es muß in ein von den Phänomenen her gefordertes umfassenderes Verständnis aufgehoben werden.

15 Deshalb lassen sich menschliche Vollzüge nicht als Organfunktionen erklären. Weder ist Sehen eine Augenfunktion, noch das Denken eine Gehirnfunktion.

Behinderten seien die eigentlich Behinderten, so lautet die Gegenfrage: „wer wünscht dem Menschen, den er liebt, ja überhaupt guten Gewissens jemandem, Behinderung oder Krankheit? Und täte er dies bloß aus Dummheit, Ängstlichkeit, Wehleidigkeit nicht?“ (Splett 1994, 200).

Eine soziologische oder psychologische Aufhebung des Begriffspaares ‚krank/gesund‘ bietet noch keine Alternative zum funktionalen Krankheitsverständnis, weil sie dessen ‚harten Kern‘ nicht ernst genug nimmt. Die sozio-kulturelle Bedingtheit dieser Begriffe berechtigt noch nicht zu einem *soziologischen* Reduktionismus, nach dem Krankheit und Gesundheit in Wahrheit der Ausdruck gesellschaftlicher Akzeptanz oder Nicht-Akzeptanz, der kollektiven Bewertung von physischen und psychischen Zuständen ist. Es gibt im Bereich der genetisch bedingten Krankheiten klare Fälle der Abweichung von der ‚biologischen Norm‘ (Down Syndrom, Bluterkrankheit), die von sozialen Bewertungen unabhängig sind. Meine Krankheit konstituiert sich nicht durch gesellschaftliche Einschätzungen. Eine *psychologische* Aufhebung versteht Krankheit als Auswirkung psychischen Fehlverhaltens. Sie arbeitet einer Moralisierung von Krankheit in die Hände, für die Krankheit die Folge schuldhaften Verhaltens ist, und jeder seine Krankheit letztlich sich selbst zuzuschreiben hat.[16]

Solchen Aufhebungsversuchen gegenüber empfiehlt es sich, sich an der Situation von Not und Hilfe zu orientieren, von der sich das Sinnziel ärztlichen Handelns bestimmt. Krankheit wird als Not erfahren, die man beheben möchte, d. h. sie bildet das Motiv eines entsprechenden Handelns. Der Kranke sucht beim Arzt um Hilfe. Handlungsleitende Begriffe aber sind nor-

16 Hier wäre auch auf die Gefahr einer psychologisch-moralisierenden Sprache zu achten (z. B. ‚bösartiger' Tumor).

mativ-praktische Begriffe. Die Begriffe ‚gesund/krank' sind also in erster Linie nicht deskriptive, sondern *normativ-praktische* Begriffe mit deskriptiven (und damit wissenschaftlicher Erforschung zugänglichen) Elementen. Beide Begriffe entstammen der aller Fachwissenschaft voraus- und zugrundeliegenden Lebenserfahrung, die sie mehr oder weniger reflektieren. Sie sind abhängig vom jeweiligen Stand des medizinischen Wissens, von regionalen Gegebenheiten sowie von sozio-kulturell variierenden Normvorstellungen (die sich z. B. in Diskriminierungen aufgrund von Krankheit äußern können). Und sie besitzen vor allem eine individuell-normative Komponente. In ihnen kommt immer auch Einzigartiges, persönlich Einmaliges zur Sprache: Nicht alles ist für alle gleicherweise gesund. Es gibt keine Definitionen von Gesundsein und Kranksein, unter die sich problemlos die einzelnen Fälle subsumieren ließen.

Der normativ-praktische, der lebensweltlichen Erfahrung von *Gesundsein und Kranksein* entstammende Begriff ist der sachlich erste Begriff. Auf seiner Grundlage kann sich erst ein funktionaler Begriff von Gesundheit und Krankheit ausbilden. Der funktionale kann den normativ-praktischen Begriff nicht ersetzen, sondern hat ihn zu seiner Voraussetzung.

„Auch noch so differenzierte Analysen und Beobachtungen der biologischen Vorgänge reichen für sich allein als Grundlage noch nicht aus, wenn auf begründete Weise bestimmte Vorgänge als krankhaft klassifiziert und ausgesondert werden sollen. Denn der Krankheitsbegriff gehört, was seinen Ursprung und seine Tiefenstruktur anbetrifft, zur Klasse der praktischen normativen Begriffe. Mit Hilfe praktischer Begriffe bestimmt man, was sein soll oder nicht sein soll, nicht aber, was ist oder nicht ist. Sie dienen daher auch dazu, mögliche Ziele von gebotenen, erlaubten oder verbotenen Handlungen zu charakterisieren. Dagegen sind sie dort unbrauchbar, wo lediglich das Bestehen oder Nicht-Bestehen von Sachverhalten konstatiert werden soll. Jeder Krankheitsbegriff hat daher zunächst einmal die Funktion, natürliche Lebensvorgänge, deren Veränderungen erlaubt oder sogar geboten ist, als solche zu kennzeichnen. Es kommt dabei nicht darauf an, ob effektive Mittel zur Verfügung stehen, die ein solche Veränderung auch bewirken können" (Wieland 1986, 38 f).

Gesundsein und Kranksein sind „durch unterschiedliche Weisen der *Befindlichkeit* gekennzeichnet" (Tellenbach 1980, 59, Herv. orig.). Es handelt sich bei ihnen – und zwar noch vor aller inhaltlichen Spezifikation – um Erfahrungen von etwas *objektiv Bedeutsamem:* es ist *gut, gesund* zu sein, und es *nicht gut, krank* zu sein. Genau genommen geht es nicht um Gesundheit und Krankheit, sondern um Gesund*sein* und Krank*sein.* Gesund zu sein ist etwas Gutes, etwas, was sein soll. Und wie die Erfahrung der Genesung zeigt, ist das Gut der Gesundheit eine Gabe, deren Zuteilwerden uns dankbar stimmt. (Nie geht einem die Wahrheit über die Gesundheit – ihre Unselbstverständlichkeit und Kostbarkeit – intensiver auf als in der Genesung.) Krankheit hingegen wird als etwas Nicht-sein-Sollendes erfahren. Sie ist kein Gegenstand der Bejahung, bejaht wird sie höchstens im Hinblick auf externe Zwecke (Krankheit als willkommenes Mittel, als Ausrede, Flucht in die Krankheit, Krankheit aber auch als Aufgabe existenzieller Bewältigung). Gewiß: Ein Gut gibt es für uns Menschen immer nur in unserer wertenden Stellungnahme. Etwas ist immer gut *für* jemanden. Aber daraus folgt nicht, daß es das ausschließlich *durch* ihn ist: Es ist nicht unsere wertende Stellungnahme, welche die Gesundheit zu einem Gut macht, und es ist nicht unsere Mißbilligung, welche die Krankheit zu einem Mangel erhebt.

Ist in erster Linie ein Mitmensch gesund bzw. krank, dann handelt es sich bei Gesundheit und Krankheit in erster Linie um menschliche Existenzweisen in Weltoffenheit. Die Weltoffenheit des Menschen „ist ... immer ein Offensein *für* etwas, ist nicht Passivität, sondern ein Sich-in-Anspruch-nehmen-Lassen" (Condrau 1975, 80, Herv. orig.). Gesundsein wird als leibhaftiges Wohlbefinden erfahren – wobei hier das gesamte Strukturgefüge menschlicher Existenz zu berücksichtigen ist. Gesundsein betrifft die Weltzuwendung, die Kommunikationsfähigkeit, die Erfahrung von Raum und Zeit, die Übereinstimmung mit sich selbst als Übereinstimmung mit der Mitwelt. Der Gesunde ist fähig, „weder dem Begegnenden zu verfallen (wie im Zwang oder in der Sucht) noch sich demselben durch Abwehr oder Flucht zu entziehen“ (Condrau 1975, 81). Deshalb gehört zum Gesundsein die Fähigkeit, Lasten zu tragen, Leid auf sich zu nehmen – wer leidet, muß nicht krank sein – Widerstreitendes auszutragen und letztlich das Sterben zu erleiden.

Kranksein hingegen wird als Mangel an Gesundheit erfahren. Man kann deshalb nicht von Krankheit reden ohne ständigen Vorblick auf Gesundheit. Von dieser her wird jene begreiflich, nicht aber umgekehrt. Gesundheit ist nicht durch doppelte Negation als Fehlen von Krankheit zu bestimmen. Weil sich der menschliche Weltbezug immer *leibhaft* ereignet, kann eine als Mangel erfahrene Funktionsstörung, ein Nicht-(mehr-so-)Können als Krankheit charakterisiert werden. Wer sich krank fühlt, macht die Erfahrung des leibhaftigen So-Nicht-Mehr-Könnens bzw. Nicht-mehr-Könnens, des Nicht-mehr-Verfügen-könnens über wesentliche Möglichkeiten seines Weltbezugs. Demgemäß sind auch die wesentlichen Relationen menschlichen Daseins betroffen: Störung des Weltbezugs, Einengung oder Abdrängung der Lebensbezüge, des Miteinanderseins. Von daher wird nochmals verständlich, daß sich weder in allen Fällen das physiologisch Normgemäße mit dem Gesunden, noch das Pathologische mit dem Kranken deckt.

4.4 Behinderung – Lebensqualität

Ähnliche methodische Schwierigkeiten ergeben sich beim Begriff der Behinderung (vgl. Kleinert 1997; Lanzerath 2000). Das Lexikon der Bioethik bestimmt Behinderung als eine „dauerhafte, allenfalls symptomatisch therapierbare Beeinträchtigung eines physischen oder psychischen Zustandes, die angeboren oder erworben sein kann" (LB 1/327). Nicht alle dauerhaften Störungen sind schon Behinderungen, sondern erst solche, die eine „Erschwerung gesellschaftlicher Partizipation" zur Folge haben.[17] Auch bei der Behinderung bildet nicht schon die Beeinträchtigung des Zustands, sondern die Art, wie sie vom Betroffenen erfahren wird, das ausschlaggebende Moment. Wer behindert ist, muß deswegen nicht schon krank sein. Die deutsche ‚Bundesvereinigung Lebenshilfe für geistig Behinderte' möchte deshalb Behinderung als „besondere Form der Gesundheit" verstanden wissen.[18] Im Unterschied zu Krankheiten, die vorübergehend sind und (mehr oder weniger) geheilt werden können, ist Behinderung ein Zustand, bei dem das nicht möglich ist. Die Grenzen zwischen Behinderung und chronischer Krankheit sind fließend.

Behinderte Menschen haben mit ihrer Ausgrenzung zu kämpfen. Sie sind ‚anders'. An ihnen zeigt sich in besonderer Weise die Bedeutung, die das von sozialen Werten und Normen beeinflußte Wechselspiel von Angenommenwerden und Selbstannahme

17 LMER Sp. 213. Die WHO bestimmt Behinderung als Folge einer Schädigung (impairment) der anatomischen, physiologischen oder psychologischen Strukturen bzw. Funktionen, die sich in verminderten Fähigkeiten (disabilities) äußert, ‚normale' Aktivitäten auszuführen, was für die Betroffenen Benachteiligungen in sozialer Hinsicht (handicaps) bedeutet (WHO, International classification of impairments, disabilities and handicaps, Genf 1980).

18 Vorstand der Bundesvereinigung Lebenshilfe für geistig Behinderte e.V., Ethische Grundaussagen, in: Geistige Behinderung 4 (1990), 255–257.

für die Ausbildung unserer Identität und Lebensgestaltung hat. Behinderte Menschen sind auf vielfache Unterstützung angewiesen, aber das schließt ein erfülltes Leben nicht aus. Denn dieses ist nicht einfach die Folge funktional verstandener Gesundheit, sondern hängt davon ab, wie der Betreffende sich zu seinen Möglichkeiten und ihren Grenzen verhält. Wie er das kann, ist vom Verhalten der anderen und von den Integrationsmöglichkeiten mitbestimmt, die eine Gesellschaft offen hält. Gelingendes Leben ist keine Vorgabe, sondern eine Aufgabe unserer leiblich-personalen Natur. Ein Leben in Beeinträchtigungen kann mit viel Leid verbunden sein, aber das berechtigt noch nicht, einem behinderten Menschen die Lebensqualität abzusprechen. Erstens ist menschliches Dasein nicht mit Leidfreiheit identisch – Leid kann es auch in einem ‚normalen' Leben geben –, und zweitens ist die Qualität eines Lebens in letzter Instanz niemals Gegenstand der Fremd-, sondern immer der Selbstbeurteilung, die von der praktischen Stellungnahme zum eigenen Leben abhängt. Meine Lebensqualität ist von meiner Lebenspraxis mitbestimmt. Ich selbst bin ein Teil der gesuchten Antwort. Deine Lebensqualität erschließt sich nur dir selbst – und das muß ich mir von dir sagen lassen. Sie ist niemals Gegenstand meiner Beurteilung, sondern immer nur meiner Anfrage an dich. Eine Fremdbeurteilung von Lebensqualität setzt sich darüber hinweg und wird – ob sie das will oder nicht – zu einer Bewertung nach lebenswert/lebensunwert. Dein Leben ist unwert heißt: Dein Leben sollte nicht sein. Und da es kein subjektloses Menschenleben gibt – Leben ist immer je meines, je deines – enthält ein Urteil über einen Lebensunwert das Verdikt: Du selbst solltest nicht sein. Fragen der Lebensqualität und der Zumutbarkeit eines Lebens sind niemals von außen zu entscheiden, sondern immer nur vom Betroffenen selbst. Wer es anders meint, degradiert seinen Mitmenschen zu einem Bewertungsobjekt. Sicher: Behinderte Menschen möchten nicht behindert sein, sie möchten unter anderen Bedingungen leben. Aber die Frage lautet nicht, ob sie *anders* leben wollen, sondern ob sie *leben* wollen. Das Urteil *darüber* steht niemand Außenstehendem zu. Zur Frage steht nicht so oder anders sein, sondern sein oder nicht sein. Was ist besser: leben unter Behinderungen oder überhaupt nicht leben? Wie sollen wir diese Alternative ausprobieren? Welche Entscheidungskriterien stehen uns dafür zur Verfügung?

Hier zeigt sich nochmals, wie wichtig ein normativ-praktischer Gesundheits- und Krankheitsbegriff ist. Wird nämlich Lebensqualität mit Gesundheit identifiziert, Gesundheit und Krankheit jedoch funktional verstanden, wird Behinderung zu einem Leben, das nicht hätte passieren dürfen. Der genetische Gesundheitsbegriff wird zum Selektionskriterium.

In diesem Zusammenhang taucht der Begriff des ‚wrongful life' auf (Leben, das unrechtmäßig da ist). Er ist ursprünglich ein juristischer Terminus der amerikanischen Rechtsprechung im Zusammenhang von Unterhalts- und Schadensersatzansprüchen nach Geburt eines behinderten Kindes infolge ärztlichen Fehlverhaltens. Nicht die Existenz des behinderten Kindes selbst soll als Schaden betrachtet werden, sondern nur die aus der Behinderung sich ergebenden Mehrkosten. Diese Unterscheidung mag zwar ihren formal-juristischen Sinn haben, ethisch gesehen ist sie höchst fragwürdig. Wenn aus der Existenz eines schwerst behinderten Kindes, das bei ordnungsgemäßer Aufklärung abgetrieben worden wäre, ein Schadensersatzanspruch abgeleitet werden kann, dann ist die Existenz des Kindes selbst der Schaden, den der Arzt mitverschuldet hat, und nicht bloß die durch sie verursachten Mehrkosten. Nochmals: Ethisch fragwürdig ist der Titel – der Schaden-Nutzen-Gesichtspunkt –, unter dem die ethisch gebotene gesellschaftliche Unterstützung vor Gericht verhandelt wird.

Leid, Krankheit, Schmerz, Belastungen sind niemals per se sinnvoll und bejahbar. Sie werden als etwas Nicht-sein-Sollendes erfahren. Zur sittlich geforderten *Vermeidung* von Leid und Krankheit gehört freilich die Frage, welchen *Preis* sie dafür zahlen will und kann. Eine menschliche Gestaltung des Miteinanderseins umfaßt beides: So gut wir können, Leid zu mindern und

Schmerzen zu verringern, und gleichzeitig ein *Ethos umfassender Daseinsannahme* zu entwickeln, das es uns erlaubt, Grenzen unserer Handlungsmöglichkeiten zu akzeptieren und in einen lebbaren Kontext einzugliedern. Es kommt auf eine „Balance von Leidverminderung und Bereitschaft zur Leidannahme" an (Schockenhoff 1992, 94). Leidvermeidung *um jeden Preis* verschreibt sich derselben Machbarkeitsutopie, die sie in Gestalt der Lebensverlängerung um jeden Preis bekämpft. Sie basiert auf der heimlichen Gleichsetzung des Unverfügbaren mit dem Noch-nicht-Verfügbaren und Machbaren. Auf diese Weise werden die ethisch-anthropologischen durch technische Kategorien ersetzt, und es kommt zur technischen Umdeutung derjenigen Phänomene, die früher mit dem Wort ‚Schicksal' bezeichnet worden sind. Gilt nämlich das Unverfügbare *von vornherein* als das Verfügbare, unterwirft sich die Lebenspraxis einer inhumanen Utopie: Schicksallosigkeit wird zum Kriterium von Lebensqualität. Wenn in einer Gesellschaft Behinderung nicht mehr als eine schicksalhafte Beeinträchtigung, sondern als ein im Prinzip vermeidbarer und damit rechtfertigungspflichtiger Defekt angesehen wird, geraten Behinderte und Eltern, die sich zur Annahme eines behinderten Kindes entschlossen haben, unter sozialen Druck. „Der Zynismus einer solchen Einstellung, die Eltern unterschwellig an ihre Verantwortung gegenüber der Gesellschaft erinnert, führt zur ‚Zerstörung der Menschenwürde unter der Fahne der Humanität' (E. Benda)" (Schockenhoff 1992, 94).

5. Arzt-Patienten-Verhältnis

5.1 Die Situation von Not und Hilfe als Ursituation des Arzt-Patienten-Verhältnisses

Beim Arzt-Patienten-Verhältnis[19] handelt es sich um eine ganz bestimmte Form des Miteinanderseins von Menschen, deren grundlegende Form die *Situation von Not und Hilfe* ist. Diese Grundsituation enthält die *Zielvorgabe* ärztlichen Handelns. Wie jede Handlungssituation besitzt auch diese von sich aus einen *Anrufcharakter,* der in der Stellungnahme zu ihr vernehmbar ist. Die Situation von Not und Hilfe ruft auf, die Not zu beheben bzw. so gut es geht zu lindern. Sie bestimmt und rechtfertigt das medizinische Handeln. Quelle des Sollens ist schlicht und einfach die Existenz des in Not geratenen und hilfsbedürftigen Mitmenschen. Das ärztliche und pflegerische Handeln – und auch das nicht-ärztliche therapeutische Handeln – ist die *Antwort* auf diese *Ursituation.* Es entspringt ihr und bleibt trotz aller Technisierung der modernen Medizin an sie zurückgebunden. Das ärztliche Ethos ist von seinem Ursprung her ein *Ethos der Fürsorge.* Sein oberstes Gebot ist das für den Patienten Beste (salus aegroti suprema lex).

Das Fürsorgeethos bildet einen Teil des *hippokratischen Modells* der Arzt-Patienten-Beziehung und ist nach wie vor unverzichtbar. Man denke an akute Notsituationen (z. B. Unfall, intensivmedizinische Maßnahmen).

Dementsprechend ist das Arzt-Patienten-Verhältnis eine besondere Form eines *Vertrauensverhältnisses* mit entsprechenden beider-

19 Vgl. Irrgang (1995), 63 ff.; Wolff (1989), 184 ff.; Schöne-Seifert (1996), 594 ff. Wolff unterscheidet das hippokratische Modell, das Vertragsmodell und das Partnerschaftsmodell.

seitigen Erwartungshaltungen, die sich aus der verschiedenen Rolle von Arzt und Patient ergeben. Indem der Patient auf eine seiner Notsituation entsprechende Hilfe baut, vertraut er

(1) auf *sachliche* Kompetenz, d. h. auf eine Behandlung lege artis, und
(2) auf die *mitmenschliche* Kompetenz des Arztes.

Er vertraut, daß ihm als krankem *Mit-Menschen* geholfen wird, d. h. daß der Arzt ein guter Arzt ist. Umgekehrt vertraut der Arzt, daß auch der Patient das Seine zur Verbesserung seiner Lage beiträgt. Wenn diesem wechselwendigen Vertrauen entsprochen wird, besteht die Chance, das für den Patienten Beste zu finden. Sachliche und mitmenschliche Kompetenz des Arztes ist zu unterscheiden, nicht aber zu trennen, und je nach der Situation verschieden zu gewichten. Die Palette kann von der bloßen Serviceleistung im Sinne eines Vertragsmodells bis zu langjähriger Begleitung im Sinne eines partnerschaftlichen Modells reichen.

Im *Vertragsmodell* tritt der personale Kontakt zwischen Arzt und Patient in den Hintergrund. Im Vordergrund steht ein von beidseitigem Interesse getragenes Nachfrage-Angebot-Verhältnis. Typisch für solch eine Beziehung ist das Erfordernis technisch-medizinischer Leistungen (z. B. Labormedizin, Radiologie) oder die Behebung nicht gravierender Beeinträchtigungen des Patienten.

Die *partnerschaftliche Beziehung* ist von der Gleichrangigkeit von Arzt und Patient bestimmt. Sie wird sich dort einstellen, wo der Patient zu aktiver und selbstverantworteter Mitarbeit bei der Bewältigung seiner Krankheit oder seiner Krankheitswert besitzenden Lage aufgerufen ist. Es liegt auf der Hand, daß die genannten Modelle (Fürsorgemodell, Vertragsmodell, partnerschaftliches Modell) einander nicht ausschließen, sondern ergänzen und ihre Legitimität aus der jeweiligen besonderen Situation beziehen.

Das Besondere des Arzt-Patienten-Verhältnisses liegt in einer Verbindung von Gleichrangigkeit und Ungleichheit. Es herrscht *Gleichrangigkeit,* weil Arzt und Patient einander als Mitmenschen gegenüberstehen. Der Patient ist in erster Linie nicht ein Krankheitsfall, sondern ein – wenn auch kranker – *Mitmensch*, dem als solchen Anerkenntnis geschuldet wird. Diese Anerkenntnis gebührt ihm unabhängig von Lebensalter, faktischem Zustand oder augenblicklich verfügbaren Fähigkeiten. Gleichzeitig herrscht *Ungleichheit*, weil es sich um eine multifaktoriell bedingte Abhängigkeitssituation der Hilfsbedürftigkeit und Schwäche handelt. Die Situation ist – jedenfalls in den allermeisten Fällen – geprägt durch das Gegenüber von Experte und Laie. Sie ist bestimmt von Themen, die oft den intimsten persönlichen Bereich des Patienten betreffen, und sie ist anders gelagert im Krankenhaus als in der Praxis des niedergelassenen Arztes.

5.1.1 Das Ethos der Fürsorge und seine Problematik

Das Ethos der Fürsorge (salus aegroti suprema lex) ist primär von zwei Grundsätzen getragen:

(a) so weit es möglich ist, wohl zu tun, zu heilen (benefacere) und

(b) so weit wie möglich niemandem zu schaden (nihil nocere).

Der Grundsatz der *Schadensvermeidung* gilt nicht nur für die im Heilberuf Tätigen, sondern auch für den Patienten (wenn er z. B. eine Ansteckungsgefahr für andere darstellt). Und der Grundsatz der *Verpflichtung zum Wohltun* erstreckt sich nicht nur auf die Fürsorgepflicht des Arztes, sondern umfaßt auch die Fürsorgepflicht der mit der Pflege eines Kranken befaßten Personen.

Das Fürsorgeethos wurde zunächst in Analogie zum Vater-Kind-Verhältnis verstanden – wie sich ein guter Vater um das Wohl seines Kindes sorgt, so der Arzt um das Wohl seiner Patienten. In dieser Analogie liegt die immanente Gefahr des Fürsorgeethos – der Paternalismus. Darunter wird für gewöhnlich ein Handeln verstanden, „das sich ohne und gegebenenfalls auch gegen die Einwilligung des Kranken an dessen bestem Interesse orientiert." (Wolff 1989, 201). Es kann sich auf die bekannte Erfahrungstatsache berufen, daß sich zuweilen das faktisch geäußerte und das wahre, wohlverstandene Interesse des Patienten nicht deckt.

Nach Schöne-Seifert (1996) geht es in der Paternalismus-Debatte um die Grenzen des Respekts vor eindeutig autonomen Patientenentscheidungen: „Ein ‚Paternalist' verstößt bewußt gegen die ihm bekannten autonomen Präferenzen eines anderen, weil er meint, anderenfalls diesem – und nur diesem – anderen selbst zu schaden." (571)

Das *Problem des Fürsorgeethos* liegt einerseits in der Schwierigkeit, das für den Patienten Beste wissen zu können, und andererseits in der Gefahr einer *Subjektvergessenheit*: Man vergißt, es mit einem kranken Mit-Menschen und nicht mit einem ‚Behandlungsobjekt' zu tun zu haben. Die Grenze zwischen echter Fürsorge einerseits und (unbewußter) Manipulation andererseits ist nicht leicht einzuhalten, und die Spannung zwischen Heilungsauftrag und Eigeninteresse (z. B. Forschungsinteresse) kann leicht zugunsten des letzteren abgebaut werden.

Das Fürsorgeethos ist zwar nicht durch eine paternalistische Haltung definiert, hat sich aber in diese Richtung hin entwickelt. Dementsprechend wird der gegenwärtige Wandel des Arzt-Patienten-Verhältnisses als Wandel vom Paternalismus hin zur Patientenautonomie beschrieben.

Für diesen Wandel lassen sich mehrere Gründe namhaft machen (Eibach 1997, 215 ff).

(1) Mit der Auflösung patriarchalischer Gesellschaftsstrukturen kommt es vor allem in den westlichen Industriegesellschaften zu einer Privatisierung und Individualisierung vieler Lebensbereiche.

(2) Im Zuge dieser Individualisierung wird Fürsorge als eine Bevormundung und Entscheidung über die Köpfe der Betroffenen hinweg empfunden. Ärztliche Fürsorge sieht sich dem Ideologieverdacht ausgesetzt.

Nach Pieper hat „die Diskussion der Patientenautonomie deutlich gemacht, daß sich die Attitüde des Paternalismus in einer Gesellschaft überlebt hat, die patriarchalische Strukturen nicht mehr als selbstverständliche Normen hinnimmt, sondern als Formen eines Androzentrismus durchschaut, der unter dem Deckmantel wohlwollender Fürsorglichkeit Machtinteressen verbirgt, die in der Verfügungsgewalt über andere befriedigt werden." (LB 1/292). In dieser extremen Sicht ist Fürsorge gleichbedeutend mit Ignorierung und Verletzung von Autonomieansprüchen: Das Fürsorgeprinzip gerät in Konflikt mit dem Autonomieprinzip.

(3) Autonomie bildet einen Schutz gegen medizinische Machbarkeiten, die als sinnlos empfunden werden (z. B. Lebensverlängerung um jeden Preis). Das Machbare dient nicht automatisch dem Wohl eines Menschen – eine Tatsache, die gerade angesichts des medizinisch noch Möglichen besonders schwer wiegt und die Forderung nach Respektierung anderslautender Patientenentscheidungen begreiflich macht.

5.1.2 Das Prinzip der Patientenautonomie und seine Problematik

Der genuine Sinn von Autonomie: Handeln nach dem Gewissen

Das Prinzip der Patientenautonomie (voluntas aegroti suprema lex) sucht der immanenten Gefahr des Fürsorgeethos gegenzusteuern. Dem genuinen Wortsinn nach bedeutet Auto-

20 Andere Bedeutungen von Autonomie sind Autonomie als ‚persönliche Fähigkeit', ‚situative Disposition', ‚Charakterideal', ‚moralisches Recht' (nach Feinberg, zit. in Birnbacher 1997, 107).

nomie Selbstgesetzgebung,[20] d.h. die Fähigkeit des Menschen, sich selbst dazu zu bestimmen, das sittlich Gesollte und nicht das bloß naturhaft Erstrebte zu tun. Autonom handelt, wer das als gut Erkannte tut und in diesem Sinne Urheber seiner Handlungen ist. Versteht man unter Gewissen die Fähigkeit der praktischen Vernunft, unter Berücksichtigung aller relevanten Gesichtspunkte und Umstände das hier und jetzt moralisch richtige Handeln zu bestimmen, dann heißt autonom handeln so viel wie nach seinem Gewissen handeln. In diesem Sinn sind autonome Entscheidungen, so sie nicht mit dem Gewissen anderer in Konflikt geraten, auch im medizinischen Bereich zu respektieren.

Die individualistische Umdeutung von Autonomie

In der öffentlichen Debatte um die Patientenautonomie wird unter Autonomie allerdings oft etwas anderes verstanden. Die Diskussion steht im Zeichen einer individualistischen Umdeutung dieses Begriffs in Richtung alleiniger Selbstverfügung und Freiheit von sittlicher Selbstverpflichtung. Auf diese Weise wird sittlich begründete Selbstbestimmung (Autonomie) mit dem Anspruch auf Wunscherfüllung verwechselt. Die zweckrationale Begründung von Interessen gewinnt den Vorrang vor der Ethisierung von Interessen.

Medizin-ethische Folgen der individualistischen Umdeutung von Autonomie

Eine individualistisch uminterpretierte Autonomie hat medizin-ethische Folgen:

(1) Der Autonomie-Anspruch schlägt in *Heteronomie-Zumutung* um. Die im Heil- und Pflegeberuf Tätigen werden zu Ausführungsorganen von Patientenwünschen, und die ärztliche Ver-

antwortung reduziert sich auf die technische Seite seines Handelns. Wie jedes Handeln unterliegt aber auch die Realisierung von Interessen Dritter sittlichen Maßstäben. Die Berufung auf Interessen genügt noch nicht. Vor ihrer tätigen Berücksichtigung steht die Prüfung ihres Inhalts. Die ,Ethisierung' von Wünschen hat gegebenenfalls Vorrang vor ihrer Befriedigung.

(2) ,Autonomie' wird aus einem Schutz vor unerwünschten zum Druckmittel für erwünschte medizinische Machbarkeiten. ,Autonome' Wünsche werden zum Deckmantel eines Anspruchsdenkens im Zeichen des medizinisch Machbaren. Mit dem Angebot an Machbarem steigt das Bedürfnis, und das solcherart geweckte Bedürfnis dient zur Rechtfertigung des Angebotenen. Angebot und Nachfrage bedingen einander wechselseitig.

> „Das Autonomieprinzip gerät selten mit den Interessen von Medizinern in Konflikt, solange sich die Bedürfnisse der Patienten mit den Angeboten der Medizin decken. Neue therapeutische Angebote finden immer auch Interessengruppen. Im Zuge der Individualisierung der Lebensauffassungen rechtfertigt man fast alle neuen Angebote mit dem Argument, daß man diese Verfahren … den interessierten Menschen nicht vorenthalten dürfe, zumal ja niemand genötigt werde, sie in Anspruch zu nehmen." (Eibach 1997, 217)

(3) Ein individualistischer Autonomie-Anspruch, dem nachgegeben wird, untergräbt die Vertrauensbasis des Arzt-Patient-Verhältnisses und führt zu Entsolidarisierung und damit schließlich zu einer Überforderung des Patienten. So wie sich Machtinteressen als Fürsorge maskieren können, kann die Respektierung der ,Patientenautonomie' zum Deckmantel der Flucht in Verantwortungslosigkeit werden. Geraten Rat und Hilfe unter den Verdacht von Bevormundung und unzulässiger Beeinflussung, muß der Verzicht auf beides zur willkommenen Entlastung werden.

Das *Problem des Prinzips der Patientenautonomie* liegt im Begriff der *Freiwilligkeit und Selbständigkeit* der Patientenentscheidung (Schöne-Seifert 1996, 567 ff.) und in der *Nichtanwendbarkeit* dieses Prinzips im Falle notwendiger *stellvertretender* Entscheidungen.

(1) Eine Patient entscheidet *freiwillig und selbständig*, wenn er aufgrund entsprechender Aufklärung eine wohlüberlegte, gewissenhafte, d. h. vernünftige Entscheidung trifft. Eine solche setzt voraus, daß der Patient das Gesagte verstanden hat, die absehbaren Folgen und Risiken in die eigene Überlegung einbezogen, die Information verarbeitet und entsprechend bewertet hat. Zur Selbständigkeit einer Entscheidung gehört die Freiheit von psychischem Zwang sowie die Fähigkeit, sich manipulierender Beeinflussung widersetzen zu können. In einer Zwangsituation wäre der Patient, würde er in eine Alternative manövriert, die ihm keine andere Wahl mehr ließe; manipuliert wäre er, würden ihm durch die Art der Mitteilung Präferenzen dergestalt nahegelegt, daß er Wahlmöglichkeiten nicht mehr ernsthaft in Erwägung zöge. Die Ermittlung des Ausmaßes der Entscheidungsautonomie des Patienten bildet ein je neu zu lösendes Problem medizinischer Praxis. Zu den Faktoren, welche die Entscheidungsautonomie beeinträchtigen können, werden üblicherweise der Einfluß der Krankheit, die mangelnde Beurteilung der eigenen Situation, Schmerzen, Ängste und Abhängigkeitsverhältnisse gezählt, welche konformistisches Verhalten begünstigen. Einen wichtigen Punkt bildet die Berücksichtigung des Alters. Die sittliche Ernstnahme von Kindern und Minderjährigen erfordert es, deren Stellungnahme je nach ihrem seelisch-geistigen Reifegrad in den gemeinsamen Entscheidungsfindungsprozeß einzubinden.

Ein besonderes Problem bildet der Krankheitseinfluß im Falle der psychisch Kranken. Auf der einen Seite ist nach dem Prinzip der Patientenautonomie eine Behandlung an die Zustimmung nach Aufklärung gebunden. Aber diese Voraussetzung ist hier nicht erfüllt, weil die mangelnde Einsicht in die Behandlungsbedürftigkeit ein Moment der Erkrankung selbst bildet. Trotz juristischer Regelungen bleibt der ethische Konflikt zwischen Respektierung der Autonomie und dem Fürsorgeprinzip bzw. dem Nicht-Schadens-Prinzip bestehen, für dessen Lösung es keine allgemeinen Regeln gibt. Der Arzt steht in der Spannung zwischen Freiheitsentzug und unterlassener Hilfestellung. Eine Behandlung gegen den Willen des Patienten ist mit dem Nicht-Schadens-Prinzip zu vereinbaren, wenn es um den Schutz vor selbstschädigendem Verhalten geht. Es ist aber auch die mögliche Gefahr für Dritte zu berücksichtigen, die das Verhalten eines Patienten darstellen kann. Die Berücksichtigung dieses Gesichtspunktes steht vor dem schwierigen Abgrenzungsproblem zwischen Wohltun und möglichem Gewaltmißbrauch.

(2) Das Problem der Patientenautonomie liegt in der Nichtanwendbarkeit dieses Prinzips, wo eine *stellvertretende* Entscheidung notwendig ist. Sie ist nicht nur bei Ungeborenen, Unmündigen, Nicht-Einwilligungsfähigen, sondern auch bei Patienten erforderlich, die sich überfordert fühlen, über sich entscheiden zu müssen. Das Beharren auf der Selbstverfügung als *oberstem* Grundsatz wäre *gegebenenfalls* eine Mißachtung der Schwäche, des Nicht-entscheiden-Könnens oder Nicht-entscheiden-Wollens des Patienten. Nicht immer ist das Entscheiden-Müssen das für den Patienten Beste. Hier bedarf es der gewissenhaften Selbstprüfung im Hinblick auf das dem Patienten Zumutbare. Wo ein Patient nicht selbst entscheiden kann oder will, sind die im Heilberuf Täti-

gen aufgerufen, im Sinne des Patienten zu handeln. Im Fall, daß eine Mitentscheidung des Patienten nicht möglich ist, gilt dessen mutmaßlicher Wille bzw. die Einwilligung eines mit der Vertretung des Patienten Beauftragten – der Eltern oder des gesetzlich bevollmächtigten Stellvertreters. Und hier ist es die Aufgabe der stellvertretend Einwilligenden, das Wohl des zu Vertretenden – und nicht das eigene Wohl – zu befördern, d. h. hier gilt das Fürsorgeprinzip.

Wie diese Problematik zeigt, lassen sich das Prinzip des Patientenwohls und das Prinzip der Patientenautonomie gegeneinander nicht ausspielen. Fürsorgliches Handeln bedeutet eo ipso nicht schon Einschränkung der Patientenautonomie, so daß es von vornherein als deren Verletzung rechtfertigungspflichtig wäre. Fürsorge und Respektierung recht verstandener Patientenautonomie bilden keinen Gegensatz, sondern entsprechen einander.

„Insgesamt bietet sich eine Handlungsregel an, die fast auf einer gewissen Gleichrangigkeit zwischen ‚salus aegroti' und dem Selbstbestimmungsrecht des Patienten basiert, wobei im Konfliktfall dem Selbstbestimmungsrecht des Patienten ein gewisser Vorrang eingeräumt werden sollte. Aus ärztlicher Sicht wird häufig noch die Salus-Perspektive überwiegen, aus juristischer Sicht genießt die Voluntas-Perspektive eindeutig Vorrang." (Irrgang 1995, 74)

5.2 Patientenaufklärung

5.2.1 Ärztliche Aufklärung als existentielle Entscheidungshilfe

Die Verpflichtung zur Patientenaufklärung ergibt sich daraus, daß der Patient nicht Objekt, sondern Subjekt, ein zur freien Entscheidung aufgerufenes Wesen und also Partner in der Arzt-Patient-Beziehung ist. Da das ärztliche Handeln in die leiblich-seelische Integrität des Patienten eingreift, ist es grundsätzlich an die *Zustimmung* des Betroffenen gebunden. Zustimmung aber setzt das entsprechende Wissen um die eigene Situation und somit entsprechende *Aufklärung* voraus. Eine Zustimmung ist wirksam, wenn (a) hinreichende Information und (b) hinreichende, mit innerer Freiheit verbundene Urteilsfähigkeit vorliegt. Der Patient muß wissen, worauf er sich einläßt, und er muß die Tragweite seiner Entscheidung ermessen können (sogenannte *Selbstbestimmungsaufklärung*). Je nach der Schwerpunktsetzung werden verschiedene Formen der Aufklärung unterschieden: Diagnose-, Therapie-, Verlaufs- Risikoaufklärung, präventive Aufklärung. All diese Formen dienen letztlich der Selbstbestimmungsaufklärung. Für die Zustimmung zu einem ärztlichen Eingriff ist eine hinreichende Einsichtsfähigkeit des Patienten erforderlich. Hinreichende Einsichtsfähigkeit ist nicht mit Geschäftsfähigkeit identisch. Ein Patient kann nicht geschäftsfähig sein und dennoch eine hinreichende natürliche Urteilsfähigkeit besitzen (z. B. Zustimmung von Minderjährigen zu einer Heilbehandlung). Ist ein Patient nicht imstande, den Inhalt der Aufklärung zu verstehen, sind die gesetzlichen Vertreter (Eltern, Sachwalter) aufzuklären.

Sinn und Zweck einer Patientenaufklärung besteht in Rat und Hilfe bei Entscheidungen, welche so oder so die Lebenspraxis des Patienten insgesamt betreffen. Dabei steht der Arzt in der Spannung zwischen Fürsorge für den Patienten, der Beförderung des Patientenwohls und der Respektierung der Patientenautonomie. Vom *Sinnziel* einer *existentiellen Entscheidungshilfe* her verbietet sich ein Rückzug auf eine bloß medizinische Sachinformation. Diese kann immer nur einen *Teil* ärztlicher Aufklärung bilden. (Ein Rückzug auf reine Sachinformation würde die zweifache Dimension ärztlichen Handelns – die pragmatische und die sittlich-praktische – vergessen.) Als Leitidee für das Arzt-Patienten-Gespräch darf die Formel gelten: Das rechte Wort zur rechten Zeit am rechten Ort. Für Inhalt und Umfang gilt die Grundregel: Je dringender der Eingriff, desto geringer der Umfang der Aufklärung und umgekehrt. (Eine medizinisch nicht indizierte Schönheitsoperation erfordert eine eindringlichere Aufklärung über mögliche Risiken als ein lebensrettender Eingriff.)

5.2.2 Inhalt und Umfang des Aufklärungsgesprächs

Für das Aufklärungsgespräch zwischen Arzt und Patient gilt zunächst einmal all das, was für jedes Gespräch gilt – Wille zur gemeinsamen Wahrheitsfindung, Aufrichtigkeit, aufeinander hören können, Wohlwollen, Wahrhaftigkeit. Es sind dies Grundhaltungen, ohne die kein Gespräch gelingen kann und die sinngemäß auch für Arzt und Patient gelten.

Das ärztliche Aufklärungsgespräch betrifft fürs erste die medizinischen Fakten: das Ergebnis der Diagnose, die Prognose, die Therapie, zuweilen die Prävention und auch die Rehabilitation. Das Grundanliegen besteht in der Erstellung einer *individuellen Prognose*. Eine Behandlung setzt ein allgemeines Krankheitsverständnis voraus, der Einzelfall läßt sich jedoch aus der Kenntnis des Allgemeinen nicht deduzieren. Dieses Problem ist zwar nicht auf die moderne Medizin beschränkt, wohl aber tritt es in ihr verstärkt auf angesichts der in ihr dominierenden statistischen Auswertung von Krankheitsverläufen, die erst recht nicht das bereitstellen, was den Patienten am meisten interessiert – eine individuelle Auskunft. Die Erstellung einer trotz eventuell verbleibender Unsicherheiten individuellen Prognose erfordert die Kunst, im Besonderen das Allgemeine zu erschauen (praktische Urteilskraft) und Faktenwissen mit der Kenntnis der leiblich-personalen Verfassung des in einer Vielfalt von Lebensbezügen stehenden Patienten zu verbinden.

Sodann sind *Therapiemöglichkeiten* bzw. die Therapiealternativen mit ihren Vorteilen und Nachteilen, die Folgen und Nebenwirkungen einer Therapie, aber auch die Folgen ihrer Unterlassung zu erörtern (*therapeutische Aufklärung*). Die Aufklärungspflicht wird umso dringlicher bei einer Therapie mit experimentellem Charakter oder gar einem Humanexperiment. Der Patient soll nicht nur wissen, worauf er sich einläßt, sondern die Aufklärung soll auch seine Kooperationsbereitschaft, das Einhalten der Therapievorschläge, ansprechen und auf mögliche Selbstschädigungen aufmerksam machen (*Sicherungsaufklärung*). Weiters sind die im Hinblick auf die konkret vorliegende Situation des Patienten bestehenden *Risiken* zu besprechen – nicht solche, die mit jedem Eingriff verbunden sind, wohl aber seltene, wenn auch spezifische Risiken, die schwere Beeinträchtigungen für den Betroffenen nach sich ziehen können. Die Aufklärung über seltene Risiken birgt freilich die Gefahr, daß Patienten Angst bekommen, das Gefahrenrisiko falsch beurteilen und den medizinisch indizierten Eingriff verweigern. Die *Risikoaufklärung* wird wohl die Neigung berücksichtigen, das Wahrscheinliche zu unterschätzen und das Unwahrscheinliche zu überschätzen. Bei besonders gefährlichen und einschneidenden Maßnahmen ist auch über die weniger gefährlichen, dafür weniger wirksamen Maßnahmen zu informieren. Die Risikoaufklärung gewinnt angesichts der Verrechtlichungstendenz der Medizin zunehmend an Bedeutung, weil Klagen mit Berufung auf mangelnde Aufklärung bei Gericht erfolgreicher durchzusetzen sind als solche mit Berufung auf ärztliche Kunstfehler. Zuweilen wird es um präventive Maßnahmen – um die Erhaltung der Gesundheit, die Vermeidung von Gesundheitsrisiken, das Vorbeugen eines Krankheitseintritts, die Verhinderung des Fortschreitens der Krankheit, den Schutz Dritter – gehen. Eine *präventive Aufklärung* wird gegebenenfalls früh erfolgen, um dem Patienten Gelegenheit zu geben, sich rechtzeitig auf den zu erwartenden Krankheitsausbruch einzustellen.

Grenzen der Aufklärung

Bei der Pflicht zu präventiver Aufklärung Dritter über die Erkrankung eines Patienten (z. B. bei bestehender Ansteckungsgefahr) kommt es zur Kollision mit der ärztlichen Schweigepflicht. Ist jedoch zu befürchten, daß der Erkrankte die durch ihn gefährdeten Personen nicht informiert, ist dem Arzt eine diesbezügliche Information erlaubt. In einem solchen Fall verletzt er nicht seine Schweigepflicht. Mit Rücksicht auf die Zumutbarkeit und die Fähigkeit des Patienten, das zu Sagende zu ertragen, kann es möglicherweise die *ethische Pflicht zur Unterlassung* von Mitteilungen geben, wenn diese im konkreten Fall zum Schaden des Patienten und nicht zu seinem Wohle sind (sog. *therapeutisches Privileg*).

Das therapeutische Privileg wird wegen seiner Mißbrauchsanfälligkeit unterschiedlich beurteilt. Im Hinblick auf die Selbstbestimmung des Patienten sollte es nur den Ausnahmefall bilden und nicht zum Vorwand für unterlassene Aufklärung dienen.

Hier braucht der Arzt neben einer gewissen Kenntnis der Person des Patienten, seiner Lebensgewohnheiten und seiner Wertvorstellungen auch ein Beurteilungsvermögen des im Augenblick Möglichen. Umgekehrt wirft die Ehrlichkeit, keine oder noch keine zureichende Prognose zu besitzen oder über eine Diagnose (z. B. im Fall einer tödlichen Erkrankung) unsicher zu sein, ähnliche Probleme auf. Wo eine ernsthafte Vermutung, jedoch keine Sicherheit hinsichtlich der Diagnose besteht, kann eine Beschränkung auf unvollständige Information geboten sein, wenn der Arzt begründeterweise annehmen kann, sein Patient könne die Wahrheit zur gegebenen Stunde (noch) nicht verkraften. Ist ein Gespräch faktisch unmöglich (z. B. in akuter Notsituation), soll dieses entweder nachgeholt oder mit den Stellvertretern geführt werden.

5.2.3 Art und Weise des Gesprächs

Patientengerechte Aufklärung

Ärztliche Aufklärung soll eine Hilfe für den Kranken bilden, d. h. in ihm den kranken Mit-Menschen sehen. Demgemäß ist umgekehrt der Arzt als sachkompetenter Mit-Mensch, d. h. als ‚*guter Arzt*' gefragt. Dieser verbindet medizinisches Sachwissen mit sittlich-praktischem, d. h. die Lebensführung betreffendem Wissen, das in entsprechenden Grundhaltungen verankert ist.[21] Als guter Arzt gefordert sein, bedeutet Aufruf zur Wahrhaftigkeit. Dies meint „die Bereitschaft, echt und nicht nur in einer bestimmten Rolle in ein Gespräch einzutreten, diese Position durchzuhalten und nicht mit dem Patienten ein Spiel zu treiben" (Illhardt 1985, 131).

Wahrheitsgemäße Aufklärung

Ärztliche Aufklärung soll *wahrheitsgemäß* erfolgen – auch und gerade wenn es sich um eine schwere oder gar unheilbare Krankheit handelt. Wahrheitsgemäße Aufklärung wird schrittweise, verständnisvoll, einfühlsam und rücksichtsvoll erfolgen mit dem Ziel, daß der Kranke sich selbst die Wahrheit sagen und sich selbst annehmen kann. Die unverzichtbare Vertrauensbasis

21 Man könnte hier terminologisch zwischen Arzt und Mediziner unterscheiden: Jemand, der sein sittlich-praktisches Wissen und seine sittlichen Grundhaltungen zugunsten des Sachwissens verkümmern läßt, ist im besten Fall ein gescheiter Mediziner, aber noch kein guter Arzt.

des Arzt-Patienten-Bezugs wird gleicherweise zerstört, wenn aus extrem paternalistischer Haltung eine Aufklärung – in wohlgemeinter Schonung – einfach unterlassen wird, bzw. wenn sie im Zeichen einer extrem verstandenen Patientenautonomie zur Schonungslosigkeit wird. In beiden Fällen wird der Patient letztlich allein gelassen. Eine *Unterlassung* verhindert nicht, daß der Patient auf andere Weise von der Schwere seiner Erkrankung erfährt. Außerdem verletzt sie die ärztliche Pflicht zur Aufrichtigkeit gegenüber dem Patienten. *Schonungslose Aufklärung* hingegen verwechselt die zu respektierende Autonomie des Patienten mit der Entpflichtung von der eigenen Verantwortung für ihn. Es geht darum, *mit* dem Patienten – nicht bloß für ihn und über ihn – zu entscheiden.

Eine wahrheitsgemäße Aufklärung wird die Situation des Patienten – das Ausmaß und die Schwere seiner Erkrankung, seine emotionale und soziale Lage –, sein Wissen-Wollen und Verstehen-Können berücksichtigen. Sie wird erspüren, wieviel von der Diagnose und Prognose zum vorliegenden Zeitpunkt dem Kranken gesagt werden soll bzw. darf, was ihm also unter den gegebenen Umständen zumutbar ist und was er ertragen kann. Der Berater muß Ängste und Überforderungen der Ratsuchenden erkennen, was eine gewisse psychologische Schulung erfordert und gegebenenfalls das Beiziehen von Psychologen und Sozialarbeitern nötig machen kann. Die Behutsamkeit der Aufklärung wird der Ernsthaftigkeit der Erkrankung sowie der eventuell bestehenden Unsicherheit der Prognose entsprechen. Je eindeutiger die Fakten zu interpretieren sind und je sicherer die Aussicht auf eine erfolgreiche Therapie ist, desto ausführlicher wird man sprechen können. Umgekehrt wird man unnötig Besorgniserregendes verschweigen und das für die konkrete Situation Relevante mitteilen. Eine Nachricht muß verarbeitet, in ihrer Bedeutung für den Lebensvollzug insgesamt erfaßt werden.

Der Erkrankte leidet so oder so an seiner Krankheit. Selbsteinschätzung des Patienten und Fremdbeurteilung durch den Arzt sind nicht einfach deckungsgleich. Nicht nur bei schweren, sondern auch bei eher leichten Erkrankungen möchte der Patient gefragt werden, was ihn an seiner Krankheit bedrückt. Der Patient sorgt sich, und die ausdrückliche Frage des Arztes nach diesen Sorgen ist bereits ein erster hilfreicher Schritt.

Wenngleich es keine starren, für alle Fälle gleicherweise zur Anwendung zu bringende Regeln gibt, ist die Grundfrage nach dem Wer, Was und Wie der ärztlichen Aufklärung keineswegs überflüssig. Man wird mit einem zur Hypochondrie neigenden Patienten anders als mit einem robusten und gewiß mit einem medizinischen Fachkollegen anders als mit einem sogenannten medizinischen Laien reden können. Doch lauert gerade beim zweiten Fall eine Gefahr: Die Tatsache, es mit einem – wenn auch kranken – Kollegen zu tun zu haben, verleitet besonders stark zum Rückzug auf Sachinformation. Gerade hier kann allzu schnell die existentielle Notsituation vergessen (oder verdrängt) werden, in welcher der Kollege sich befindet. Adressat ist auch in diesem Fall der kranke – wenngleich medizinisch voll ausgebildete – Mit-Mensch, der als Kranker auf existentielle Hilfe angewiesen ist.

Zuhören-Können

Der Arzt wird sich um eine *Ausgewogenheit* zwischen sachlicher Information und existentieller Entscheidungshilfe bemühen, die ohne Kenntnis der Lebensgeschichte, der Grundeinstellung zum Leben, des persönlichen Ethos des Patienten wohl kaum zu erreichen sein wird. Er wird sich nicht belehrend aufdrängen, sich aber auch den an ihn gerichteten Fragen nicht verschließen dürfen. Er wird vor allem die *Kunst des Zuhörens* besitzen und sich um eine dem Patienten *verstehbare Sprache* bemühen müssen (d. h. bei medizinischen Laien die medizinische Fachterminologie möglichst vermeiden). Dazu braucht es Zeit, aber auch den rechten Ort (z. B. nicht ‚zwischen Tür und Angel', nicht im Krankenzimmer vor Mitpatienten). Der Patient hat ein Recht auf Information, der Arzt muß diese aber nicht unter allen Umständen ungefragt erteilen. Er wird jedoch den Patienten einfühlsam zum selbständigen Stellen von Fragen ermutigen. Der Kranke signalisiert – und sei es zuweilen in bildlicher Sprache –, wann und wieviel er von der ihn betreffenden Wahrheit wissen möchte. (Erfahrungsgemäß gilt das sowohl für Kinder als auch für Erwachsene.) Schließlich ist an die schädigenden Auswirkungen einer nicht erbetenen und nicht mehr rückgängig zu machenden Aufklärung zu denken.

Schweigepflicht

Der Vertrauensbasis zwischen Arzt und Patient entspricht die ärztliche Schweigepflicht. Sie eröffnet jenen Schonraum, der es erlaubt, sich auszusprechen und jene Hilfe zu suchen, die anderenfalls unterbliebe. Eine Ausnahme von der Pflicht zur Verschwiegenheit besteht nur, wenn es um die Verletzung oder Gefährdung von Rechten Dritter, aber auch um die Abwendung von Selbstschädigung des Patienten, um die Kollision zwischen dem Schutz des Individuums und dem der Gesellschaft geht.

Interpretationsbedürftigkeit des Gesagten – Gesprächsweg

Was auch sonst gilt – daß menschliches Wahrnehmen allemal ein verstehendes, in einem Verstehenshorizont sich bewegendes Wahrnehmen ist –, ist beim Aufklärungsgespräch in besonderem Maße zu berücksichtigen.[22] Was der Patient *hört*, ist von seinem Erwartungs- bzw. Befürchtungshorizont mitbestimmt. Der Patient hört dann zuweilen anderes, als der Arzt zu verstehen geben will – er überhört, hört nicht hin, kann jetzt nicht hören, Gehörtes und Gemeintes entsprechen einander nicht. Umgekehrt sind auch die Fragen des Patienten interpretationsbedürftig. Das Gesprochene muß nicht immer das Gesagte, d. h. dasjenige sein, was der Patient bewußt oder unbewußt zu verstehen geben und was er dann gefragt werden will. Hier besteht die Gefahr, daß der Arzt seinen Patienten in falscher Weise beim Wort nimmt, weil dieser gar nicht verstanden hat, worauf es ankommt. Schon aus diesen hermeneutischen und nicht erst aus rechtlichen Gründen (wie Schutz vor drohender Patientenklage wegen mangelhafter oder nicht durchgeführter Aufklärung) hat die *Dokumentation* der Aufklärung (eventuell mit Zeugen) ihren unverzichtbaren Platz. In vielen Fällen wird das Aufklärungsgespräch sich nicht auf ein einmaliges Miteinander-Reden beschränken können, sondern zu einem *Gesprächsweg* werden müssen.

Schriftlichkeit

Die Verwendung *schriftlicher Aufklärungsbögen*, die vor einer Operation zu unterschreiben sind, sind ethisch gesehen keineswegs problemlos. Sie steht im Zeichen einer juristischen Absicherung gegen eventuelle Klagebegehren, bleibt jedoch ein formalistischer Akt, weil sich das Verstehensproblem mit voller Wucht erneut aufwirft: Formulare können keinen Ersatz für das

22 Erschwert wird eine patientengerechte Aufklärung durch eine sich aus vielen Quellen speisende Pseudo-Aufgeklärtheit (Simplifizierung komplexer Verhältnisse; massenmedial aufbereitete Risikokommunikation; Weckung gleicherweise falscher Hoffnungen wie unbegründeter Furcht).

mündliche Gespräch bilden, und das Leisten einer Unterschrift bezeugt für sich genommen keineswegs das zureichende Verständnis des Unterschriebenen.

Eine diesbezügliche Kritik von ärztlicher Seite lautet: „Die von den juristischen Vertretern der ärztlichen Organisationen empfohlenen Aufklärungsbögen erscheinen dem Autor inhaltlich ebenso wie viele der Beipackzettel unserer Medikamente als ein gegenüber der Mehrzahl der Kranken in unserem Lande rücksichtsloser Versuch der einseitigen juristischen Absicherung." (Dichgans 1994, 209)

Behandlungswünsche

Eine besondere Schwierigkeit bereiten unkonventionelle oder medizinisch nicht indizierte Behandlungswünsche oder solche Wünsche, die im Grunde dem individuellen Ethos des Patienten widerstreiten, auf medizinisch Aussichtsloses gerichtet sind, oder solche, die selbstschädigendem Verhalten entspringen. Zu beachten ist der Unterschied zwischen der Ablehnung von etwas medizinisch Indiziertem und der Forderung nach etwas Nicht-Indiziertem. Wenn selbstschädigendes Verhalten wirklich Ausfluß einer Gewissensentscheidung ist, ist sie zu respektieren.

Schöne-Seifert (1996) schlägt bei inkohärenten Patientenentscheidungen ein nochmaliges Gespräch vor, danach ist die Entscheidung „mit oder ohne Revision – in jedem Fall zu akzeptieren" (570).

Ganzheitliche Orientierung

Eine wirksame Entscheidungshilfe wird sich an einem umfassenden Verständnis von Gesundsein bzw. Kranksein orientieren, Krankheit nicht nur als Funktionsstörung oder Funktionsausfall betrachten, sondern in ihr vor allem eine Existenzform sehen – sind doch dem Kranken gewisse Möglichkeiten seines Weltbezugs, der Gestaltung seines Miteinanderseins zeitweilig oder auf immer entzogen. Deshalb steht im ärztlichen Gespräch immer auch der Weltbezug des Patienten zur Debatte, weshalb es in diesem Gespräch nie bloß um eine naturwissenschaftlich-technische Organbehandlung gehen kann. „Das Gespräch ist Heilfaktor, weil es die Existenz des Menschen miteinbezieht. Der Arzt kann wohl Organe behandeln; niemals kann er sich mit einem Organ besprechen. Die Sprache richtet sich immer an den Menschen in seiner Ganzheit" (Condrau 1975, 75). Das Erspüren und das Eingehen auf die Gestimmtheit des Patienten und damit auf die Art seines Weltbezugs bildet so gesehen einen wichtigen Teil des Arzt-Patient-Dialogs auch dort, wo es zunächst bloß um ‚organische Befunde' geht.

Patientenaufklärung stellt an den Arzt hohe Anforderungen, denen er unter den Bedingungen des ärztlichen Alltags (Zeitknappheit) in vollem Umfang oft nicht wird nachkommen können – was nicht hindert, sich der gestellten Aufgabe bewußt zu bleiben. Von den Hemmnissen ärztlichen Alltags zu unterscheiden ist das *Ausweichen* oder die *Flucht*, die sich unter dem Deckmantel einer überzogen interpretierten Patientenautonomie versteckt, die dann die Legitimationsbasis für einen Rückzug auf uneingeschränkte bloße Sachinformation bildet. Solch ein Rückzug stiehlt sich an der Verantwortung für eine existentielle Entscheidungshilfe vorbei. Totalaufklärung im Sinne bloßer Sachinformation widerspricht dem Sinnziel eines Aufklärungsgesprächs. Sie läßt den Patienten mit den lebenspraktischen Folgen allein, statt mit der sachlichen Mitteilung eine existentielle Entscheidungshilfe zu verbinden, die der Patient mit Recht erwarten darf. Rückhaltlose Offenheit wird zu Rücksichtslosigkeit, die den kranken Mitmenschen als Wesen bloßer Zweckrationalität betrachtet.

Patientenaufklärung als gemeinsames Gespräch

Die Kunst der ärztlichen Gesprächsführung liegt in der Fähigkeit, die Mitte einzuhalten zwischen Erregung unnötiger Angst, ja Hoffnungslosigkeit, und falscher Hochstimmung. Ziel der Patientenaufklärung ist das für den Patienten Beste. Die jeweils neu zu bewältigende Schwierigkeit der Ermittlung dieses Besten besteht darin, daß keiner der Gesprächspartner einfachhin im wissenden Besitz sein kann. Der Arzt nicht, weil er unter den Bedingungen der modernen Medizin weder der einzig Behandelnde ist noch auch die Lebensgeschichte seines Patienten genau genug kennt, um einen Rat geben zu können. Die These, es ist der Patient, weil doch er am besten wissen muß, was für ihn gut sei, hat auf den ersten Blick viel für sich. Doch läßt das Phänomen der Selbsttäuschung und der existentiellen Verirrung Zweifel an ihrer unumstrittenen Geltung aufkommen. Ist es nicht eher so, daß das *für den Patienten Beste* – von den Fällen der Entscheidungsunfähigkeit einmal abgesehen – im *gemeinsamen Gespräch* allererst *erfragt* werden muß und also Arzt und Patient, jeder auf seine Weise und im Rahmen seiner Möglichkeiten, sich gemeinsam auf den Weg begeben müssen? Wenn das richtig gesehen ist, bedürfte nicht nur der Kranke der Hilfe des Gesunden, sondern der Kranke könnte sogar in solch einem Gespräch umgekehrt zur Hilfe für den Gesunden werden.

Das Gespräch mit Sterbenden

Eine besondere Schwierigkeit bildet das Gespräch mit Sterbenden (vgl. Böckle 1994) bzw. mit deren Angehörigen. Es findet erfahrungsgemäß zwischen Patient und Arzt nur selten statt. Schwierig ist dieses Gespräch wegen der besonders hohen Anforderungen, denen es unterliegt. Denn in ihm geht es ersichtlicherweise um das Daseinsganze – nicht nur des Kranken, Sterbenden, sondern auch des Arztes (oder desjenigen, der an seine Stelle tritt). Fragen des eigenen Selbst- und Weltverständnisses, des Verhältnisses zum Geheimnis unseres Daseinsursprungs und unseres Todes (samt seiner viel besprochenen Verdrängung) werden unüberhörbar und bestimmen mehr oder weniger den Gesprächsverlauf. Ebenso fließt das Selbstverständnis des Arztes in seiner Rolle als Arzt in das Gespräch ein: das Gefühl, versagt zu haben, im Begriff zu sein, eine Niederlage zu erleiden und den Kampf gegen den Tod verloren zu haben. Annahme oder Nicht-Annahme des ganzen Lebens im Füreinander- und Miteinandersein kommt hier notgedrungen ins Spiel. Annahme von Leiden und Tod, Ergebung in das letztlich Unverfügliche bilden den Horizont. Es herrscht eine gewisse Ratlosigkeit auch der Mediziner dem Tod gegenüber. Es gibt eine gesellschaftliche Vormeinung, die Ärzte seien als die „eigentliche Kampftruppe gegen den Tod eingesetzt" (Condrau 1980, 88). Weiters ist der Einfluß eines funktionalistischen Krankheitsverständnisses zu berücksichtigen: Krankheit hat den „Stellenwert eines reparaturbedürftigen Defekts, eines Versagens der Lebensmaschinerie. Tod verweist höchstens auf das Versagen ärztlicher Kunst und ist im Grunde eine Beleidigung für den Arzt, der während seines Studiums auf die Begegnung mit dem Sterbenden und dem Tod nicht vorbereitet wird" (Condrau, 1980, 88 f.).

Der Arzt ist aufgerufen, für ein Gespräch bereit, offen und vorbereitet zu sein, auf Zeichen zu achten, die der Kranke gibt – wenn er vielleicht den Arzt als Verkünder des bevorstehenden Todes fürchtet. Man wird sagen dürfen, daß es nicht darauf ankommt ob, sondern *wie* der Patient schrittweise über seine Lage aufgeklärt wird. Allerdings kann es nicht die Aufgabe des Arztes sein, „ungefragt den Tod anzukündigen, damit der Kranke seine Lebensverhältnisse ordne" (Dichgans 1994, 211). Auch hat er nicht die Verantwortung für ein geglücktes Sterben. Beim Gespräch mit Sterbenden bzw. dessen Angehörigen hat der behandelnde Arzt eine unverzichtbare Aufgabe, doch wird nicht unter allen Umständen er es sein, der hier der bedrückenden Wahrheit Raum zu geben hat. Wer hier der dem Patienten *Nächste* ist, entscheidet die jeweilige Situation.

Jedenfalls soll einem Gespräch nicht ausgewichen werden, denn eine den wahren Sachverhalt verschleiernde Rede „kann und konnte keine Lösung sein, zumal eine Falschaussage oft verhindert, daß sich der Patient positiv zu seiner letzten Lebensphase stellt" (Illhardt 1985, 130). Vielleicht hat jemand „erstmals die Möglichkeit, den Sinn des zurückliegenden Lebens in seiner Ganzheit zu entdecken. Dieser Entdeckungsvorgang braucht Zeit, die dem Menschen zu stehlen ethisch nicht vertretbar ist" (Virt 1998, 63).

6. Heilversuch – Humanexperiment – Ethikkommissionen

6.1 Heilversuch – Humanexperiment

6.1.1 Notwendigkeit und allgemeine Problematik der medizinischen Forschung

Medizinische Forschung (vgl. Illhardt 1985, 146 ff.) ist notwendig zur Sicherung und Hebung des wissenschaftlichen Standards medizinischer Expertise. Im Maße die medizinische Forschung sich experimentell abgesicherter naturwissenschaftlicher Ergebnisse bedient, ist sie im Zuge der Verbesserung von Diagnostik und Therapie zu vergleichenden Studien mit einer statistisch relevanten Zahl von Versuchspersonen genötigt. Damit ist die Gefahr gegeben, die Probanden zu verdinglichen und zu anonymisieren und ihr physisches und psychisches Wohl über Gebühr in den Hintergrund treten zu lassen. Das generelle ethische Problem liegt in der auszutragenden Spannung zwischen individuellem Heilungsauftrag und notwendiger, an allgemein geltender Erkenntnis interessierter Forschung, zwischen dem Wohl des einzelnen und den Interessen Dritter (jetzt oder künftig Lebender) an der Findung erfolgversprechender medizinischer Handlungsmöglichkeiten.

Die häufigste Art der Versuchsanordnung ist der Blindversuch. Er steht im Zeichen einer möglichst großen Objektivierung der Ergebnisse durch Minimierung subjektiver Einflüsse auf das Versuchsergebnis. Über die Zugehörigkeit der Versuchspersonen zu den Versuchsgruppen entscheidet ein Zufallskriterium. In der einen Gruppe wird ein neues Medikament oder eine neue Methode ausprobiert, in der anderen nicht (Nicht-Behandlung oder Behandlung mit einem bekannten Medikament oder einem Placebo oder einem Vergleichspräparat). Es wird bewußt eine weniger gute (oder gegebenenfalls gar keine) Behandlung von Patienten zwecks Erkenntnissicherung in Kauf genommen, was einen Konflikt mit dem Nicht-Schadens-Prinzip bedeutet. Ist die Zuordnung zu den Gruppen nur den Probanden/Patienten unbekannt, handelt es sich um einen *Einfachblindversuch,* ist sie auch den Ärzten unbekannt, um einen *Doppelblindversuch.* Ein Verteilungsschlüssel ist für den Notfall vorgesehen. Kontrollierte Blindversuche haben zwar im allgemeinen eine therapeutische Zielsetzung, sind aber wegen der wissenschaftlichen Versuchsanordnung keine gewöhnlichen Heilversuche.

(1) Der Heilversuch (therapeutische Forschung) dient in erster Linie der Heilung des Betroffenen. Er ist auf die Diagnose, Therapie oder Prophylaxe seiner Krankheit angelegt. Das schließt den Nebeneffekt eines wissenschaftlichen Erkenntnisgewinns nicht aus. Der Forschungsaspekt kann unterschiedlich gewichtet sein. Er kann ganz zurücktreten (wo es sich z. B. um die Gabe eines noch nicht zugelassenen Medikaments als ultima ratio für einen schwer Erkrankten handelt) oder hervortreten (z. B. bei einem in Versuchsreihen vorgenommenen Heilversuch).

(2) Das Humanexperiment (nicht-therapeutische Forschung) hingegen ist ein wissenschaftlicher Versuch an gesunden oder kranken Menschen, der nicht ihrem eigenen, sondern einem fremden Nutzen, d. h. in erster Linie dem Erkenntnisgewinn bzw. der Entwicklung neuer Heilmethoden dient und so eventuell späteren Generationen zugute kommt.

Der Test eines Arzneimittels an gesunden Probanden auf Verträglichkeit hin ist ein Humanexperiment. Die Gabe eben dieses Medikaments an einen Patienten – wegen erfolgloser Anwendung bisher bekannter Medikamente – ist ein Heilversuch. Besteht das Ziel eines wissenschaftlichen Vorhabens in der Kostensenkung eines

Medikaments, wird daraus noch nicht ein Heilversuch, weil der Proband keinen unmittelbaren therapeutischen Nutzen hat.

Die Unterscheidung von therapeutischer und nicht-therapeutischer Forschung (Behandlungsversuch und Humanexperiment) ist trotz praktischer Abgrenzungsprobleme weltweit anerkannt. Sie findet sich in der „Deklaration von Helsinki des Weltärztebundes",[23] wenngleich sie „nicht mehr so deutlich wie früher zum Ausdruck gebracht wird" (Taupitz 2001, 2413).[24] In der deutschen „Stellungnahme der ‚Zentralen Ethikkommission' bei der Bundesärztekammer ‚Zum Schutz nicht-einwilligungsfähiger Personen in der medizinischen Forschung'"[25] wird differenziert zwischen

(1) Heilversuchen, die im unmittelbaren Interesse des Betroffenen sind,
(2) Forschungen mit möglichem zukünftigen Nutzen für den Betroffenen,
(3) Forschungen ohne individuellen Nutzen für den Betroffenen, wohl aber voraussichtlich für andere Personen der gleichen Altersgruppe bzw. Krankheitsgruppe und
(4) ausschließlich fremdnützige Forschung.

23 Die ‚Deklaration von Helsinki des Weltärztebundes' (Helsinki-Deklaration), deren dritte Version in Edinburgh 2000 (erste Version Helsinki 1964, zweite Version Tokio 1975) beschlossen wurde, ist ein Dokument ärztlichen Standesethos im Hinblick auf die medizinische Forschung am Menschen. Sie ist von großem Einfluß auf nationale Regelungen, obwohl es sich bei ihr „nicht um einen völkerrechtlich verbindlichen Rechtsakt" handelt (Taupitz 2001, 2413). Nur „das jeweilige nationale Berufsrecht kann die Ärzte in rechtsverbindlicher Weise zur Befolgung der Deklaration verpflichten" (Taupitz a.a.O., 2414).

24 In der alten Fassung wurde unterschieden zwischen Forschungen, „die im wesentlichen Interesse des Patienten liegen", „Medizinische Forschung in Verbindung mit ärztlicher Versorgung (Klinische Versuche)" und zum anderen Versuche, „die mit rein wissenschaftlichem Ziel ohne unmittelbaren diagnostischen oder therapeutischen Wert für die Versuchsperson sind", „Nichttherapeutische Forschung am Menschen" [die Passagen finden sich in Wiesing (Hg.) 2000, 117 ff].

25 Dt. Ärztebl. 1998: 95: A 101 f. (Heft 15), abgedruckt auch in: Jahrbuch für Wissenschaft und Ethik 2 (1997), 349–354.

Da die Grenze zwischen therapeutischem Heilversuch und nicht-therapeutischem Humanexperiment in der Praxis unscharf ist, gibt es Bestrebungen, diese Unterscheidung aufzuheben. Das medizin-ethische Problem liegt jedoch nicht so sehr in der praktischen Schwierigkeit einer genauen typologischen Unterscheidung, sondern bereits in der Wortwahl.

Für Vollmann (2000, 71) suggeriert zum einen die Rede von ‚therapeutischer Forschung' eine Zuordnung zu einer etablierten Therapie, und zum anderen orientiert sich die Differenzierung von ‚therapeutisch' und ‚nicht-therapeutisch' in einer Weise an dem zu erwartenden Nutzen, daß darüber die Risikoseite in den Hintergrund gedrängt wird.

Regelungen für Humanexperiment und Heilversuch finden sich u. a. in der *Helsinki-Deklaration* des Weltärztebundes und in dem *Menschenrechtsübereinkommen zur Biomedizin* des Europarats (MRB).[26]

Bei dem Menschenrechtsübereinkommen zur Biomedizin des Europarats handelt es sich um ein Menschenrechtsdokument mit völkerrechtlicher Verbindlichkeit (es besteht die Möglichkeit, in Interpretationsfragen den europäischen Gerichtshof in Straßburg anzurufen). Die Konvention ist bisher von mehr als der Hälfte der Mitgliedstaaten des Europarates unterzeichnet, von weniger als der Hälfte auch ratifiziert worden. Die Konvention setzt Mindeststandards voraus, die von den Unterzeichnerstaaten nicht unterschritten werden dürfen, stellt es aber andererseits den Unterzeichnerstaaten frei, Schutzbestimmungen einzuführen, die über die in ihr festgelegten hinausgehen. (Das hat die Sorge veranlaßt, bereits eingeführte höhere Standards könnten aus ökonomischen Gründen gesenkt werden.) Die Konvention behandelt nur einen Teil der medizinethischen Probleme (nicht behandelt sind z. B. Abtreibung, Hirntod, Euthanasie). Das Dokument wird in der Öffentlichkeit fälschlicherweise oft als ‚Bioethikkonvention' bezeichnet. Gegen diese Bezeichnung ist einzuwenden, daß die ethischen Grundlagen des Rechts nicht durch Konven-

26 „Europaratskonvention zum Schutz der Menschenrechte und Menschenwürde im Hinblick auf die Anwendung von Biologie und Medizin", abgedruckt in: Jahrbuch für Wissenschaft und Ethik 2 (1997), 286–303.

tionen begründet werden können. Deshalb sollte die Bezeichnung ‚Menschenrechtsübereinkommen zur Biomedizin' (MRB) beibehalten werden.

6.1.2 Die ethische Problematik des Heilversuchs

Voraussetzung für einen Heilversuch ist

(1) die *Verhältnismäßigkeit* von therapeutischem Nutzen für den Patienten und Patientenrisiko angesichts möglicher schädlicher Wirkungen. Sodann ist

(2) die *freiwillige Zustimmung nach Aufklärung* einzuholen. Der Patient muß darüber aufgeklärt werden, *daß* es sich um einen Heilversuch handelt. Er ist (a) über die Neuartigkeit und den derzeitigen Wissensstand bezüglich der in Aussicht genommenen neuen Behandlungsmethode und (b) über die konventionellen Behandlungsmethoden und deren Nutzen-Risiko-Verhältnis zu informieren. (Leichte Erkrankungen mit guten Heilungschancen bei herkömmlicher Therapie rechtfertigen nicht einen mit erhöhtem Risiko verbundenen Heilversuch. Es versteht sich von selbst, daß die Weigerung eines Patienten das Verhältnis des behandelnden Arztes zu ihm nicht beeinträchtigen sollte.) Eine klinische Prüfung von Arzneimitteln und Medizinprodukten ist an die Zustimmung einer Ethikkommission gebunden.

6.1.3 Die ethische Problematik des Humanexperiments

Voraussetzung für das Humanexperiment ist

(1) ein *objektives* Erfordernis medizinischer Forschung. Es ist (a) die tatsächliche *Dringlichkeit des Forschungszieles* im Hinblick auf das Allgemeinwohl zu prüfen.

Liegt das Ziel des Forschungshabens wirklich im allgemeinen Interesse, oder handelt es sich um eher individuelle Forschungsprioritäten oder um Notwendigkeiten einer wissenschaftlichen Karriere? Was heißt ‚hochrangiges Forschungsinteresse'? ‚Hochrangigkeit' ist kein unverrückbarer Maßstab, sondern bemißt sich an gesellschaftlichen Wertungen, die keineswegs von vornherein aller Kritik entzogen sind. Wie steht es um das Verhältnis von humanitären und ökonomischen Interessen? Handelt es sich um eine häufig oder sehr selten auftretende Krankheit? Handelt es sich um Krankheiten, die vorwiegend in armen Ländern verbreitet sind?

Weiters sind (b) der wissenschaftliche Standard und die *Alternativlosigkeit* des in Aussicht genommenen Experiments zu eruieren, d.h. zu fragen, ob das intendierte Forschungsziel einzig auf dem Wege eines Humanexperiments zu erreichen ist.

(2) sind die *Risiken* abzuschätzen und deren Zumutbarkeit für die Versuchspersonen zu ermitteln, und das *Verhältnis* dieser Risiken zum Stellenwert des Forschungszieles abzuwägen. Es geht um ein ausgewogenes Verhältnis zwischen Aufwendungen, Zumutbarkeiten und Belastungen einerseits zum zu erwartenden Nutzen für das allgemeine und individuelle Wohl andererseits. Der je größere Nutzen für die Allgemeinheit rechtfertigt nicht beliebig größere Risiken für den Probanden. Sein Wohl hat Vorrang vor den Interessen der Allgemeinheit.

In der Helsinki-Deklaration (Edinburgh 2000) heißt es: „Bei medizinischer Forschung am Menschen sollten Überlegungen zum Wohl der Versuchspersonen Vorrang vor dem Interesse der Wissenschaft und der Gesellschaft haben." (5)

(3) Das Humanexperiment ist an die schriftliche, jederzeit widerrufbare *Zustimmung* nach Aufklärung gebunden. Es gibt keine Verpflichtung und kein Recht der Gesellschaft auf die Teilnahme an einem Humanexperiment. Sich jedoch freiwillig zur Verfügung stellen, ist ein ethisch hoch einzuschät-

zendes Werk der Solidarität. Die Aufklärung muß das Faktum eines Humanexperiments (kein Humanexperiment unter dem Deckmantel eines Heilversuchs) sowie die Darlegung des Gegenstandes des Experiments, die möglichen Nebenwirkungen und die prophylaktischen Maßnahmen beinhalten. Die Einwilligung des Probanden erfolgt zu dem genau umrissenen in Frage stehenden Experiment, daher berechtigt die Zustimmung zu ihm nicht zur Durchführung ähnlich gelagerter anderer Experimente. Wenn der Versuch aus prüfungstechnischen Gründen fortgesetzt werden muß, ist der Patient über die neue Situation zu informieren und erneut um seine Einwilligung zu fragen. Humanexperimente bedürfen der Zustimmung und Kontrolle durch eine Ethikkommission.

Art. 16 des Menschenrechtsübereinkommens zur Biomedizin legt die Bedingungen einer Forschung am Menschen fest: keine Alternative zur Forschung am Menschen, kein Mißverhältnis zwischen Probandenrisiko und zu erwartendem Nutzen für die Forschung, Billigung durch eine Ethikkommission, schriftliche, jederzeit widerrufbare Einwilligung nach entsprechender (Sicherheits-) Aufklärung.

Ersichtlicherweise kommt der Aufklärung und der *Freiwilligkeit der Zustimmung* im Falle des Humanexperiments besonderes Gewicht zu, weil die mit ihm gegebene Verzweckung der Versuchsperson nur durch deren freiwillige Zustimmung aufgehoben werden kann. Deshalb sollte bei der Gruppe der leicht Beeinflußbaren und beschränkt Zustimmungsfähigen (sogenannte ‚captive groups', z. B. geistig Behinderte, Kinder, Heiminsassen, Gefangene, Soldaten) auf Humanexperimente aus ethischen Gründen im Zeichen von Solidarität generell verzichtet werden, was Ausnahmen nicht ausschließt.

6.1.4 Schwierigkeit und Gefährdung adäquater Aufklärung

Die Schwierigkeit einer möglichst umfassenden Aufklärung liegt in der Wahrung der Freiwilligkeit des Probanden und der Unvoreingenommenheit angesichts der Problematik, z. B. bei einem kontrollierten Blindversuch dem Betroffenen eine möglichst umfassende Einwilligung bei geringer Information zumuten zu müssen. „Je weniger Freiheit der Versuchsperson gewährt werden kann, desto größer sind die ethischen und rechtlichen Bedenken gegen die Versuchsanordnung" (Illhardt 1985, 148). Die Gefährdung adäquater Aufklärung liegt in der Spannung zwischen Forschungsinteresse und dem Nicht-Schadens-Prinzip, wodurch es zu einer (mehr oder weniger bewußten) Druckausübung kommen kann (z. B. interessante finanzielle Entschädigung als Lockmittel). Ethisch steht der aufklärende Arzt in der *Spannung* zwischen *Forschungsinteresse* (Karriereinteresse) und seinem *Heilauftrag*, was die Beantwortung der Frage besonders heikel macht, ob und wie er dem Wohl des ihm anvertrauten Patienten dient, oder ob seine Aufklärung in strategische Manipulation umschlägt. Andererseits kann die Teilnahme an einem Humanexperiment für manche den Zugang zu sonst (aus welchen Gründen auch immer) nicht zugänglichen medizinischen Leistungen bedeuten. Es sind psychische und soziale Abhängigkeitsverhältnisse auszuschließen, weil sie die Freiwilligkeit der Zustimmung untergraben (Einwilligung aus Gefälligkeit, aus Angst vor Zuwendungsverlust).

Es gibt weder eine Verpflichtung zur Teilnahme an Versuchen, die für den Beteiligten nicht durchschaubar sind, noch ein Recht der Gesellschaft auf solch eine Teilnahme. Sind kranke Menschen am Versuch beteiligt, kann es zwecks Vergleichs zum Vorenthalt der bewährten Medikamente oder der üblichen Behandlung kommen. Bedeutet solch ein Vorenthalt für den Patienten einen Nachteil, ist seine Teilnahme am Versuch aus ethischen Gründen nicht zu verantworten, weil niemandem das Schlechtere zugemutet werden darf, wenn das Bessere zur Verfügung steht. Denn die *Einwilligung* zur Teilnahme erfolgt im guten Glauben, an der *Findung des Besseren* beteiligt zu sein, nicht aber gehört zu ihr die Zustimmung zu einer unzureichenden oder falschen Behandlung im Interesse des medizinischen Fortschritts.

6.1.5 Datenschutz und Versicherungsschutz

Den Probanden ist aus Gründen der Gerechtigkeit ein ausreichender Versicherungsschutz zu gewähren (nicht nur Haftpflicht, sondern auch verschuldensunabhängige Schadensversicherung). Eine Ausdehnung dieses Schutzes auf alle medizinischen Forschungen wäre aus ethischen Überlegungen heraus denkbar. Ein weiteres Problem betrifft die Frage des Datenschutzes (Schutz der Privatsphäre, Schutz vor Diskriminierung). Legitimiert der Fortschritt der Medizin den Zugriff auf persönliche Daten? Hier wird es keine allgemeinen und eindeutigen Lösungen geben, sondern die jeweilige Konsensfindung betreffend das Machbare und Wünschbare (Illhardt 1985, 149).

6.1.6 Heilversuch und Humanexperiment an Nicht-Einwilligungsfähigen

Die ethische Problemlage ist beim Heilversuch an Nicht-Einwilligungsfähigen im Vergleich zum Humanexperiment weniger gravierend.

Art. 6 des Menschenrechtsübereinkommens zur Biomedizin hält fest: An einer nichteinwilligungsfähigen Person darf ein medizinischer Eingriff „nur zu ihrem unmittelbaren Nutzen“ vorgenommen werden, bei Minderjährigen ist eine stellvertretende Zustimmung (gesetzlicher Vertreter, Behörde, Person oder eines entsprechenden Gremiums) erforderlich, die Ansicht eines Minderjährigen ist mit zunehmendem Alter und Reife entsprechend zu berücksichtigen. Eine ebensolche stellvertretende Zustimmung ist bei einer erwachsenen nichteinwilligungsfähigen Person erforderlich, die aber so weit wie möglich in das Einwilligungsverfahren einzubeziehen ist.

Heilversuch an Minderjährigen

Die Einwilligungsfähigkeit, die nicht mit Geschäftsfähigkeit gleichzusetzen ist, bemißt sich nach der faktisch vorliegenden seelisch-geistigen Reife des Patienten. Man wird sie bei altersgemäß entwickelten Jugendlichen (16-18jährigen) voraussetzen können. Ist die Fähigkeit nicht gegeben, den Gegenstand des Aufklärungsgespräches, die Bedeutung, die Methode, das Risiko-Nutzen-Verhältnis des medizinischen Eingriffs richtig zu erfassen und zu bewerten, ist die Einwilligung des Sorgeberechtigten bzw. dessen gesetzlichen Vertreters erforderlich. Das schließt die Mitsprache des Einwilligungsunfähigen (Kinder) nicht aus, die sich schon aus psychologischen Gründen nahelegt. Aus der notwendigen Erfordernis stellvertretender Zustimmung folgt jedoch kein Recht, dem Nicht-Einwilligungsfähigen eine dem Stand der Wissenschaft entsprechende medizinisch indizierte Behandlungsmaßnahme zu verweigern (z. B. aus religiösen Gründen oder aus Gründen einer Anhängerschaft alternativer Methoden). Gegebenenfalls ist die Zustimmung durch gerichtliche Entscheidung (im Notfall auch ohne gerichtliche Einwilligung) einzuholen. Diese Vorgangsweise ist ethisch damit begründet, daß man nicht für Dritte Gewissensgründe geltend machen kann. Meine Entscheidungsautonomie berechtigt mich zur Ablehnung meiner eigenen Behandlung, nicht aber dazu, jemanden Dritten durch Behandlungsverweigerung zu schädigen.

Zwar ist auch bei psychisch Kranken generell ihre Zustimmung zur Behandlung erforderlich, aber in vielen Fällen ist die Nicht-Einwilligungsfähigkeit und Uneinsichtigkeit in die Krankheit ein Zeichen der Erkrankung selbst. Die Beurteilung des Krankheitsgrades wird abhängig sein vom zugrundeliegenden Krankheitsbegriff. Welche Äußerungen und Einstellungen sind als Ausdruck psychischer Störung zu betrachten und welche nicht ? Ein enger Krankheitsbegriff betont die Eigenverantwortlichkeit des Patienten und wird dessen Äußerungen eher als innerlich frei ansehen, was dem Patienten eine Behandlungsablehnung erleichtert. Ein weiter Begriff mit einem breiteren Spektrum psychischer Störungen wird der Verantwortung des Arztes im Zeichen des Fürsorgeprinzips ein höheres Gewicht zumessen. Droht dem Kranken Gefahr (z. B. Suizidgefahr) oder stellt er selbst eine Gefahr für Dritte dar, ist eine Behandlung auch ohne oder auch gegen seine Einwilligung angezeigt, weil sie zu seinem Schutz dient, und man seine nachträgliche Zustimmung unterstellen kann. Die Behandlung ist dabei auf die Krankheit beschränkt, die Anlaß für seine nicht- oder unfreiwillige Behandlung ist. Sich auf andere Erkrankungen beziehende Behandlungen bedürfen erneuter Zustimmung bzw. im Falle der Einwilligungsunfähigkeit der Zustimmung des Sorgeberechtigten (oder dessen gesetzlichen Vertreters). Dieser ist im Zeichen eines Fürsorgeethos zu einer gewissenhaften Prüfung verpflichtet, ob und inwieweit die vorgeschlagenen Behandlungsmaßnahmen dem Wohl des Betroffenen dienen. Schwierig und nur im Einzelfall zu beurteilen ist die Frage, inwiefern bei einer Krankenhauseinweisung auf die Not der Angehörigen Rücksicht zu nehmen ist, die durch das Zusammenleben mit einem psychisch

Kranken zuweilen überfordert sein können und eine temporäre Entlastung benötigen.

Fremdnützige Forschung an Nicht-Einwilligungsfähigen

Das medizin-ethische Problem betrifft vor allem die fremdnützige Forschung an Nicht-Einwilligungsfähigen (Säuglingen, Kindern, psychiatrischen Patienten, dementen Patienten, Bewußtlosen). Eine *ausschließlich fremdnützige* Forschung ist aus den oben angeführten Gründen ethisch nicht zu vertreten. Wie aber steht es um eine fremdnützige Forschung, von der zwar nicht der Patient selbst, hingegen seine Altersgruppe oder Patienten mit der gleichen Erkrankung profitieren können? Handelt es sich bei ihr um eine Verzweckung auf Interessen Dritter hin, bedeutet ein Verzicht auf sie einen unverantwortlichen Verzicht auf künftige Hilfestellung? Kann Gruppennützlichkeit eine Instrumentalisierung bedeuten?

Humanexperimente an Nicht-Einwilligungsfähigen werden unterschiedlich bewertet. Die *Ablehnung* beruft sich auf die Verletzung der Menschenwürde bzw. auf die ungerechtfertigte Ausbeutung gesellschaftlich schwacher Gruppen. Verlangt die Achtung der Menschenwürde die freiwillige Zustimmung, dann wird sie verletzt, wo ohne Zustimmung ein fremdnütziger Eingriff in die leibliche Integrität vorgenommen wird. Auf diese Weise wird der Proband verzweckt. Die *Befürwortung* beruft sich darauf, daß ein Verzicht auf fremdnützige medizinische Forschung einem Verzicht auf künftige Hilfestellung und damit einem Behandlungsausschluß künftiger Patienten gleichkommt. Eine abstrakte Gegenüberstellung von Argumenten pro und contra trägt kaum etwas zur Klärung der Sachlage bei, weil es auf genaue Abwägungen ankommt. Ein kategorisches Verbot von fremdnütziger medizinischer Forschung hilft hier ebensowenig wie eine Berufung auf den therapeutischen Nutzen als oberstes Gebot oder allgemein auf Forschungsfreiheit. Man denke an die Notwendigkeit fremdnütziger Forschung auf dem Gebiet der Kinderheilkunde. Ethisch vertretbar erscheinen die Regelungen, wie sie in dem Menschenrechtsübereinkommen zur Biomedizin und in der Stellungnahme der deutschen Zentralen Ethikkommission getroffen worden sind.

Nach Art. 17, 1 des Menschenrechtsübereinkommens zur Biomedizin ist Forschung an nicht-einwilligungsfähigen Personen grundsätzlich nur erlaubt, wenn die Bedingungen des Art. 16 erfüllt sind, und die Forschung einen potentiellen gesundheitlichen Nutzen für den Betroffenen bringt und keine Alternativen bestehen (zu Art. 16 siehe S. 119). Art. 17, 2 enthält die Ausnahmeregelung für die fremdnützige Forschung an Nicht-Einwilligungsfähigen: Solch eine Forschung ist nur dann zulässig, wenn sie (1) entweder dem Betroffenen selbst oder Personen zugute kommen, die der gleichen Altersstufe angehören oder sich in einem gleichen Zustand der Krankheit oder Störung wie der Proband befinden, und wenn sie (2) für den Betroffenen nur „mit einem minimalen Risiko und einer minimalen Belastung" verbunden sind.

Die ethische Begründung für die Zulässigkeit von nichttherapeutischer Forschung an Nicht-Einwilligungsfähigen ist unterschiedlich akzentuiert. Sie beruft sich auf eine Zumutbarkeit eines Verhältnisses von Nutzen und minimalen Risiken bzw. auf zu vermutende Bereitschaft – beides unter genau geregelten Bedingungen (vgl. LB 2/235; Siep 1999; Honnefelder 1997b, 310 f.).

Zusammengefaßt heißt das:

(1) Forschung ist nur an dieser Personengruppe möglich und kommt derselben Personengruppe bzw. Altersgruppe oder den an derselben Krankheit oder Störung Leidenden bzw. sich in demselben Zustand Befindenden zugute (z. B. Erforschung von Krankheiten, an denen nur Nicht-Einwilligungsfähige leiden).

(2) Es bestehen minimale Risiken und Belastungen.

Die deutsche Zentrale Ethikkommission nennt als Beispiele minimalen Risikos: Gewinnung geringer Mengen von Körperflüssigkeit oder Gewebe im Rahmen ohnehin notwendiger Interventionsmaßnahmen; bestimmte körperliche Untersuchungen wie Sonographie, transkutane Gewebemessungen; bestimmte psychologische Untersuchungen wie Verhaltensbeobachtungen, Fragebogen-Interviews (Stellungnahme 1997, 352).

(3) Es liegt eine Einwilligung des gesetzlichen Vertreters des Probanden oder der partiell einwilligungsfähigen oder der zwar nicht gesetzlich, wohl aber psychisch einwilligungsfähigen Versuchsperson vor.

(4) Die Forschung muß von einer Ethikkommission bewilligt und kontrolliert werden, um eine längerfristige Ausbeutung gesellschaftlich schwacher Gruppen zu verhindern.

Die moderne, sich naturwissenschaftlicher Methodik bedienende Medizin bewegt sich in einer unaufhebbaren Spannung zwischen dem Vertrauensverhältnis Patient-Arzt sowie dem Interesse des Betroffenen an einer möglichst wirkungsvollen und risikoarmen Behandlung einerseits und der Methodik moderner Forschung, die auch eine große zahlenmäßige Beteiligung erforderlich macht, sowie dem Interesse am medizinischen Fortschritt andererseits. Es ist gleicherweise ethisch problematisch, ein wissenschaftlich nicht gesichertes medizinisches Wissen anzuwenden, wie solch ein Wissen wissenschaftlich zu sichern. Will man auf Forschung nicht gänzlich verzichten, wird man diese Spannung nicht einseitig abbauen dürfen, sondern in Form einer Güterabwägung austragen müssen. Das Interesse des einzelnen ist längerfristig nur auf dem Weg eines medizinischen Fortschritts und das heißt im Hinblick auf die Interessen künftig Lebender zu wahren.

6.2 Ethikkommissionen

Einrichtung und Einschätzung von Ethikkommissionen

Die Einrichtung von Ethikkommissionen[27] hängt mit der Struktur der modernen Medizin zusammen, die sich einer naturwissenschaftlichen Methodik bedient, und damit mit dem Prinzip der Beförderung des Patientenwohls bzw. mit dem Nicht-Schadens-Prinzip in Konflikt kommt. Interdisziplinär besetzte Ethikkommissionen sind in der Zwischenzeit zu mehr oder weniger für selbstverständlich erachteten Institutionen geworden. War es zunächst die Idee eines fachspezifisch besetzten Gremiums zur Beratung bzw. Kontrolle medizinischer Forschung, so wurde im Laufe der Zeit – bedingt durch die neuen medizinischen Handlungsmöglichkeiten und die damit verbundenen individual- und sozial-ethischen Probleme – die Einrichtung interdisziplinär arbeitender Gruppen notwendig, die neben Medizinern auch Juristen, Philosophen, Moraltheologen, Vertreter der Pflegeberufe, zuweilen auch Patientenvertreter umfaßt.

Ethikkommissionen unterliegen zuweilen einer extrem unterschiedlichen Einschätzung: Für die einen haben sie den hemmungslos Forschungswilligen die moralischen Zügel anzulegen, für die anderen haben sie Gewissensentscheidungen abzunehmen und die Ärzteschaft gegen Rechtsansprüche seitens der Patienten abzusichern. Diese extremen Einschätzungen spiegeln das allgemeine Dilemma der Medizin-Ethik wider, ihre normativ-kritische Funktion angesichts eines Forschungssogs einzubüßen und zur nachträglichen Rechtfertigung dessen, was

27 Als wichtige Station für die Aufgabenstellung von Ethikkommissionen gilt die Helsinki-Deklaration.

ohnehin geschieht, herabzusinken. Für manche gilt die Ethik immer noch als Forschungshemmnis und der Rekurs auf die Eigenverantwortlichkeit des Wissenschafters als die bessere Lösung.

Der technokratische Einwand, die Ethik sei ein Forschungshemmnis, wäre darauf zu verweisen, daß die Forschung keineswegs wertfrei, sondern als menschliche Tätigkeit immer unter ethischen Gesichtspunkten zu beurteilen ist. Nicht die Freiheit der Forschung, sondern die Achtung der menschlichen Würde ist das oberste Prinzip. Zu bedenken ist ferner, daß ein Forscher sittlich nicht zu rechtfertigende Handlungen nicht erst als Forscher, sondern bereits als Mensch zu unterlassen hat.

Der Rekurs auf die Eigenverantwortlichkeit des Wissenschafters ist zweideutig:

(1) Wenn damit gemeint ist, daß letztlich jeder selbst für seine Handlungen verantwortlich ist und seinem Gewissen zu folgen hat, so ist dem (in der geäußerten Allgemeinheit) zuzustimmen. Allerdings darf nicht vergessen werden, daß zum Gewissen-Haben das Gewissen-haben-Wollen gehört, d. h. daß die Bildung des Gewissens und der Erwerb entsprechenden Sachwissens ebenfalls Gewissenspflicht ist.

(2) Versteht sich jedoch der Rekurs dahingehend, daß die Eigenverantwortlichkeit des Wissenschafters eine Ethikkommission bzw. die Mitarbeit eines Ethikers in ihr oder eine gesetzliche Regelung unnötig macht, wird die Sache problematisch. So unabdingbar die Selbstverantwortung des Wissenschafters ist, sie kann weder ein Ersatz für Rahmengesetze noch für die ausdrückliche Rechtfertigung der ethischen Vertretbarkeit wissenschaftlicher Forschungsvorhaben sein. Rahmengesetze haben zu verhindern, daß Karrieredenken über die moralische Vertretbarkeit von Forschungen den Sieg

davon trägt.[28] Und was die moralische Integrität des Wissenschafters betrifft, so entbindet sie ihn nicht von der Verpflichtung, seine Forschungsvorhaben ethisch zu begründen. Im Gegenteil – wie die Geschichte leider zeigt, gibt es eine Verträglichkeit von moralischer Integrität im Alltag mit Skrupellosigkeit auf wissenschaftlichem Gebiet. Es ist darauf zu achten, daß in Kommissionen nicht in Sachen Ethik bedenkenlose Forscher über bedenkliche Forschungsvorhaben zu befinden haben. Auch gibt es so etwas wie einen Hang zu schlechten Gewohnheiten und einen Trend, ethisch Bedenklichem nachträglich die Bedenklichkeit zu nehmen. In solchen und ähnlich gelagerten Fällen ist eine reflexive Selbstvergewisserung zwecks weiterer Orientierung unabdingbar.

Aufgabe von Ethikkommissionen

Die Erwartungen in die Effizienz von Ethikkommissionen sollten weder zu hoch noch zu niedrig angesetzt werden. Eine zu hohe Erwartung weist ihr die Diskussion ethischer Grundsatzfragen von gesamtgesellschaftlicher Relevanz zu. Das aber kann nicht die wohlverstandene Aufgabe einer Ethikkommission sein, weil solche Fragen „im gesamtgesellschaftlichen Kontext diskutiert und in ihm auch rechtlich-politisch verantwortet werden müssen“ (Luf 2001, 1974). Es besteht die Gefahr einer Abschiebung, „um sich durch eine solche Delegation auf zwar elegante, aber unzulässige Weise dieser gesellschaftlichen bzw. politischen Verantwortung zu entledigen“ (Luf, a.a.O. 1974). Eine zu niedri-

28 Daß Gesetze übertreten werden, ist noch kein Gegenargument, sondern höchstens die Aufforderung zur wirksameren Überwachung ihrer Einhaltung.

ge Erwartung hingegen sieht in der Bezeichnung ,Ethikkommission' einen Etikettenschwindel und möchte die Kommissionstätigkeit auf rein rechtliche Entscheidungen reduzieren. Diese Position zeugt freilich „von einem geringen Verständnis für ethische Fragestellungen und einer Überschätzung juristischer Entscheidungskompetenz im allgemeinen und innerhalb der EK im besonderen“ (Luf, a.a.O. 1976). Ethikkommissionen haben ungeachtet ihres breiten Aufgabenspektrums zwei Hauptaufgaben: Hilfe und Rat

(1) bei der Wahrnehmung der ethischen Kompetenz der Verantwortlichen und
(2) bei der Entscheidungsfindung auf breiter konsensueller Basis (Einbringen ethischer Perspektiven, Beibringen und Prüfung von ethischen Argumenten). Je nach dem Ort (auf zentraler oder regionaler Ebene, in Krankenhäusern, in Forschungsinstitutionen, an medizinischen Fakultäten, bei Ärztekammern, in Pharmaunternehmen, in politischen Gremien) variieren die Aufgaben. Sie reichen heute von Rat und Hilfe bei Einzelentscheidungen, bei medizinischer Versorgung sowie bei der Erarbeitung von Stellungnahmen zu aktuellen medizin-ethischen Problemen des Gesundheitswesens über die Prüfung von Forschungsvorhaben (Forschung am Menschen, Erprobung neuer Arzneimittel, Einsatz neuer medizinischer Geräte) bis hin zur Gesetzgebungsberatung. Für gewöhnlich geht es um die Erprobung neuer Medikamente, neuer Medizinprodukte und neuer medizinischer Methoden. Ethikkommissionen wollen helfen, daß es unter den Bedingungen einer werteplural verfaßten Gesellschaft zu transparenten und möglichst fairen Entscheidungen kommt.

Eine Ethikkommission ist *keine Rechtfertigungsinstanz* und wird auch nicht vor Patientenansprüchen absichern können, wenngleich sie natürlich vor Rechtsbrüchen zu bewahren hat. Die je eigene Verantwortung kann auch nicht durch den Rückgriff auf Mehrheitsvoten in einer Kommission ersetzt werden. Weder nimmt die Kommission Verantwortung ab – sie versucht nur, alle relevanten Gesichtspunkte ethischer und rechtlicher Beurteilung namhaft zu machen –, noch sind Mehrheitsentscheidungen *eo ipso* auch schon eine Garantie für die rechte sittliche Beurteilung eines Falles.

Zur *Zusammensetzung* von Ethikkommissionen wäre zu bemerken, daß das Vorliegen medizinischer Forschungsvorhaben keineswegs einen überproportionalen Anteil von medizinischen Kommissionsmitgliedern rechtfertigt, weil sich medizinische Sachkompetenz und ethische Kompetenz von vornherein keineswegs decken. Philosophen und philosophisch kompetente Theologen sind daher in einer Ethikkommission unverzichtbar. Der Ethiker hat als Anwalt dessen, was den Menschen als Menschen angeht, für die Anhebung des Diskussionsniveaus in den entsprechenden Gremien zu sorgen. Weiters ist die Zusammensetzung nach dem Prinzip der Entkoppelung von Forschung – Förderung – Kontrolle bzw. der Entflechtung von persönlichen, ökonomischen und wissenschaftlichen Interessen vorzunehmen. (Die an einem Forschungsvorhaben unmittelbar Interessierten dürfen nicht über dessen ethische Vertretbarkeit befinden und haben ihre ökonomischen Verflechtungen mit dem Forschungsprojekt offenzulegen wie z. B. Firmenbeteiligungen, Aktienbesitz.).

Die Nr. 22 der neuen Helsinki-Deklaration nennt unter den Aufklärungspunkten ausdrücklich: „Quellen finanzieller Unterstützung und mögliche Interessenkonflikte, institutionelle Verbindungen des Forschers".

Ein begrüßenswerter *Effekt* wirksam arbeitender Ethikkommissionen bestünde in der *Transparenz der Arbeit* aller

Beteiligten, was zu einer Wiederherstellung eines zweifachen Vertrauens führen könnte:

(1) des Vertrauens der *Öffentlichkeit* in die Wissenschafter und ihre Arbeit – am Schwund dieses Vertrauens tragen die Wissenschafter mit Schuld – und

(2) des Vertrauens der *Wissenschafter* in die eigene Arbeit – sie müßten nicht in einem Klima unaufgeklärter Wissenschaftsfeindlichkeit arbeiten.

Deshalb ist die *öffentliche Diskussion* über die ethische Vertretbarkeit von problematischen Großprojekten, die jenseits routinierter Forschungsvorhaben angesiedelt sind, unabdingbar. Hier kommt einem *Wissenschaftsjournalismus* eine wichtige Vermittlerrolle zu. Ausdrücklich wäre die Pflicht zur *Veröffentlichung* auch *negativ* verlaufener Forschungsvorhaben als Gegensteuerungsmaßnahme gegen einseitige Informationspolitik einzumahnen.

In der Nr. 27 der neuen Helsinki-Deklaration werden die negativen Forschungsergebnisse ausdrücklich erwähnt: „Sowohl Autoren als auch Verleger von Veröffentlichungen haben ethische Verpflichtungen. Bei der Veröffentlichung der Forschungsergebnisse sind die Forscher verpflichtet, die Ergebnisse genau wiederzugeben. Sowohl negative als auch positive Ergebnisse sollten veröffentlicht werden oder auf andere Weise öffentlich verfügbar sein. Quellen finanzieller Unterstützung, institutionelle Verbindungen und mögliche Interessenkonflikte sollten in der Veröffentlichung angegeben werden."

7. Prädiktive Medizin

7.1 Prädiktive Diagnostik

7.1.1 Möglichkeiten der prädiktiven Medizin

In der prädiktiven Medizin[29] geht es um die Voraussage der Krankheitsgeschichte eines Menschen. Im weiteren Sinn geht es um Voraussagen über Gesundheit und Lebenserwartung sowie über gesundheitsgefährdende Risiken bestimmter Lebensstile und damit um die Möglichkeit vorbeugender Maßnahmen. Im engeren Sinn geht es um die durch die Humangenetik möglich gewordene Erstellung einer Risikodiagnose vor dem Auftreten erkennbarer Krankheitszeichen (präsymptomatische Diagnostik). Ausgangspunkt für die Entwicklung der prädiktiven Medizin (i. e. S.) ist die Erkenntnis der genetischen Bedingtheit bestimmter Merkmale, Erkrankungen bzw. Behinderungen. Dabei ist zwischen monogenetisch und multifaktoriell bedingten Erkrankungen zu unterscheiden.

Bei den monogenetisch bedingten Krankheiten – sie bilden die geringere Zahl – führen bestimmte genetische Dispositionen unabhängig von Umweltfaktoren zu phänotypisch manifesten Merkmalen oder Krankheiten. Die Manifestation kann in einer frühen oder erst in einer späteren Lebensphase erfolgen. Multifaktoriell bedingte Erkrankungen – sie bilden die überwiegende Zahl – entstehen durch ein Zusammenspiel genetischer Faktoren und (bekannter oder unbekannter) Umweltfaktoren, wobei das Wechselspiel der Gene noch weitgehend unbekannt ist. Bei ihnen ist eine den monogenetisch bedingten Erkrankun-

29 prädiktive Medizin = voraussagende Medizin (lat. praedicere = voraussagen, vorhersagen).

gen vergleichbare Risikodiagnose, die ja noch keine Prognose darstellt, so gut wie unmöglich.

7.1.2 Ethische Probleme der prädiktiven Medizin im allgemeinen

Das ethische Grundproblem der prädiktiven Medizin besteht in der Diskrepanz zwischen Wissen und Nicht-helfen-Können, zwischen den diagnostischen Möglichkeiten einerseits und den faktischen Möglichkeiten medizinischer Hilfeleistung (Prävention, Therapie) andererseits. Es läßt sich mehr diagnostizieren als therapieren. Die ethischen Probleme betreffen

(1) die Indikation der prädiktiven Diagnose (Ziele, Rechtfertigung des Wissensgewinns),
(2) den Umgang mit dem diagnostischen Wissen (‚informationelle Selbstbestimmung') und
(3) die praktischen Konsequenzen, die aus dem diagnostischen Wissen gezogen werden.

Das neue diagnostische Wissen läßt einerseits auf neue Möglichkeiten der Prävention und Therapie hoffen und andererseits den ‚gläsernen Menschen' und den ‚Menschen nach Maß' befürchten.

Die Chancen und Risiken der prädiktiven Medizin betreffen den einzelnen sowie die nachfolgende Generation. Der Befund der prädiktiven Medizin ist in den meisten Fällen eine Wahrscheinlichkeitsaussage über den Ausbruch einer Krankheit oder einer Fehlbildung. Die frühzeitige Diagnostizierung von Prädispositionen erlaubt in einigen Fällen die Verhütung bzw. Behandlung der Krankheit, die Verringerung der Krankheitsrisiken durch eine entsprechende Lebensführung sowie die Verhütung einer Weitergabe der Krankheitsdisposition an die Nachkommenschaft. Die genetische Analyse kann gegebenenfalls Befürchtungen als unbegründet ausschließen. Die prädiktive Medizin bewegt sich in der ethischen Spannung zwischen individueller medizinischer Vorsorge und eugenischen Interessen oder überzogenen Gesundheitsvorstellungen, die an sie herangetragen werden. Ethisch gesehen ist darauf zu achten, daß die therapeutische Prävention nicht als Instrument der Selektion eingesetzt wird. Zwar ist Eugenik nicht neu und kein Spezifikum der prädiktiven Medizin, dennoch kann diese einer biologistischen Deutung, die den Menschen von seiner genetischen Ausstattung her erklärt, sowie Ausgrenzungen von zukünftig Kranken gegenüber Gesunden und Diskriminierungen nach ‚erbstark – erbschwach' Vorschub leisten.[30]

Medizinisches Krankheitsverständnis und Menschenverständnis bedingen einander. Der Reduktion des Menschen auf seine genetische Ausstattung korrespondiert eine Ersetzung des normativ-praktischen durch einen technisch-pragmatischen Begriff von Krankheit, was wiederum entsprechende Auswirkungen auf die Einstellung der Gesellschaft zu Gesundheit, Krankheit und Behinderung hat. Krankheit wird zum genetisch bedingten Defekt, der rechtfertigungspflichtig wird. Die Gesellschaft stünde dann weniger vor der Aufgabe, Umweltbedingungen mit weniger Auslösepotentialen für genetisch bedingte Krankheiten zu schaffen, vielmehr würden risikobehaftete Personen zu Risikopersonen.

30 Siehe das Beispiel der Sichelzellenanämie, einer auf einem defekten Gen beruhenden, vorwiegend bei der schwarzen Bevölkerung auftretenden Krankheit, die zum vorzeitigen Tod führt. „Trotz sorgfältiger Behandlung der betroffenen Familien birgt jedoch die prädiktive Diagnostik die Gefahr der Ausgrenzung von zukünftig Kranken gegenüber Gesunden." (LB 2/43).

7.2 Genetische Beratung

Mit dem Zuwachs an diagnostischem Wissen eröffnen sich neue Handlungsmöglichkeiten und Entscheidungssituationen, die eine umfassende Beratung erforderlich machen (vgl. Wolff 1997; Haker 1998). Häufigster Anlaß für ihre Inanspruchnahme ist eine aufgetretene oder befürchtete erbbedingte Erkrankung oder Behinderung. Im Sinn der Hilfestellung für die Ratsuchenden muß eine genetische Beratung vor und nach der Diagnose (Beratung – prädiktive Diagnostik – Beratung) und auf freiwilliger Basis geschehen. Die Mitteilung von Humangenetikern, de facto werde eine Pränataldiagnostik ohne vorherige ausreichende genetische Beratung durchgeführt, ist von daher – ethisch gesehen – bedenklich. Eine Beratung muß auf Qualitätssicherung bedacht sein und jede noch so subtile Druckausübung vermeiden.

Gegenstand und Ziel der genetischen Beratung

Genetische Beratung ist eine besondere Form der Patientenaufklärung, bei der das partnerschaftliche Gespräch und die existentielle Entscheidungshilfe von besonderer Relevanz sind. Den *Mittelpunkt* jeder genetischen Beratung bildet die genaue individuelle genetische Diagnose, die Mitteilung der mit ihr verbundenen Risiken, das Ausmaß der Prognosesicherheit und die auf den Betroffenen möglicherweise zukommende Situation. Die *Freiwilligkeit* der in Anspruch genommenen Beratung erfordert die Bindung der Diagnoseschritte an das Einverständnis der Ratsuchenden. Dabei ist im Sinne der Achtung der Autonomie das *Recht auf ‚informationelle Selbstbestimmung‘* zu respektieren. Es ist dies das Recht des einzelnen, selbst darüber zu entscheiden, ob und welche persönliche Daten, die durch medizinische

Untersuchungsmethoden eruiert werden können, ermittelt und weitergegeben werden sollen. Informationelle Selbstbestimmung umfaßt sowohl ein *Recht auf Wissen* wie auf *Nicht-Wissen.* Das Recht auf Wissen hat seine Grenze an den Persönlichkeitsrechten Dritter und an den technischen Möglichkeiten der Diagnoseerhebung sowie am Sinnziel ärztlichen Handelns. Ein ethisches Problem ergibt sich bei der Kollision des Rechts auf Wissen mit dem Recht auf Nicht-Wissen Dritter – im Falle eine genetische Untersuchung erfolgreich nur durchgeführt werden kann, wenn Dritte mituntersucht werden, die aber das Recht auf Nicht-Wissen für sich in Anspruch nehmen. Informationen über genetische Merkmale unterliegen der *ärztlichen Schweigepflicht (Datenschutz).* Hier kann es zur Kollision der Schweigepflicht mit der ärztlichen Hilfeleistung gegenüber Dritten kommen, wenn die Kenntnis der genetischen Disposition Rückschlüsse auf mögliche Gefährdungen der Angehörigen erlaubt. Eine *schriftliche Zusammenfassung* bietet den Ratsuchenden eine Grundlage, auf die sie auf dem Weg der Entscheidungsfindung für ihre wiederholt anzustellenden Überlegungen zurückkommen können. Ein Arzt begeht einen *einklagbaren Kunstfehler,* wenn er das Angebot einer genetischen Beratung im Falle eines Wiederholungsrisikos (bei familiären Erbdefekten) oder eines Ersterkrankungsrisikos (Alter der Frau ab dem 35. Lebensjahr) unterläßt.

Grundsatz der nicht-direktiven Beratung

Bei der Beratung gilt der Grundsatz der Nicht-Direktivität. Eine Beratung hat den Sinn, den Betroffenen eine Hilfe zu einer von ihnen selbst verantworteten Entscheidung und Lebensgestaltung zu geben, nicht aber, diese Entscheidung vorzuprogrammieren oder abzunehmen. Dabei ist die psychische, emotionale und soziale Situation der Ratsuchenden sowie deren individuelles Ethos mit seinem kulturellen und gegebenenfalls religiösen Hintergrund zu berücksichtigen. Eine nicht-direktive Beratung „vermeidet es, mit Direktiven (Normen, Regeln, Gesetzen, Vorschriften) ein Problem zu lösen, weil sie davon ausgeht, daß eine humane Lösung – nach einer ausreichenden Klärung der emotionalen und sozialen Voraussetzungen – nur die sein kann, die von den Betroffenen in Freiheit und Verantwortung als ‚ihre' beste Lösung erkannt und erarbeitet wird" (Illhardt 1985, 40).

Der Grundsatz der Nicht-Direktivität ist sicher auch Ausdruck einer Unsicherheit angesichts des Pluralismus von Ethosformen, konkret der Schwierigkeit, mit unterschiedlichen Wertvorstellungen von Ratsuchenden und Beratenden zu Rande zukommen. Nicht-Direktivität bedeutet Unparteilichkeit in dem Sinn, daß der Ratgebende seine eigenen Wertvorstellungen nicht aufdrängt und die getroffene Entscheidung respektiert. Dabei reicht die Bandbreite der Entscheidungsmöglichkeiten vom Verzicht auf Nachkommenschaft (Antikonzeption, Sterilisation) bis zur Akzeptanz behinderter Kinder. Unparteilichkeit kann aber nicht Rückzug auf reine Sachinformation unter Ausblendung ethischer Gesichtspunkte bedeuten. Solch ein Rückzug stellte keine Problemlösung dar und wäre keineswegs wertfrei und neutral – gerade wegen der Zurückdrängung oder Ausblendung der Wertgesichtspunkte. (Das Aufdecken ethischer Perspektiven ist zu unterscheiden vom Aufdrängen eines ethischen Standpunkts.)

In einer Beratung, die sich als Hilfe zu selbstverantworteter Lebensgestaltung versteht, müssen im Gegenteil alle situationsrelevanten ethischen Gesichtspunkte, d. h. die moralischen Ansprüche aller von der Situation Betroffenen (z. B. nicht nur der Eltern, sondern auch des Kindes) zur Sprache kommen, damit eine selbstverantwortete, wohlüberlegte Entscheidung getroffen werden kann.

Irrgang (1995) sieht die Nicht-Direktivität in ein Spannungsgefüge eingebettet: Eine nicht-direktive Beratung muß „den Grundsatz der Unparteilichkeit im Hinblick auf Wünsche und Interessen der Eltern und das Lebensrecht des werdenden menschlichen Lebens" (235) beachten, sie muß sich aber nicht ausschließlich an dem Lebensrecht des Kindes orientieren. So kommt es zur „Spannung zwischen der Verpflichtung zur nichtdirektiven Ausrichtung der genetischen Beratung und der Berücksichtigung des Lebensschutzes" (a.a.O., 240).

Ein nicht-direktives Beratungsgespräch erfordert deshalb von den Beratenden neben sachlich-medizinischer vor allem auch sozialpsychologische und ethische Kompetenz.

7.3 Genomanalyse

Unter Genom wird die Gesamtheit der genetischen Information eines Individuums oder einer Spezies (Genpool) verstanden. Der Ausdruck ‚Genomanalyse' meint einmal die Untersuchung der DNA-Sequenz des Genoms, dann aber auch die Analyse nur eines Teiles der Erbinformation, zuweilen nur eines einzigen Gens (Gentest).

Die Genomanalyse läßt sich unter der Bedingung der freiwilligen Zustimmung der Betroffenen ethisch rechtfertigen. Primär ist nicht die Weigerung, sondern der mit der Analyse verbundene Eingriff in den Freiheitsraum anderer rechtfertigungspflichtig. Generell tauchen ethische Fragen des Schutzes der Privatsphäre, der genetischen Diskriminierung sowie des Einsatzes der genetischen Analyse zum Zweck der Selektion auf. Dazu kommen Gerechtigkeitsprobleme im Gesundheitswesen, die das Verhältnis von Kosten und Nutzen und die Prioritätenfestlegung von Forschungsvorhaben umfassen.

Zur geschützten Privatsphäre des einzelnen gehört das Recht auf informationelle Selbstbestimmung. Danach dürfen genetische Informationen weder aufgezwungen noch vorenthalten werden. (Ein Erwachsener muß der Mitteilung seines frühkindlichen Gentests zustimmen.) Es gibt ein Recht auf Nichtwissen zum Schutz des einzelnen in seiner persönlichen Entwicklung gegenüber der Allgemeinheit. Dieses Recht bekommt umso größeres Gewicht, je stärker der Intimbereich des einzelnen betroffen und durch das neue Wissen verändert wird. Das Recht auf Nichtwissen hat Vorrang vor einer angeblichen Pflicht zu wissen. Ausnahmen bestehen dort, wo der einzelne nicht im Kernbereich seiner Persönlichkeit getroffen wird und die Interessen der Allgemeinheit einen höheren Rang einnehmen. Die Frage ist legitim, ob es nicht eine ethische ‚Pflicht zu wissen' (wenn auch keine rechtliche Verpflichtung dazu) gibt, wenn das Nichtwissen eine Gefahr für die Interessen und Rechte Dritter bedeutet.

Genetische Reihenuntersuchungen (Screening, Suchdiagnostik) sind von vornherein keineswegs abzulehnen, wohl aber positiv zu rechtfertigen. Werden sie an Kindern durchgeführt, sind die Eltern zu informieren. Das künftig in Anspruch zu nehmende Recht auf Nicht-Wissen der Untersuchten darf nicht angetastet werden. Reihenuntersuchungen sind sinnvoll, wenn sie im Zeichen von Krankheitsprävention stehen. Schwere ethische Bedenken erheben sich, wenn eine Rechtfertigung nicht geliefert werden kann. So ist bei Neugeborenen eine Suchdiagnostik nach sofort behandelbaren Krankheiten ethisch unbedenklich, nicht jedoch eine solche nach nicht behandelbaren, in späteren Jahren einsetzenden Erkrankungen.[31] Ein Screening

31 In diesem Sinn hat der Deutsche Bundestag 1989 eine Suchdiagnose bei Neugeborenen nach nicht-therapierbaren Krankheiten abgelehnt (siehe Lanzerath; Honnefelder 2000, 72).

nach nicht behandelbaren Krankheiten würde gegen den Grundsatz verstoßen, nicht mehr zu diagnostizieren, als therapiert werden kann, und in der Gefahr stehen, als Katalog gesellschaftlich unerwünschter Krankheiten, die nicht weitergegeben werden sollen, und damit als implizites Urteil über den Lebenswert mißdeutet zu werden.

Ethische Probleme der Genomanalyse stellen sich bei Anwendung im Arbeitsbereich, im Gerichtsverfahren, im Versicherungswesen sowie im Rahmen der pränatalen Diagnostik und Präimplantationsdiagnostik.

7.3.1 Genomanalyse in der Arbeitsmedizin

Die Anwendung der Genomanalyse im Arbeitsbereich dient der Feststellung genetisch bedingter Anfälligkeiten und Gefährdungen, die mit dem Beruf unverträglich sind oder die Ausübung des Berufs wesentlich erschweren. Arbeitsplatzbezogene Eignungstests sind naturgemäß ambivalent. Sie sind im beiderseitigen Interesse von Arbeitgeber und Arbeitnehmer. Indem sie einerseits der Vorsorge im Zeichen eines verbesserten Arbeitsschutzes bzw. einer Vermeidung von Berufskrankheiten dienen, schützen sie den Arbeitsplatzwerber vor Gefährdungen. Ebenso können sie dem Schutz Dritter dienen (bei Berufen wie z. B. Pilot, Lokomotivführer). Andererseits können sie Menschen diskriminieren, die durch ihre Krankheitsdisposition bei der Arbeitsplatzvergabe ohnehin schon benachteiligt sind, und Verweigerer einer Genomanalyse einem indirekten Druck aussetzen. Aus einem erlaubten Einzelfall kann nicht auf eine allgemeine Erlaubnis geschlossen werden.

Eine Genomanalyse im Arbeitsplatzbereich ist ethisch vertretbar, wenn begründete Furcht vor Schädigung des unmittelbar Betroffenen oder Dritter besteht, keine anderen vergleichbaren diagnostischen Möglichkeiten verfügbar sind, sie mit Zustimmung des Betroffenen erfolgt und keine Anwendung über den Anlaß hinaus findet. Besonderes Augenmerk kommt der ärztlichen *Schweigepflicht* und dem *Datenschutz* zu. Ethisch kaum zu rechtfertigen wäre es, würde ein negatives Ergebnis von Vorsorgeuntersuchungen an schon Beschäftigten zu deren Kündigung führen. Abzulehnen wäre auch ein Zwang zur genetischen Aufklärung mit Hilfe von Reihenuntersuchungen beim Eintritt in ein neues Arbeitsverhältnis, weil dies mit dem Persönlichkeitsschutz unvereinbar ist. Freilich: Der Mißbrauch der prädiktiven Medizin im Bereich der Arbeitswelt wird auf längere Sicht nur durch die Ausbildung eines entsprechenden geistigen Klimas zu verhindern sein, welches genetische Eignungstests als Kriterium der Einstellung oder Weiterbeschäftigung ablehnt.

7.3.2 Genomanalyse im Gerichtsverfahren und im Versicherungswesen

Die forensische Verwendung der Genomanalyse (‚genetischer Fingerabdruck' im Rahmen von Täterschaftsnachweisen, Vaterschaftsprozessen) ist ethisch gerechtfertigt, weil das Interesse an Wahrheitsfindung das persönliche Interesse des Betroffenen überwiegt. Sie ist demnach auch gegen den Willen des Betroffenen vertretbar, wenn die Analyse im verfahrensrelevanten Rahmen verbleibt und nicht darüber hinausgehende Daten ermittelt.

Genomanalysen können der Einschätzung des Versicherungsrisikos, der Lebenserwartung, erwartbarer Gesundheitsschäden vor Abschluß einer privaten Versicherung (Kranken-, Lebens-, Berufsunfähigkeitsversicherung) dienen. Ein Zwang zur genetischen Aufklärung mit Hilfe von Reihenuntersuchungen beim Eintritt in Kranken- und Lebensversicherungen ist ethisch nicht gerechtfertigt, weil solch ein Vorgehen gegen den Sinn einer Versicherung verstößt. Eine Versicherung hat nicht den Sinn, Risiken auszuschließen, sondern sie im Falle ihres Eintretens abzudecken. Der Sinn einer Versicherung liegt „in einer möglichst breiten Risikostreuung und nicht im tendenziellen Ausschluß immer weiterer Risikofaktoren durch deren immer präzisere prognostische Erfassung“ (Schockenhoff 1992, 100). Eine Versicherung ist eine „Gefahrengemeinschaft ..., die dem einzelnen wenigstens das finanzielle Risiko des Krankheitsfalles abnimmt“ (Schockenhoff, a.a.O., 101). In diesem Sinn gestattet der Art. 12 des Menschenrechtsübereinkommens zur Biomedizin prädiktive Tests nur zu gesundheitlichen oder gesundheitsbezogenen Zwecken.

„Tests, mit denen genetische Krankheiten prognostiziert werden können oder die entweder dazu dienen, bei einer Person das Vorhandensein eines für eine Krankheit verantwortlichen Gens festzustellen oder eine genetische Disposition oder Anfälligkeit für eine Krankheit zu erkennen, dürfen nur zu gesundheitlichen Zwecken oder für gesundheitsbezogene wissenschaftliche Forschung und vorbehaltlich einer angemessenen genetischen Beratung durchgeführt werden.“ (Menschenrechtsübereinkommen zur Biomedizin, Art. 12).

7.4 Pränatale Diagnostik

Die pränatale Diagnostik[32] bietet die Möglichkeit der Früherkennung von Krankheitsanlagen und Fehlbildungen während

32 Eine ausführliche Dokumentation von Stellungnahmen, Erklärungen und Konventionen zum Thema Pränataldiagnostik und genetische Beratung findet sich in Düwell; Mieth (1998), 447 ff. Europarat: Übereinkommen über Menschenrechte und Biomedizin (Auszug); UNESCO: Allgemeine Erklärung zum menschlichen Genom und zu den Menschenrechten (Auszug); Ethische Fragen der pränatalen Diagnostik. Stellungnahme der Beratergruppe der Europäischen Union ‚Ethische Fragen der Biotechnologie‘; Richtlinien und Stellungnahmen des Berufsverbandes Medizinische Genetik e.V. und der Gesellschaft für Humangenetik e.V.; Entschließung des 100. Ärztetages (Auszug).

der Schwangerschaft vor der Geburt. Sie kann der Beruhigung der Eltern, der Entlastung von Risikopatientinnen dienen, indem sie ein Erkrankungsrisiko des Ungeborenen ausschließen läßt, sie erlaubt in einigen Fällen eine frühzeitige Therapie und ermöglicht es Eltern, sich auf die zu erwartende Krankheit oder Behinderung des Kindes einzustellen, sie kann einem aus Angst vorgenommenen Schwangerschaftsabbruch gegensteuern. Eine Pränataldiagnostik ist an die freiwillige Zustimmung gebunden, sie darf keinen Druck ausüben und muß über den medizinischen Sachverhalt informieren, Risiken und Nutzen des Eingriffs abwägen und auch ethische Gesichtspunkte für die Beurteilung der durch die Pränataldiagnose geschaffenen Entscheidungssituation benennen.[33]

Der ethische Problemrahmen der Pränataldiagnostik ist durch die Spannung zwischen dem Wohl des Ungeborenen einerseits und den Nöten, Wünschen und möglicherweise Ansprüchen der Eltern andererseits umschrieben. Insbesondere stellen Sinn und Zweck der Diagnose selbst ein ethisches Problem ersten Ranges dar, wie das sonst kaum bei medizinischen Handlungsmöglichkeiten der Fall ist. Ansonsten gelten für die Pränataldiagnose die üblichen Abwägungen zwischen therapeutischem Nutzen und Methodenrisiko bzw. zwischen Risiko und zu erwartender Sachinformation, die als Grundlage für die Entscheidungsfindung dienen soll. Im Falle die pränataldiagnostische Methode größeren Schaden als die genetisch bedingte Beeinträchtigung des heranwachsenden Kindes bewirkt, wäre ihre Anwendung ethisch nicht begründet. Die pränatale Diagnose ist ethisch vertretbar, wenn sie im Dienst der Gesundheitsvorsorge

33 Es wird zwischen nicht-invasiven (Ultraschalluntersuchung) und invasiven Methoden unterschieden (Chorionzottenbiopsie, Amniozentese, Fetalblutpunktion). Das invasiv bedingte Fehlgeburtrisiko liegt bis zu 1 % (Amniozentese) und bis zu 3 % (Chorionzottenbiopsie) (LB 2/251).

von Mutter und Kind unter Achtung des Lebensrechts des ungeborenen Kindes steht.

7.4.1 Sinn und Zweck einer Diagnose

Zuerst ist zu bedenken, daß Diagnosen nicht Selbstzweck sind. Sie bedürfen einer medizinischen Indikation und werden um der Therapie des Patienten willen – des geborenen oder ungeborenen – erstellt. Unter ethischem Gesichtspunkt ergibt sich daraus die Ablehnung einer medizinisch nicht indizierten Diagnostik sowie einer prädiktiven Diagnostik nicht-therapierbarer Erkrankungen. Eine Pränataldiagnostik sollte auf risikoreiche Schwangerschaften eingeschränkt und nicht auf risikoarme ausgedehnt werden. Eine Beschränkung der pränatalen Diagnostik auf therapierbare Fälle könnte den positiven Nebeneffekt haben, eugenischen Tendenzen entgegenzuwirken (siehe Hinweise in Kapitel 7.1, S. 133 ff). Die in der Zwischenzeit zur Routine gewordene Schwangerenvorsorgeuntersuchungen können zu einem Abgleiten der Pränataldiagnostik in eine nicht indizierte Dienstleistung verleiten, die dann höchstens mit der Amortisation der dabei zum Einsatz kommenden Geräte zu rechtfertigen ist.

Die Pränataldiagnose muß an das *Sinnziel ärztlichen Handelns,* das sich aus der Situation von Not und Hilfe der Arzt-Patient-Beziehung bestimmt, zurückgebunden bleiben. Diese bewußte Rückbindung kann sie vor einer Instrumentalisierung im Zeichen beliebiger Zwecke bewahren. Aus diesem Grund ist die Ablehnung einer Diagnostizierung von Normalmerkmalen (z. B. Geschlechtsbestimmung, Vaterschaftsnachweis) ethisch plausibel. Probleme (wie z. B. ungeklärte Vaterschaft) sollen möglichst auf derjenigen Ebene gelöst werden, auf der sie entstanden sind. Gegen eine Erstellung eines positiven Indikationen-Katalogs genetisch bedingter Krankheiten spricht zum einen die Möglichkeit seiner eugenischen Mißdeutung – die Auflistung könnte als Fixierung gesellschaftlich unerwünschter Krankheiten angesehen werden – und zum anderen seine Abstraktheit – die unterschiedlich individuelle Ausprägung der Krankheiten bliebe unberücksichtigt. Schließlich wäre seine Erstellung von den Möglichkeiten der Diagnose bestimmt – nicht die Zwecke würden die Diagnose, sondern umgekehrt deren Möglichkeiten die Zwecke bestimmen.

7.4.2 Anspruch auf ein gesundes Kind?

Auch auf medizinischem Gebiet herrscht ein Wechselwirkungsverhältnis zwischen Angebot und Nachfrage. Mit den neuen Möglichkeiten werden neue Bedürfnisse geweckt, die dann umgekehrt zur Rechtfertigung der Möglichkeiten herangezogen werden können. Die Pränataldiagnostik steht in der Gefahr, in den Sog dieser zirkulären Begründung hineinzugeraten und mit überzogenen Gesundheitsvorstellungen konfrontiert zu werden, die ihrerseits neue Abhängigkeiten und Unfreiheiten zur Folge haben und zu neuen Handlungszwängen führen. Sie kann schließlich negative Auswirkungen auf den Eltern-Kind-Bezug haben, wenn das Kind erfahren muß, nicht unbedingt, sondern unter Vorbehalt angenommen worden zu sein.

Mit den neuen, durch die Humangenetik eröffneten medizinischen Handlungsmöglichkeiten kann sich ein ethisch höchst bedenkliches Anspruchsdenken in Richtung auf ein genetisch intaktes Kind entwickeln, zu dessen Verwirklichung ein Schwangerschaftsabbruch in Kauf genommen wird. Es werfen sich hier eine Reihe keineswegs eindeutig zu beantwortender Fragen auf. Gibt es aber so etwas wie einen Anspruch auf Gesundheit oder ein gesundes Kind? Kann die Medizin solch einen Anspruch überhaupt erfüllen? Wie ließe sich solch ein

Anspruch begründen? Ist die Gesundheit eines Kindes ein einklagbares Elternrecht? Vor wem sollte dieses Recht eingeklagt werden, und wer könnte auf dieses Recht hin verpflichtet werden? Wird diese Frage bejaht, dann folgt für das kranke oder behinderte Kind ein nur eingeschränktes (bzw. im schlimmsten Fall gar kein) Daseinsrecht. Das Dasein solch eines Kindes wird rechtfertigungspflichtig mit dem Hinweis, seine Geburt hätte rechtzeitig verhindert werden können. Für den Arzt hieße das, daß er in eine Art Garantenstellung bezüglich eines intakten Kindes gedrängt wird und bei Geburt eines behinderten Kindes, dessen Geburt auf dem Weg einer lege artis durchgeführten genetischen Beratung hätte verhindert werden können, schadenersatzpflichtig wird.

Es ist dies ein Punkt der Divergenz von Recht und Ethik und ethisch ein Konfliktfall höchsten Ranges. Es ist klar, daß der Arzt zu einer lege artis vorgenommenen genetischen Beratung verpflichtet ist und auf den rechtlich straffreien Schwangerschaftsabbruch hinzuweisen hat. Unterläßt der Arzt die Aufklärung über eine schwere Behinderung des heranwachsenden Kindes, verstößt er gegen die Vertragspflicht den Eltern gegenüber. Diese Vertragspflicht schließt den Schutz der Eltern vor Vermögensnachteilen aufgrund der nicht erwünschten, bei einer lege artis vorgenommenen Aufklärung jedoch verhindert wordenen Geburt eines schwerstbehinderten Kindes ein. Ethisch bedenklich an dieser Rechtsprechung ist nicht die finanzielle Zuwendung, sondern der Titel, unter dem sie zugesprochen wird – der Schadenersatzanspruch. Es ist kaum zu sehen, inwiefern die Ansicht, die Existenz eines schwer behinderten Kindes sei ein vermeidbar gewesener Schaden für Dritte, faktisch *nicht* ein Urteil über den Lebensunwert dieses Kindes fällt.

7.4.3 Informationszuwachs und Informationsverarbeitung

Insbesondere dort, wo es noch keine wirksamen Therapien für erst in späteren Lebensjahren auftretende Krankheiten[34] gibt, stellen sich Probleme ein.

Was ist besser: Wissen oder Nicht-Wissen im Falle von Krankheiten, die nicht oder nicht entscheidend behandelt werden können?

(a) Der Betroffene weiß nichts von seiner erst in späteren Jahren ausbrechenden Krankheit – die Eltern wissen um die Möglichkeit des Ausbruchs. Wie prägt dieses Wissen den Eltern-Kind-Bezug? Leidet ihre Unbefangenheit dem Kind gegenüber?

(b) Der Betroffene weiß davon und trägt die Last dieses Wissens noch lange vor Ausbruch der Krankheit. Führt er vor dem Ausbruch der Krankheit ein Leben in fiktiver Normalität? Wie steht es um die Verantwortbarkeit der Zeugung? Ist Zeugung bei einem 50 % Risiko der Weitergabe des krankheitserregenden Gens an die Nachkommen verantwortbar?

Diese Fragen lassen keine generellen Antworten zu und müssen im Einzelfall entschieden werden.

Wolff nennt folgende Bedingungen, unter denen eine prädiktive DNA-Diagnostik bei Chorea Huntington moralisch vertretbar erscheint: Keine klinische Routinediagnostik, Freiwilligkeit der Inanspruchnahme, Einbettung in eine ausreichende Beratung und Betreuung. Dazu gehören:

34 Genannt werden Zystennieren und die Chorea Huntington. Zystennieren – sie treten mit einer Wahrscheinlichkeit von 1-5 ‰ auf – führen in höherem Alter zu Bluthochdruck und Nierenversagen. Bis dahin kann ein normales Leben geführt werden. Chorea Huntington (Veitstanz) – sie tritt zwischen dem 40. und 55. Lebensjahr auf (die diesbezüglichen Angaben schwanken) – führt zu einem fortschreitenden Zerfall des Nervensystems (Symptome: unkontrollierte Bewegungen, Sprachstörungen, zunehmende geistige Verwirrung).

„genetische Beratung; mehrere Gespräche über einen längeren Zeitraum; Kontakt zur Selbsthilfegruppe; psychotherapeutische Begleitung durch die gesamte Testphase; keine ‚aktive Beratung' <= von den Angehörigen nicht erbetene Information über genetische Risiken>; strenger Datenschutz; keine Untersuchung von Kindern und Jugendlichen" (Wolff 1997, 60).

7.4.4 Pränatale Diagnostik und Schwangerschaftsabbruch

Ist der pränataldiagnostische Befund positiv, steht oftmals die Entscheidung für oder gegen einen Schwangerschaftsabbruch an. Ethisch bedenklich wäre ein Automatismus, der zu einer Verkoppelung von Pränataldiagnostik und Schwangerschaftsabbruch führte. Die wohl kaum je eindeutig zu lösende Frage betrifft die Kriterien für eine kindliche Indikation. Ist das Down Syndrom ein Grund für einen Schwangerschaftsabbruch? „Wird in Zukunft die Lebenserwartung, z. B. nach der Diagnose eines Morbus Huntington oder eine Fanconi-Anämie, zum Selektionsmaßstab ?" (Hepp 1994, 267).

Bei der Erörterung der Gründe für einen Schwangerschaftsabbruch sind mehrere Faktoren zu berücksichtigen (siehe LMER Sp. 825): das heranwachsende Kind, die Mutter (Eltern), der Arzt und die Gesellschaft.

(1) Ist das Leben des heranwachsenden Kindes zu beendigen, oder ist diesem ein Leben mit seiner Krankheit oder Behinderung „zumutbar"? (LMER Sp. 825).

(2) Ist die mütterliche Fürsorge gegenüber dem Ungeborenen außer kraft zu setzen, oder sind der mütterlichen (elterlichen) Fürsorge die zu erwartenden Schwierigkeiten zumutbar?

(3) Der Arzt steht in der Entscheidung zwischen Tötung im Mutterleib und zwischen oft nur geringen Therapiemöglichkeiten oder Möglichkeiten der Linderung nach der Geburt.

(4) „Nicht zuletzt hat die Gesellschaft als Ganzes dazu Stellung zu beziehen, inwieweit sie die Tötung Ungeborener der Fürsorge für Erkrankte und Schwache voranstellt." (LMER Sp. 825). Es stimme nachdenklich, „wenn selbst die Frage der Zumutbarkeit, die ja nur in rechtlicher, keinesfalls in ethischer Hinsicht eine kindliche Indikationsstellung zu begründen vermag, überhaupt nicht mehr ernsthaft gestellt wird" (Schockenhoff, 1992, 96).

Ein Schwangerschaftsabbruch kann nach gewissenhafter Prüfung aller relevanten Gesichtspunkte menschlich verständlich sein. Eine befriedigende Lösung wird es hier wohl nie geben können. „Die Tötung des Ungeborenen kann nicht gerechtfertigt, allenfalls als eine Ausnahme im Einzelfall toleriert werden. Der Entschluß zum Abbruch darf nicht einfach, gleichsam automatisch aus einem Katalog von Schädigungen gefolgert und gerechtfertigt werden, sondern allenfalls als das Ergebnis einer sorgfältigen Analyse des Einzelfalles hingenommen werden." (Hepp 1994, 266).

Zwei Fälle sind besonders beklemmend, weil sie eine inkohärente Einstellung der Gesellschaft widerspiegeln. Zum einen, wenn einerseits außerhalb des Mutterleibes lebensfähige Feten getötet werden – Feten um deren Leben andererseits gekämpft wird, wenn es zur Frühgeburt gekommen ist. Zum anderen, wenn ein später Schwangerschaftsabbruch ‚mißglückt', und es zur Geburt eines lebenden Kindes kommt. Abgesehen von dem generellen Problem einer Bewertung menschlichen Lebens besteht das Dilemma im Wechsel der Bewertungsmaßstäbe hinsichtlich des Rechtsschutzes. „Warum ist das nachgeburtliche schwerkranke Leben plötzlich dem vollen Rechtsschutz unterstellt, so daß aktives Handeln von Passivität abgelöst wird? Wird der Gesetzgeber eines Tages die postpartale Tötung geschädigter Kinder erlauben, so wie er heute, mit dem Hinweis auf die Zumutbarkeit für die Eltern, die pränatale Tötung gestattet?" (Hepp 1994, 270).

An diesen Beispielen zeigt sich eindringlich das (sozial-)-ethische Doppelgesicht der neuen medizinischen Handlungsmöglichkeiten insbesondere auf dem Gebiet der Reproduktionsmedizin. Hepp (1994, 260) spricht von der Doppelfunktion, in welche die Gesellschaft den Arzt drängt: „Helfer zum Leben und gleichzeitig Helfer zum Tode" zu sein. Er formuliert das Problem folgendermaßen: „So erwartet die Gesellschaft vom Gynäkologen, daß er nach von ihr vorgegebenen Indikationen Leben vernichtet und bei gegensätzlicher Indikation unter Einsatz neuer reproduktionsmedizinischer Techniken im Sinne einer assistierten Fortpflanzung an der Menschwerdung mitwirkt. Gerade hier wird deutlich, wie medizinischer Fortschritt auf der einen Seite und die Begehrlichkeit des Menschen auf der anderen Seite Arzt und Patient herausfordern, ethische Grenzen wahrzunehmen und anzuerkennen" (Hepp 1994, 243).

7.5 Präimplantationsdiagnostik

Die Präimplantationsdiagnostik stellt eine Erweiterung der genetischen Diagnose dar. Einem in vitro erzeugten Embryo werden im Vier- bis Achtzellenstadium ein bis zwei (möglicherweise noch) totipotente Zellen (zur Totipotentialität siehe S. 188) entnommen und in einer Zellkultur entwickelt, bis eine genügende Zahl von Zellen für die genetische Untersuchung zur Verfügung steht. Die untersuchte (möglicherweise noch) totipotente Zelle wird im Zuge der Diagnostik zerstört. Das Ergebnis der Untersuchung bildet die Grundlage für die Entscheidung, den Embryo zu implantieren oder zu vernichten (‚Prävention durch genetische Selektion'). Die Präimplantationsdiagnostik bietet sich für Paare mit erhöhtem Risiko für ein erbbedingt krankes oder behindertes Kind an. Sie wird in einigen Ländern erprobt, die Erprobungsphase gilt als noch nicht beendet.

Die Präimplantationsdiagnostik wirft neben ethischen eine Reihe von *empirisch-pragmatischen* Fragen auf. Zu ihnen zählen die Indikation, die Mittel und die psychophysischen Auswirkungen auf die Frau und das Kind. Welche Risikopaare und wieviele kommen unter welchen Umständen für eine Präimplantationsdiagnostik in Frage?[35] Wie hoch sind die Fehlerraten des Gentests und die Erfolgsquoten der In-vitro-Fertilisation?

Die *ethischen* Probleme der Präimplantationsdiagnostik umfassen zum Teil solche der Pränataldiagnostik (in individual- und sozial-ethischer Hinsicht), der In-vitro-Fertilisation (z. B. Stellenwert des Kinderwunsches in der Lebenspraxis des betroffenen Paares, Wandel des Eltern-Kind-Bezugs) sowie der ‚verbrauchenden' Embryonenforschung. Überdies berühren sie diejenigen Probleme, als deren alternative Lösung sich die Präimplantationsdiagnostik anbietet. All diese Fragen umkreisen die zentrale anthropologische Frage nach dem Status des Embryos.

7.5.1 Argumente für eine Präimplantationsdiagnostik

Die Präimplantationsdiagnostik wird als *Alternative* zur pränatalen Diagnostik und (derzeit nicht möglichen) Keimbahntherapie diskutiert. Die Befürwortung verweist auf zwei *generelle* Vorteile:

(1) Im Unterschied zur pränatalen Diagnostik wird die genetische Untersuchung *vor* der Schwangerschaft vorgenommen. Auf diese Weise kann ein Schwangerschaftsabbruch vermieden und dessen faktische Koppelung mit der Pränataldiagnostik aufgehoben werden.

35 Nach Mieth (1999b, 136) „in Deutschland beispielsweise ungefähr 50 Paare".

(2) Die Vermeidung des Auftretens erbbedingter Krankheiten erscheint aussichtsreicher, wenn genetische Defekte vor der Einleitung einer Schwangerschaft diagnostiziert und ausgemerzt, statt durch einen Eingriff in die Keimbahn beseitigt werden.

Für die Durchführung einer Präimplantationsdiagnostik werden noch folgende *spezielle* Gründe ins Treffen geführt. Sie betreffen das Ziel, die eingesetzten Mittel und die Folgen.

(1) *Ziel* der Präimplantationsdiagnostik ist es, risikobehafteten Eltern den Wunsch nach einem nicht behinderten, eigenen Kind zu erfüllen. Sie kann die *Not der Kinderlosigkeit* beseitigen und das Leid vermeiden, welches die Geburt eines behinderten oder erbkranken Kindes für Eltern gegebenenfalls bedeuten mag. Sie stellt auf diese Weise eine Alternative für Eltern dar, die sich weder zu einem Kinderverzicht, noch aber auch zu einer Adoption entscheiden können. Sie stärkt und erhöht die *Autonomie der Zeugung* von Nachkommen.

(2) Die Präimplantationsdiagnostik bietet sich als besseres *Mittel* an. Sie ist (a) die bessere *Alternative zu einem Schwangerschaftsabbruch* nach einem pränataldiagnostisch positiven Befund. Sie erspart der Frau die mit einem Schwangerschaftsabbruch verbundenen psychophysischen Belastungen, weil die genetische Diagnostik vor Eintritt einer Schwangerschaft durchgeführt werden kann. Sie erspart einem künftigen Kind absehbare Leiden und einen frühen Tod. Der Embryo spürt nicht seine Vernichtung, was bei Spätabbrüchen vermutlich der Fall ist (‚vorgezogener Schwangerschaftsabbruch'). (b) Ein Verbot einer Präimplantationsdiagnostik ist *inkonsequent*, weil sie der Akzeptanz eines Schwangerschaftsabbruchs widerstreitet. Der Embryo in vitro wäre inkonsequenterweise strenger geschützt als der in vivo. Wer daher einen Schwangerschaftsabbruch toleriert,

kann nicht gegen eine Präimplantationsdiagnostik sein, weil diese den Schwangerschaftsabbruch ja vermeidet.

(3) Ein Verbot der Präimplantationsdiagnostik hat *nicht wünschenswerte Folgen.* (a) Ein Verbot der Präimplantationsdiagnostik würde soziale Ungerechtigkeiten als Folge eines Behandlungstourismus schaffen, den sich sozial besser Gestellte, nicht aber schlechter Gestellte leisten können. (b) Die Zulassung der Präimplantationsdiagnostik würde die Heuchelei vermeiden, die in der Verwertung eines Wissens beruht, dessen Zustandekommen ethisch abgelehnt wird (,verbrauchende' Embryonenforschung).

7.5.2 Argumente gegen eine Präimplantationsdiagnostik

(1) Ist das *Ziel* der Präimplantationsdiagnostik einfach die Beseitigung einer Not, ist es eine ethisch zulässige Frage, ob die Präimplatationsdiagnostik der einzig gangbare Weg ist, die Not der ungewollten Kinderlosigkeit zu beseitigen. Angesichts eines Risikowissens bietet sich als Alternative eine Adoption oder der Verzicht auf Nachkommen an. Das Beschreiten eines dieser Wege ist nicht leicht und nicht für jeden möglich. Es läßt sich aber ethisch ebensowenig rechtfertigen, diese Alternative erst gar nicht in Betracht zu ziehen und von vornherein als eine ,unmenschliche Zumutung' abzutun. Was die erhöhte Autonomie der Zeugung betrifft, so fragt es sich, ob es sich dabei um die Stärkung eines Abwehrrechts handelt – das Recht, heteronom verfügtes Zeugungsverhalten abzulehnen (z. B. staatlich vorgeschriebene Ein-Kind-Familie, staatliche Geburtenkontrolle), oder ob es sich um einen Anspruch auf das jeweils Machbare handelt.

(2) Das Ziel der Präimplantationsdiagnostik ist die Erfüllung des Wunsches risikobehafteter Eltern nach einem *eigenen,*

genetisch nicht belasteten Kind. Das *Mittel* zur Realisierung dieses Zieles besteht in der Erzeugung von Embryonen zu Testzwecken (‚Zeugung auf Probe'). Embryonen werden in der Absicht erzeugt, sie gegebenenfalls nicht zu transferieren, sondern zu vernichten. Die ethische Frage lautet, ob das Ziel solch ein Mittel zu rechtfertigen imstande ist (Erfüllung eines Kinderwunsches um jeden Preis?). Die Rede von einem ‚vorgezogenen Schwangerschaftsabbruch' oder von einer ‚Schwangerschaft auf Probe' ist in diesem Zusammenhang irreführend, weil sie einen wichtigen *Unterschied* zudeckt. Denn weder vor noch während der Durchführung einer Präimplantationsdiagnostik liegt eine Schwangerschaft vor. Was der Präimplantationsdiagnostik vielmehr vorausgeht, ist der *Wunsch* eines Paares nach einem genetisch unbelasteten Kind. Die Erfüllung dieses Wunsches ist an das Handeln Dritter gebunden (In-vitro-Fertilisation mit anschließendem Embryonentransfer). Es entfällt demnach diejenige Konfliktsituation, die zwischen einem sich im Werden befindlichen Menschenwesen und der Notsituation der werdenden Mutter aufbricht und einen Schwangerschaftsabbruch gegebenenfalls straffrei zuläßt. Das unterscheidet die Pränataldiagnostik von der Präimplantationsdiagnostik. Deshalb gibt es keinen direkten Vergleich zwischen beiden Methoden, der Abwägungen bezüglich des geringeren Übels zuließe. Die Nichtimplantation eines verworfenen Embryos läßt sich so gesehen mit dem Hinweis auf das geringere Übel im Vergleich zum Schwangerschaftsabbruch nicht rechtfertigen. Zu einer möglichen Konfliktsituation kommt es erst durch das Handeln Dritter – und nicht durch das betroffene Paar –, die durch Verlagerung in eine Laborsituation nochmals verwandelt wird, als dort nicht die direkt Betroffenen, sondern Dritte in direkter moralischer Verantwortung über Leben und Nicht-Leben entscheiden. Diese Entscheidung – ein psychologisches Moment – fällt im Labor leichter als bei schon bestehender Schwangerschaft (Ruppel; Mieth 2000, 372). Darüber hinaus könnte die Präimplantationsdiagnostik das Einfallstor zu einer Keimbahntherapie statt deren Alternative sein.

(3) Mit der Befürwortung der Präimplantationsdiagnostik wird (gewollt oder nicht) für eine Selektion menschlichen Lebens nach den Kriterien lebenswert/lebensunwert plädiert. Man kann das eine nicht ohne das andere haben. Eine Entscheidung über leben oder nicht leben nach Zumutbarkeitskriterien ist eine Fremdbewertung nach wert oder unwert. Die Erweiterung des betroffenen Personenkreises verschärft also die Frage, ob der Wunsch nach einem genetisch intakten Kind – ein Wunsch vor der Zeugung – die Rechtfertigung liefern kann, Embryonen durch Dritte mit dem erklärten Ziel zu erzeugen, sie zu vernichten, wenn sie den Testkriterien nicht entsprechen. Die Antwort hängt offensichtlich von der Stellungnahme zum Embryonenschutz ab. Unter Voraussetzung eines umfassenden, keine Grade zulassenden Schutzes kann der Wunsch eine Selektion nicht rechtfertigen. Selektion wäre eine Instrumentalisierung auf fremde Zwecke hin.[36] Unter Voraussetzung eines abgestuften Schutzes, d.i. einer vom Entwicklungsgrad menschlichen Lebens abhängenden Schutzwürdigkeit hingegen lassen sich Wünsche gegen früheste Lebensphasen abwägen und höher gewichten. Allerdings wirft dies dann die Frage nach der Begründung solch einer Abstufung auf. Diese dürfte nicht pragmatisch vorgehen, weil sie sonst zirkulär wäre.

36 Es ist die Frage, ob und wie sich die Unteilbarkeit der Menschenwürde mit einer unterschiedlich moralischen Beurteilung von Existenzphasen eines Menschenwesens verträgt. „Eine Erzeugung menschlicher Embryonen auf Probe (‚tentative production‘) stellt etwa eine Totalinstrumentalisierung dar, die mit der moralisch gebotenen unteilbaren Würde nicht vereinbar erscheint.“ [Mieth, Ethik Med 11 (1999), 140]

(4) Die Ablehnung einer Präimplantationsdiagnostik bei gleichzeitiger gesellschaftlicher Akzeptanz eines Schwangerschaftsabbruchs ist nur unter der Voraussetzung inkonsequent, gesellschaftliche Akzeptanz sei mit ethischer Unbedenklichkeit gleichzusetzen und könne die ethische Rechtfertigung einer Handlung liefern. Diese Voraussetzung trifft aber nicht zu. Auch die Gesellschaft kann für den einzelnen nicht Gewissensgründe geltend machen. „Das Argument, weil etwas gesellschaftlich akzeptiert wird, das weiterhin ethisch problematisch bleibt, muß etwas Strukturanaloges auch akzeptiert werden, das ebenfalls problematisch ist, ist kein ethisches Argument. Die Logik, daß wer A sagt, auch B sagen muß, ist ethisch gesehen nur stimmig, wenn A vorbehaltlos akzeptabel ist. Sonst verliert man die Vorbehalte gegenüber A aus dem Blick." (Mieth 1999a, 83).

(5) Die Präimplantationsdiagnostik berührt die Zielsetzung der In-vitro-Fertilisation mit anschließendem Embryotransfer (IVF/ET). Der präimplantationsdiagnostische Zweck könnte die IVF/ET zu einem Selektionsinstrument umfunktionieren. Die IVF/ET wurde in therapeutischer Absicht entwickelt, um sonst kinderlosen Paaren zu einem Kind zu verhelfen.[37] Bei der Präimplantationsdiagnostik hingegen geht es nicht bloß um Infertilitätstherapie, sondern darüber hinaus um ein genetisch intaktes Kind. Bei den Partnern, die für eine Präimplantationsdiagnostik sinnvollerweise in Frage kämen, liegt zwar eine genetische Prädisposition, nicht aber Infertilität vor. Die Zugangsindi-

37 Die Bezeichnung der IVF als ‚Substitutionstherapie' wird als nicht ganz zutreffend erachtet. Im Unterschied etwa zu einer Prothese, welche eine Funktion wieder ermöglicht, wird die Funktionsstörung im Falle der IVF nicht behoben, sondern unter teilweiser Ausschaltung des Patienten umgangen. Der Ausdruck ‚Substitutionstherapie' „überzeugt nicht, denn dem Patienten wird die gestörte Funktion gerade nicht ermöglicht" (LMER Sp. 357).

kation bei der ‚gewöhnlichen' IVF/ET ist eine bestehende Infertilität, nicht so bei der zum Zweck der Präimplantationsdiagnostik vorgenommenen IVF. Hier dient sie negativ-eugenischen Zwecken, was auf längere Sicht eine Veränderung ihrer Zugangsindikation bedeuten könnte (Ruppel; Mieth 2000, 377). – In diesem Zusammenhang werden empirisch zu beantwortende Sachfragen relevant. Die IVF besitzt eine relativ geringe Erfolgsquote (unter 20 %) und ist für die Frau mit psychischen Belastungen und physischen Gefahren verbunden (Hormonstimulation). Wegen der hohen Fehlerquote der Präimplantationsdiagnostik wird aus Sicherheitsgründen zusätzlich eine Pränataldiagnostik durchgeführt, was den ursprünglichen Vorteil der Präimplantationsdiagnostik (Vermeidung eines späten Schwangerschaftsabbruchs) wiederum relativiert.

Schließlich wird auf ein ethisch relevantes Folgeproblem der IVF aufmerksam gemacht: den Fetozid. Zwecks Effizienzsteigerung reproduktionsmedizinischer Maßnahmen wird eine Mehrlingsschwangerschaft herbeigeführt oder in Kauf genommen. Dabei kann es zu überzähligen Feten mit allgemein verringerten Lebenschancen kommen. Zwecks Verringerung der Risiken für Mutter und Kind wird die Anzahl der auszutragenden Feten verringert, um so die Lebenschancen für die übriggebliebenen zu erhöhen. Die Tötung erfolgt dabei nicht nach medizinischer Indikation, sondern unter dem Gesichtspunkt der besten technischen Erreichbarkeit.

(6) Solange die Präimplantationsdiagnostik eine ‚Zeugung auf Probe' impliziert, widerspricht ihre Zulassung einem Verbot verbrauchender Embryonenforschung. Im Zuge der Präimplantationsdiagnostik werden Embryonen zu Testzwecken erzeugt. Ihre Vernichtung ist wie bei der verbrauchenden Embryonenfor-

schung eingeplant – nur mit dem Unterschied, daß sie an gewisse Bedingungen geknüpft ist.

(7) Was das forschungsethische Problem der Nutzung eines Wissens betrifft, das auf einem als ethisch unzulässig beurteilten Weg gewonnen wird, wird dem diesbezüglichen Vorwurf der Heuchelei die Gegenfrage nach dem Verhältnis von Forschungsziel und Mittel seiner Erreichung gestellt. Bildet die verbrauchende Embryonenforschung das einzige Mittel zur Erlangung des Zieles – oder gibt es ethisch weniger bedenkliche oder gar unbedenkliche Forschungswege auf dasselbe Ziel hin? In welcher Weise sind die Versprechungen im Hinblick auf wünschenswerte Ziele abgesichert? Wird nicht zuweilen zu viel versprochen? Herrscht in der Tat Alternativlosigkeit? Unterstellt der Heucheleivorwurf eine Alternativlosigkeit, um die Frage nach der ethischen Vertretbarkeit des als alternativlos ausgegebenen Mittels als unzulässig hinzustellen? All diese empirischen Fragen – so der Gegeneinwand – wären erst einmal von den Fachleuten zu prüfen.

Der Blick auf das individuelle Schicksal, der naturgemäß bei den Ärzten im Vordergrund steht, darf jedenfalls nicht die sozial-ethischen Dimensionen übersehen lassen. Die Spannung zwischen der individual-ethischen und sozial-ethischen Dimension präimplantationsdiagnostischer Möglichkeiten kann bei entsprechendem gesellschaftlichen Trend den Verzicht auf sie schwieriger machen. Der Vorbildcharakter einer Häufung individuell getroffener Entscheidungen kann gesellschaftliche Trends verstärken, die umgekehrt wiederum die Entscheidungssituation des Einzelnen beeinflussen.

8. Gentherapie

Unter Gentherapie versteht man alle Verfahren, genetisch bedingte Erkrankungen durch Veränderungen des entsprechenden Genomabschnitts kausal zu behandeln. Ein intaktes Gen wird in genetisch defekte Zellen eingeschleust und dort so zur Expression gebracht, daß die Fehlfunktion des defekten Gens ausgeglichen werden kann (LB 2/349). Je nach den Zielzellen wird zwischen somatischer Gentherapie (Gentransfer in somatische Zellen) und Keimbahntherapie (Gentransfer in Keimbahnzellen) unterschieden. Somatische Zellen sind alle Zellen eines Organismus mit Ausnahme der Keimzellen; die Keimzellen geben die Erbinformation an die Nachkommenschaft weiter. Bei der somatischen Gentherapie bleiben die genetischen Veränderungen auf das behandelte Individuum beschränkt, bei der Keimbahntherapie wird die genetische Veränderung auch an die Nachkommenschaft weitergegeben. In der Regel sind die gentherapeutischen Verfahren sehr teuer und nur bei wenigen Personen anwendbar. Hoffnungen auf somatische Gentherapie monogenetisch bedingter Krankheiten haben sich bislang nicht erfüllt.

Die ethische Beurteilung der genetischen Eingriffe orientiert sich für gewöhnlich an dem gentherapeutischen Unterschied. Es gibt jedoch auch den Vorschlag, diesen Unterschied aufzuheben und nur zwischen zulässigen (= therapeutisch motivierten) und unzulässigen (= positiv-eugenisch motivierten) Eingriffen zu unterscheiden.[38] Als unzulässig wird die Steigerung und Verbesserung bestimmter Merkmale (enhancement genetic engineering) und der Gentransfer mit eugenischer Zielsetzung (eugenic genetic engineering) angesehen. Der Gegeneinwand

38 So z. B. W. F. Anderson. Siehe den Bericht in Bayertz u. a. (Hg.) (1995), 109 ff.

lautet, die Unterscheidung zwischen Körperzelleneingriff und Keimbahnintervention ist sachlich fundiert und schafft Klarheit. Sie aufzugeben, und durch die Unterscheidung zwischen zulässigen und unzulässigen genetischen Interventionen zu ersetzen, „erzeugt Unsicherheit" wegen der fließenden Übergänge zwischen Therapie, Prävention und positiver Eugenik (LB 2/349). Wo liegt die Grenze zwischen Therapie und Verbesserung des Genpools? Wann ist eine Keimbahnintervention als Prävention und wann als Normkorrektur einzustufen?

8.1 Somatische Gentherapie

Als Zielzellen für eine somatische Gentherapie werden genannt (Bayertz u. a. [Hg.] 1995, 32 f.): Zellen des blutbildenden Systems, Leberzellen, Gefäßzellen, Hautzellen, Skelettmuskel- und Herzmuskelzellen, Fibroblasten, Lungen- und Atemwegepithelien, Zellen der Gelenkinnenhaut, Zellen des Zentralnervensystems, Nierenzellen, Schilddrüsenzellen. Die somatische Gentherapie ist eine Form der Substitutionstherapie. Über ihre positive ethische Beurteilung herrscht unter den sonst gültigen Kriterien für Heilversuche weitestgehender Konsens. Die Probleme bestehen in den Risiken, die mit ihrer Technik verbunden sind. Es empfiehlt sich, bei der Beurteilung zwischen der Legitimität des Zieles, den gewählten Mitteln und den dadurch ausgelösten Folgen und (überschaubaren) Nebenfolgen zu unterscheiden.

Das *Ziel* – die Heilung genetisch bedingter oder genetisch behebbarer Krankheiten – ist ethisch zu bejahen. Hätte hingegen die somatische Gentherapie *als solche* Auswirkungen auf die Keimbahn, wäre sie ethisch wie ein Eingriff in diese zu beurteilen. Bei *möglichen* Auswirkungen auf die Keimbahn im Einzelfall wäre ähnlich vorzugehen wie bei anderen therapeutischen Verfahren, die sich möglicherweise auf die Keimbahn auswirken.

Werden Eingriffe in die Keimbahn abgelehnt, müßte im begründeten Zweifelsfall auf eigene Nachkommenschaft verzichtet werden.

Im Hinblick auf die eingesetzten *Mittel* und die Abschätzung der *Risken und Folgen* ist zu differenzieren. Derzeit ist noch keine gezielte Plazierung der eingesetzten Gene möglich. Es besteht die Gefahr der Zerstörung der entsprechenden Zelle bzw. der ungewollten Aktivierung bislang inaktiver Zellen (krebserregende Gene). Das Wissen um die kausalen Zusammenhänge ist noch begrenzt. Gefahren bestehen im Hinblick auf die Technik des Gentransfers, nicht hinsichtlich des übertragenen genetischen Materials. Ergebnisse von Tierversuchen sind nur begrenzt auf den Menschen übertragbar, da die meisten Erbkrankheiten, für die eine Gentherapie in Frage käme, bei den Primaten nicht vorkommen. Die ethische Beurteilung der Risiken und Folgen wird sich an dem jeweiligen Entwicklungsstadium der Therapie orientieren (Humanexperiment oder Heilversuch). Zu fragen wird sein, worum es sich im Einzelfall handelt (experimentelle Therapie, Substitutionstherapie), und womit die Therapieform vergleichbar ist (Medikamentengabe, Impfung). Dementsprechend werden die ethischen Kriterien eines Humanexperiments oder einer Organtransplantation zur Anwendung kommen, obwohl eine Übertragung von ethischen Kriterien einer Organtransplantation auf die somatische Gentherapie wegen des komplexeren Wirkungsmechanismus ihre Grenzen hat. Eine Übertragung genetischen Materials ist nicht einfach ein Organersatz. Läßt sich die Therapie mit einer Medikamentengabe oder Impfung vergleichen, wird sie nach den Kriterien einer Arzneimittelprüfung zu beurteilen sein.

Eine somatische Gentherapie wird unter folgenden Bedingungen für ethisch vertretbar gehalten: Es muß (1) ein hoher Krankheitswert des genetischen Defekts gegeben sein. Es darf (2) keine effektiven Alternativen geben. Somatische Gentherapie ist nur gerechtfertigt, wenn es sich um Krankheiten handelt, die mit herkömmlichen Therapien nicht zu beherrschen sind. (3) Das Risiko muß angesichts zu erwartenden Nutzens für den Patienten zu verantworten sein. Das Behandlungsrisiko muß kleiner als das Verzichtsrisiko sein. Abzuschätzen sind nicht nur die Folgen, sondern auch die Nebenfolgen. Im Falle die Abschätzung schwierig wird, müssen die ethischen Bedingungen für Humanexperimente gelten: freiwillige Zustimmung nach umfassender Aufklärung über Folgen und (auch der langfristigen) Nebenfolgen.

In der Praxis ist die Grenzziehung zwischen schweren und nicht so schweren Erkrankungen schwierig. Weitere Fragen betreffen eine weltweite Anerkennung der Kriterien. Welche Gene sollen substituiert werden, welche nicht? Wer kommt in den Genuß einer Therapie und wer nicht?

8.2 Keimbahnintervention

Die Keimbahnintervention verfolgt ein präventiv genetisches Ziel, den Austausch defekter Gene auf der Ebene der Erbinformation eines Individuums. Ihre Vorteile lägen in der Verhinderung von Erbkrankheiten durch Beseitigung ihrer Ursachen. Die Keimbahntherapie wirft eine Reihe von empirisch-pragmatischen und ethischen Fragen auf, die sich teils mit anderen Problemen (IVF, Präimplantationsdiagnostik, verbrauchende Embryonenforschung, Eugenik) überschneiden.

Derzeit herrscht Konsens, daß auf dem gegenwärtigen Stand der Entwicklung eine Keimbahntherapie aus risiko-ethischen Gründen nicht zu vertreten ist. Der hauptsächliche Vorbehalt betrifft die Reichweite sowie Nicht-Abdeckbarkeit der Risiken. Es ist unmöglich, die Nebenwirkungen und Negativwirkungen einer Keimbahnintervention zu kalkulieren und Nutzen und Schaden rational abzuwägen. Mögliche irreversible Schädigungen betreffen den gesamten Körper des Patienten, können möglicherweise vererbt werden, möglicherweise erst in späteren Generationen auftreten (Birnbacher 1989, 217). Ein weiteres Argument betrifft die Folgen der gegenwärtigen Methodenunsicherheit. Erfolg oder Mißerfolg einer an einem Embryo vorgenommenen Keimbahnintervention müßte pränataldiagnostisch überprüft werden, was gegebenenfalls zur Abtreibung führen würde. Wegen der Unwahrscheinlichkeit, alle interventionsbedingten Schädigungen entweder therapieren oder pränatal diagnostizieren zu können, wäre eine „Anzahl von zusätzlich, womöglich schwer geschädigten Kindern in Kauf zu nehmen." (Birnbacher 1989, 222).

Die Tatsache, daß Keimbahntherapie derzeit nicht möglich ist, macht eine zweifache ethische Beurteilung notwendig. (1) Wie ist sie im Fall hinreichender Sicherheit, und (2) wie sind die Mittel zur Erreichung des Zieles zu beurteilen?[39] Die erste Frage betrifft die Zielsetzung, die zweite die mit der Embryonenforschung zusammenhängenden Probleme. Die Antworten auf beide Fragen sind kontrovers.

8.2.1 Argumente für eine Keimbahnintervention

Unter der Voraussetzung hinreichender Sicherheit wird eine Keimbahnintervention mit „eindeutig therapeutischer Zielsetzung" (Birnbacher 1989, 220) bejaht, eine nicht-therapeutisch motivierte hingegen abgelehnt. Daneben gibt es auch eine Befürwortung im Zeichen positiver Eugenik.[40] Im eindeutig therapeu-

39 Zu den Mitteln gehört auch bei hinreichender Sicherheit die verbrauchende Embryonenforschung. Siehe Kapitel 9 (S. 171 ff).

40 Siehe den Bericht von Kreß über die Thesen von Anderson, Hood und Watson in Kreß (1999), 47. Als zu verbessernde Eigenschaften werden z. B. Langlebigkeit, emotionale Stabilität, Intelligenz genannt.

tischen Fall müßten gegen eine präventive *negative* Eugenik keine ethischen Bedenken erhoben werden, weil man dem Embryo, an dem der Eingriff vorgenommen wird, die nachträgliche Zustimmung zu einer Genkorrektur zur Vermeidung einer Erbkrankheit unterstellen kann (Birnbacher 1989, 222). Eine Keimbahntherapie ist nicht von vornherein ethisch abzulehnen, wenn sie als Versuch genommen wird, „Eigenschaften und Zustände, die eindeutig nicht im Interesse des Betroffenen liegen, vorbeugend zu verhindern, ... zumindest solange damit nicht zugleich anderweitig wünschenswerte Eigenschaften verändert werden“ (Birnbacher 1989, 221). Die Eltern haben sowohl für den negativ-eugenischen Eingriff als auch für dessen Verzicht die Verantwortung zu tragen (Birnbacher 1989, 221). Die Freiheit eines Menschen kann durch eine genetische Modifikation nicht eingeschränkt werden. „Damit die Freiheit eines Menschen eingeschränkt werden kann, muß er allererst als ein Wesen mit eigenem Willen existieren. Eine genetische Modifikation würde jedoch zeitlich weit vor diesem Stadium liegen“ (Birnbacher 1989, 218 f). Eben deshalb kann auch die individuelle Würde „durch einen schädigungs- und risikofreien Eingriff ... nicht verletzt werden“, weil die Würde vom Vorliegen einer genetischen Konstitution unabhängig ist und daher vom Zustandekommen der genetischen Konstitution nicht betroffen werden kann. (Birnbacher 1989, 219).

Unter individueller Würde wird hier – anders als im Menschenrechtsgedanken – der Besitz moralisch relevanter Eigenschaften verstanden. Von dieser individuellen Würde wird die Gattungswürde, d. i. ein bestimmtes Menschenbild, unterschieden. Die Gattungswürde könne allerdings „in den frühesten Stadien der Existenz menschlichen Lebens verletzt werden“ (Birnbacher 1989, 219). Damit werde aber weder die körperliche oder seelische Integrität des Individuums verletzt, sondern bloß ein Bild, das wir von uns als Menschen haben (Birnbacher 1989, 219). „Betroffen wäre nicht ein menschliches Individuum – das im Embryonalstadium weder Leidensfähigkeit noch andere Subjektqualitäten aufweist –, sondern eine Gemeinschaft *anderer* Menschen, deren normatives Selbstbild es verbietet, menschliches Leben als eine zu beliebigen Zwecken zu gebrauchende Sache zu behandeln" (Birnbacher 1989, 220, Herv. orig.).

Ähnlich argumentiert auch Irrgang: Hinsichtlich der Keimbahntherapie soll „keine generelle Vorabverurteilung vorgenommen werden. Gelänge es, ihren therapeutischen Charakter vor allen Versuchen der Konstruktion des Menschen zu bewahren und das Fehlerrisiko äußerst niedrig zu halten, so müßte auch Keimbahntherapie zumindest grundsätzlich als erlaubt erscheinen." (Irrgang 1996, 547). Therapeutische Keimbahninterventionen werden auch mit einem ‚Recht auf Gesundheit' begründet.

Eine Bejahung der Zielsetzung muß nicht schon die verbrauchende Embryonenforschung einbeziehen. Es wäre denkbar, daß das Ziel auch ohne verbrauchende Embryonenforschung erreicht werden kann, wenngleich man sich heute kaum vorstellen kann, wie das geschehen soll. Ob diese Möglichkeit besteht oder nicht, ist offenkundig keine ethische, sondern eine empirisch-pragmatische Frage. Wer verbrauchende Embryonenforschung ablehnt, wird auch das Ziel ablehnen müssen, wenn jene der einzige Weg dorthin sein sollte.

8.2.2 Argumente gegen eine Keimbahnintervention

Gegeneinwände argumentieren (1) mit dem Schutz der Menschenwürde und (2) mit dem Mißbrauch zu positiv eugenischen Zwecken (Verbesserung des menschlichen Genpools).

(1) Ein Eingriff in die Keimbahn verstößt gegen die Menschenwürde, weil sie eine Manipulation nicht an der, sondern der

personalen Identität selbst darstellt. Mit der Änderung der genetischen Basis der Individualität wird die personale Identität manipuliert. „Der Unterschied zwischen der Genmanipulation (am Menschen, vor allem in der Keimbahn) und anderen Formen der Manipulation besteht darin, daß nicht *an* einer existierenden Person etwas manipuliert wird, sondern *diese selbst*" (Löw 1985, 148, Herv. orig.).[41] Im Unterschied zu den anderen Formen, bei denen eine nachträgliche Korrektur möglich ist, ist das „bei der Manipulation der natürlichen Identität eines Menschen nicht möglich" (Löw 1985, 148 f). Eine therapeutisch motivierte Keimbahnintervention verstößt gegen die Zielsetzung der Heilkunde. „Wenn an der befruchteten Eizelle ein gentechnologischer Eingriff erfolgt, und sei es mit medizinischer Zielsetzung, dann wird nicht eine existierende Person geheilt, sondern ihre Identität manipuliert. Hier wird nicht die Heilkunde verbessert, sondern ihr fundamentales Gebot verletzt" (Löw, Art. Gentechnik LMER Sp. 389). Eine Manipulation der personalen Identität mit therapeutischer Zielsetzung betreibt eine mit der Menschenwürde unvereinbare Güterabwägung.

Das Argument, ein Eingriff in die Keimbahn schränke die menschliche Freiheit nicht ein, weil er zeitlich vor der Ausbildung der Willensfreiheit zu liegen kommt, unterstellt eine dualistische Auffassung des leiblich-personalen Daseins. Die Art der *Einheit* in der Differenz von Leib-sein und Leib-haben entzieht sich prinzipiell einer Aufteilung, weil jede Reflexion leibliche Grundlagen hat und eine Totalreflexion unmöglich ist.

Das mit den Keimbahneingriffen verbundene Risiko insbesondere für die nachkommende Generation ist eo ipso nicht berechenbar und entzieht sich einer verantwortbaren Abwägung. Wegen der unaufhebbaren und unaufhellbaren leiblich-personalen Einheit des Menschen

41 Eine gentechnische ‚Programmierung' der „Persönlichkeit eines künftigen Individuums" ist für Birnbacher eine Verdinglichung menschlichen Lebens, was man von „*partiellen* gentechnischen Korrekturen" nicht sagen könne (Birnbacher 1989, 220, Herv. orig.). Ein negativ-eugenischer Eingriff sei deshalb von vornherein nicht abzulehnen.

kann nicht dargelegt werden, in welcher Weise Eingriffe in die Keimbahn die Personalität und damit das Selbstverständnis eines Menschen tangieren. Wegen dieses Nicht-Wissens wäre ein Eingriff in die Keimbahn eine mit der Achtung der Menschenwürde unvereinbare Instrumentalisierung des Menschen.

(2) Positive Eugenik wird aus unterschiedlichen Gründen abgelehnt. Sie verstößt (a) gegen die Menschenwürde, verletzt (b) das Recht auf natürliche Abstammung und natürliche Gleichheit und steht (c) vor dem unlösbaren Problem der Kriterien des Erwünschten und Unerwünschten.

(a) Eine Veränderung der Erbinformation unterwirft den Betroffenen den Zwecksetzungen Dritter und mißachtet damit den Selbstzweckcharakter des Menschen. Wird der einzelne Mensch „in den Dienst einer Verbesserung des Genpools“ gestellt, bedeutet das eine „ausschließliche Unterwerfung des Menschen unter heterogene Zwecke“, die „als prinzipielle Verletzung seiner Würde“ betrachtet werden muß (Honnefelder 1994c, 223).

(b) Positive Eugenik verletzt das „Recht auf Naturwüchsigkeit der Abstammung und einer niemand zu ‚verdankenden‘ personalen Identität (beziehungsweise deren genetischer Grundlage)“ und mißachtet damit das „Recht auf Unverletzlichkeit der Person“ (Löw 1985, 188).[42] Eine Manipulation der naturalen Bedingungen der Chancengleichheit aller Menschen tangiert die Gleichheit aller Menschen als Menschen. Eine positive Eugenik schafft eine Zweiklassengesellschaft – genetisch verbesserte und nicht verbesserte Menschen – und verletzt damit den Gleichheitsgrundsatz „durch (positive wie negative) Diskrimi-

42 Die Parlamentarische Versammlung des Europarats 1982 spricht von einem Recht „auf ein genetisches Erbe, in das nicht künstlich eingegriffen worden ist.“

nierung von Personen und Personengruppen, die für bestimmte Zwecke ‚gezüchtet' würden" (Löw 1985, 188).

(c) Eine positive Eugenik etabliert eine „Herrschaft der Toten über die Lebendigen" (LMER Sp. 389), weil die später Lebenden Manipulationsprodukte gemäß den Vorstellungen ihrer Vorgänger sind. Keimbahninterventionen sind mögliche Bomben, deren Entschärfung zu einem Lebensstil künftiger Generationen führt, der ihnen nicht zugemutet werden darf. In Anbetracht der zahlreichen Mißbrauchsmöglichkeiten gilt es, „die Interessen der Kinder vor den positiv-eugenischen Vorlieben ihrer Eltern zu schützen" (Birnbacher 1989, 221). Welche Eigenschaften sind wünschenswert, welche nicht? Wer trifft hier nach welchen Kriterien eine Festlegung?

Löw (1985, 186) listet Zitate von Teilnehmern (darunter Nobelpreisträger) an der CIBA-Konferenz in London 1962 auf: Josuah Lederberg hielt Bedenken gegen eine genetische Erzeugung eines Kindes mit vier Armen „für eine infantile Eigenliebe des Menschen", Hermann Joseph Muller schlug die Auslese von Samenspendern mit hohem Intelligenzquotient vor, geschlechtliche Fortpflanzung dürfe „nur noch für Experimente zugelassen werden", Francis Crick meinte, daß „der Staat dem Speisesalz Chemikalien beimischen solle, um Kinderzeugung durch genetisch unerwünschte Paare zu verhindern".

Das Argument vom ‚Recht auf Naturwüchsigkeit der Abstammung' oder vom ‚Recht auf ein genetisches Erbe, in das nicht eingegriffen worden ist' will nicht ein Interesse am genetischen Zufall schützen und enthält weder, wie ein Einwand meint, einen naturalistischen Fehlschluß noch erhebt es die Vereinigung von Ei- und Samenzelle auf dem ‚natürlichen' Weg zur Norm des Fortpflanzungsverhaltens.[43] An dem Einwand ist richtig, daß die

43 So der Einwand von Birnbacher: „Konsistent scheint sich ein ‚Recht auf Zufall' nur so verstehen zu lassen, daß der *Naturwüchsigkeit* der individuellen Genese als solcher ein Wert zuerkannt wird." (Birnbacher 1989, 219, Herv. orig.).

Würde des Menschen *nicht* in seiner *genetischen Einmaligkeit* und der von ihr (mit)-bestimmten naturalen Entwicklung, sondern darin gründet, daß der Mensch ein *Freiheitswesen* sein kann. Weil er dies aber als ein *personal-leibliches* Wesen ist, umfaßt der Schutz der Würde die Integrität von Leib und Leben, was weder absolute Unantastbarkeit noch beliebige Verfügung über den Leib bedeutet. Deshalb verletzt nicht jeder beliebige Eingriff in den Leib die Menschenwürde, und gibt es unterschiedliche Grade ihrer Sicherung.

Das ‚Recht auf natürliche Abstammung' rekurriert nicht auf ein Interesse am genetischen Zufall und an der von ihm bestimmten Naturwüchsigkeit – ein solches Interesse würde ja widersinnigerweise auch den genetischen Defekt einschließen, der ebenfalls Resultat eines genetischen Zufalls ist –, sondern, so Honnefelder, auf das Interesse am *höhergradigen Schutz* der Unantastbarkeit der Würde. Im Vergleich zum gentechnischen Eingriff ist das natürliche Werden eine höhergradige Sicherung dieser Unantastbarkeit. Nicht also weil der Naturwüchsigkeit als solcher „besondere Dignität zukäme", ist ein gentechnischer Eingriff in die Erbmasse ethisch gesehen nicht zu rechtfertigen, sondern wegen der *Alternative*, die dieser Eingriff im Hinblick auf die geschlechtliche Zeugung (und den mit ihr verbundenen genetischen Zufall) darstellt. Der geplante Eingriff stellt eine Manipulation dar. Und *im Vergleich* zu dieser Manipulation „muß das natürliche, kontingente Werden als die Möglichkeit erscheinen, die in höherem Maß die Unantastbarkeit der Würde der Person sichert" (Honnefelder 1994c, 229).

9. Embryonenforschung

9.1 Ziele der Embryonenforschung

Mit den Möglichkeiten der modernen Reproduktionsmedizin ist der menschliche Embryo im Labor verfügbar und damit einer Forschung an und mit ihm zugänglich geworden. Das darf nicht die unterschiedliche Zielsetzung von Embryonenforschung und Reproduktionsmedizin übersehen lassen, deren Ziel nicht die Forschung, sondern die Therapie ungewollter Kinderlosigkeit ist [Rager (Hg.) (1997), 138]. Unterschieden wird zwischen einer Forschung, die der Erhaltung und Verbesserung der Lebensbedingungen des Embryos selbst dient (therapeutische Forschung), einer Forschung, bei welcher das medizinische Wissen auf dem Wege der Vernichtung des Embryos gewonnen wird (‚verbrauchende Embryonenforschung') und Forschungen, die den Tod des Embryos nicht intendieren, sondern gegebenenfalls in Kauf nehmen [Hepp (1994), 251 f; Rager (Hg.) (1997), 141; LB 1/558)]. Fällt eine Zygote und jede einem Embryo entnommene totipotente Zelle unter den Begriff ‚Embryo'[44], dann werden Embryonen sowohl bei der Präimplantationsdiagnostik ‚verbraucht', als auch bei einer Kryokonservierung, bei der es nicht zum Embryotransfer kommt, als auch bei einer den ‚Spender'-Embryo zerstörenden Gewinnung von Stammzellen.

Der Ausdruck ‚Embryo' (gr. embryon = ungeborene Leibesfrucht) kennt verschiedene Begriffsverwendungen. Es kann einmal die befruchtete Eizelle und jede totipotente Zelle gemeint sein. „Der Embryo entsteht

44 Der § 8 des deutschen Embryonenschutzgesetzes hält fest: „Als Embryo im Sinne dieses Gesetzes gilt bereits die befruchtete, entwicklungsfähige menschliche Eizelle vom Zeitpunkt der Kernverschmelzung an, ferner jede einem Embryo entnommene totipotente Zelle, die sich bei Vorliegen der dafür erforderlichen weiteren Voraussetzungen zu teilen und zu einem Individuum zu entwickeln vermag."

mit der Fertilisation. Die Fertilisation ist ein Prozeß, der mit dem Eindringen eines Spermiums in die Oozyte (Imprägnation) beginnt und erst nach etwa 24 Stunden mit der Ausbildung der Zygote endet." [Rager (Hg.) 1997, 66]. In der zweiten Begriffsverwendung wird zwischen Embryo und Präembryo unterschieden. „Als Embryo wird der menschliche Keim von der Zeit der Einnistung in die Gebärmutter (Implantation) bis zum Ende der Organentwicklung bezeichnet (2. bis 8. Woche nach der Befruchtung). Die vorgeburtliche Entwicklung wird üblicherweise in eine Embryonal- (bis 8. Woche nach der Befruchtung) und eine Fetalperiode (9. Woche bis zur Geburt) unterteilt. Die Embryonalphase gliedert sich in eine Präembryonal- und eine Embryonalphase. Die Präembryonalphase (1. und 2. Woche nach der Befruchtung) reicht von der Entstehung der Zygote, der Morula, der Blastozyste mit Ausbildung des Embryo- und Throphoblasten bis zur Einnistung. Mit der Einnistung und der Ausbildung des Primitivstreifens beginnt die Embryonalphase, die mit dem Ende der Organentwicklung abgeschlossen ist. Daran schließt die Fetalperiode an." (Art. Embryo, LB 1/553). In der Diskussion über die ethische Beurteilung der verbrauchenden Embryonenforschung wird meist nur von Embryo gesprochen und die Differenzierung am gegebenen Ort eingeführt.

Über die ethische Zulässigkeit einer therapeutischen Embryonenforschung im oben genannten Sinn gibt es keinen Dissens, wohl aber über die Zulässigkeit einer *verbrauchenden* Embryonenforschung. Da durch den Fortschritt medizinischer Technik zunehmend weniger ‚überzählige' Embryonen anfallen, wird die Erzeugung von Embryonen rein zu Forschungszwecken gefordert. Diese Erzeugung läßt sich allerdings nicht einfach mit dem Hinweis auf die Freiheit der Forschung begründen, weil es auf den Inhalt der Forschung ankommt. Es müssen sowohl die *Ziele* als auch die zur Anwendung kommenden *Mittel* als auch die damit verbundenen *Risiken* zu rechtfertigen sein, und zu allererst muß nach dem *Status des Forschungs-,Gegenstandes'* selbst, d.i. des *Embryos* gefragt werden.

In der kontrovers geführten Debatte herrscht zwar Einigkeit darüber, daß die ethische Beurteilung der verbrauchenden

Embryonenforschung von der Bestimmung des ‚moralischen Status' des Embryos abhängt, Uneinigkeit aber darüber, worin er besteht und gründet. Hinter dieser Uneinigkeit stehen unterschiedliche Konzeptionen von Menschenwürde und von der Schutzwürdigkeit des menschlichen Lebens. Im folgenden werden zuerst die Positionen zur Embryonenforschung dargestellt. In einem zweiten Schritt geht es um die philosophisch-anthropologischen Voraussetzungen der Würdeschutz- bzw. Lebensschutzdebatte.

Es gibt im großen und ganzen drei Positionen zur verbrauchenden Embryonenforschung. Die eine plädiert für ein kategorisches Verbot mit dem Hinweis auf die unteilbare Menschenwürde, aus der sich ein umfassender Lebensschutz von Anbeginn an ergibt, was jede Güterabwägung, auch eine solche hinsichtlich eines medizinisch hochrangigen Forschungsziels ausschließt. Mit dem Beginn menschlichen Lebens beginnt dessen volle Schutzwürdigkeit. Die zweite, gradualistische Position plädiert für einen vom Entwicklungsgrad des Embryos abhängigen Lebensschutz, was eine Güterabwägung hinsichtlich hochrangiger Forschungsziele und damit eine Forschung an und mit Embryonen zulässig macht. Mit dem Beginn neuen menschlichen Lebens beginnt nicht schon dessen Schutzwürdigkeit. Eine mittlere Position hält zwar am umfassenden Lebensschutz vom Beginn neuen menschlichen Lebens an fest, läßt aber Ausnahmen im Zeichen hochrangiger Forschungsziele zu. Die dritte Position kennt überhaupt keine Schutzwürdigkeit von Embryonen mit der Begründung, es handle sich bei ihnen um Zellhaufen.

9.2 Argumente gegen eine verbrauchende Embryonenforschung

9.2.1 Kategorisches Verbot

Argumente für ein striktes Verbot verbrauchender Embryonenforschung berufen sich auf die Verschmelzung von Ei- und Samenzelle als den Beginn eines neuen Menschenlebens und auf die bruchlose Kontinuität der Lebensentwicklung. Mit dem Beginn eines neuen Menschenlebens beginnt auch dessen volle Schutzwürdigkeit. Eine Ausklammerung frühester Lebensphasen aus dem Lebensschutz würde dieser Kontinuität widerstreiten.

Anerkennt man die befruchtete Eizelle „als teleologisch verfaßten Keim eines Menschen, der zugleich menschliches Leben ist“ (Löw 1985, 153), dann ist sie „vom Zeitpunkt der Befruchtung ab menschliches Leben in seiner vollen Schutzwürdigkeit, egal ob durch natürliche Zeugung, in der Retorte oder durch Klonierung entstanden. Warum gerade dieser Zeitpunkt? Es ist der einzige zweifelsfreie Zeitpunkt, für den gilt, daß *vor* ihm nichts da ist, woraus menschliches Leben teleologisch und ‚von selbst‘ würde. Weder Spermium noch Ei allein sind der Keim, sondern der existiert erst und genau dann, wenn das Spermium das Ei befruchtet hat – und der Mensch da ist.“ (Löw 1985, 155 f). ‚Zeitpunkt‘ steht für ‚Zeitspanne‘: „Die biologische Zugehörigkeit setzt sich von selber fest. Sie ist ihrerseits an die Verschmelzung von Ei- und Samenzelle geknüpft. Von diesem Akt an – ich sage bewußt Akt und nicht ‚Zeitpunkt‘, um nicht den beschämenden Haarspaltereien um Millisekunden und Nanometer ausgesetzt zu sein, welche ganz genau definiert haben wollen, was sich genau wohin bewegt haben muß, damit man usw. usw. – besteht menschliches Leben (nicht ‚werdendes Leben‘, sondern Leben!), ein teleologisch verfaßter Keim, der ausgerichtet ist auf sein Geborenwerden, aus dem ein gleichfreier Mensch hervorgehen soll, wie alle anderen es sind." (Löw 1992, 295).

Aus dieser Festsetzung folgt das kategorische Verbot einer verbrauchenden Embryonenforschung und damit die Unzulässigkeit einer Güterabwägung. Auch ein therapeutischer Zweck kann ein ethisch nicht zu rechtfertigendes Mittel nicht heiligen (Löw 1985, 183 f). Das gilt auch für die Freigabe der Experimente mit Embryonen im Stadium der Totipotentialität ihrer Zellen. Man könne nicht sagen, bei totipotenten Zellen läge noch nicht personales menschliches Leben vor, sondern beginne erst mit dem Verlust der Totipotenz und der Spezialisierung der Zellen in Richtung Organausbildung. Denn: „Die genetische Grundlage auch des menschlichen Personcharakters ist einwandfrei und endgültig festgelegt im Moment der Befruchtung der Eizelle; nichts weiter ist nötig oder käme sonst von irgendwoher dazu. Eben dies gilt für die noch omnipotenten Keimzellen. Gewiß, sie werden de facto nicht alle zu Menschen, aber daß sie das nicht werden, ist eine Sache der Natur und nicht des Menschen, der dann etwas so ‚machen dürfte wie die Natur'" (Löw 1985, 184 f).

9.2.2 Ausnahmeregelung

Unter grundsätzlicher Bejahung des umfassenden Lebens schutzes wird für Ausnahmen im Einzelfall argumentiert. Hepp plädiert für das in Deutschland bestehende strafrechtliche Verbot der Forschung an und mit Embryonen, läßt jedoch im Einzelfall eine Relativierung zu. Zunächst gilt: Eine verbrauchende Embryonenforschung mit eingeplanter Vernichtung des Embryos „beinhaltet eine Mißachtung der Würde des Menschen, da die subjektive Qualität (auch im potentiellen Sinne) des Menschen degradiert wird zur bloßen biologischen Faktizität. Hier würde auch das Grundrecht der Freiheit der Forschung an seine Grenzen stoßen." (Hepp 1994, 253 f). Bei „grundsätzlicher Anerkennung des Lebensschutzes" kann dieser im Einzelfall „im Sinne einer Güterabwägung auf Zwecke hin relativiert" werden, „was nach sorgfältiger Prüfung eines nachgewiesenen hochrangigen Forschungszieles eine Forschung an und mit Embryonen zuläßt." (Hepp 1994, 250). Die Ausnahme wird mit der Vorindividualität der frühesten menschlichen Lebensphasen begründet. „Eine Relativierung des Gebots ist nur bei Güterabwägung hinsichtlich eines hochrangigen medizinischen Zieles und nur im Bereich frühen menschlichen Lebens erwägbar, wo sich aus dem leiblichen Substrat des Embryos noch nicht alle Realisierungsstufen individuellen Seins vollzogen haben. Damit rede ich keiner utilitaristischen Moral das Wort, in der ein hochrangiges Forschungsziel jedes Mittel heiligt, zumal Gesundheit gleichrangige oder auch höherrangige Güter gegenübergestellt werden können" (Hepp 1994, 253).

9.2.3 Einwände

Gegen einen vollen Embryonenschutz ab der Fertilisation wird eingewendet, er beinhalte einen genetischen Determinismus, der auf die Behauptung rekurriert: „Ein bestimmter DNS-Strang lege genetisch menschliche Individualität und Personalität fest. Diese Annahme ist unzutreffend, weil eineiige Zwillinge oder Mehrlinge trotz (nahezu) identischer genetischer Information nicht dieselben Organismen oder gar Personen sind" (Irrgang 1995, 224). Zudem kann der genaue Zeitpunkt der abgeschlossenen Verschmelzung von Ei- und Samenzelle nicht angegeben werden. „Die Zeitpunktfrage ist wohl falsch gestellt" (Irrgang 1991, 245). Die biologische Natur des Menschen und seine Personalität gehören „unterschiedlichen Ebenen" an (Irrgang 1991, 246). Embryonen, so der Einwand weiter, seien keine sittlich handelnden Subjekte, aber „sie haben immerhin die Anlage, bei normaler Entwicklung Adressat sittlicher Ansprüche zu werden" (Irrgang 1991, 246). Aus der Potentialität lasse sich aber „keine absolute Verpflichtung inhaltlicher Art begründen." (Irrgang 1991, 246). Eine „vorsichtige Argumentation" könne bei der Verschmelzung von Ei- und Samenzelle nur „von artspezifischem menschlichen Leben" sprechen (Irrgang 1991, 245).

9.3 Argumente für eine verbrauchende Embryonenforschung

Für einen Gradualismus ist ein verbrauchendes Experimentieren mit Embryonen nicht von vornherein ethisch verwerflich. Sie besitzen einen Status, der sie einer Güter- und Interessenabwägung zugänglich macht. Gradualistische Argumente binden den Lebensschutz an Merkmale, die für das Vorliegen von Personalität als konstitutiv erachtet werden (siehe auch Kapitel 10, S. 195 ff). Die Schutzwürdigkeit menschlichen Lebens wird entweder vom Entwicklungsgrad der biologischen Voraussetzungen der konstitutiven Personenmerkmale oder an das erstmalige faktische Auftreten dieser Merkmale gebunden. (Im zweiten Fall beginnt die Schutzwürdigkeit mit der Geburt oder noch später.) Als Konstitutiva des Personenstatus werden genannt: Individualität (Personalität impliziert zumindest Individualität), Empfindungsfähigkeit, Rationalität, Kommunikationsfähigkeit, sittliche Handlungsfähigkeit.

Irrgang schlägt vor, „die Berücksichtigungswürdigkeit werdenden menschlichen Lebens vom Grad der Ausbildung der Fähigkeit zu sittlichem Handeln" abhängig zu machen (Irrgang 1995, 226). „Da sich Personalität psychophysisch realisiert, ist die biologische Natur des Menschen als Conditio sine qua non für Personalität zu schützen. Hierin gründet sich der Wert werdenden menschlichen Lebens wie der Wert des Menschen aus der Perspektive der Patientenautonomie. Dieser Ansatz führt in einen Gradualismus, der für eine mitwachsende Berücksichtigungswürdigkeit mit der Entwicklung von bestimmten Fähigkeiten der befruchteten Eizelle plädiert, die späterhin Voraussetzungen für Personalität darstellen." (Irrgang 1995, 226).

Je nach Umfang dieses Komplexes und je nach den leitenden Grundbegriffen (z. B. Individualität, Identität, Potentialität, Werden) variiert der Umfang des zugestandenen Lebensschutzes. Je mehr Merkmale gefordert werden, desto später, je weniger, desto früher setzt die Schutzwürdigkeit ein. In den Stadien vor dem Einsetzen der Schutzwürdigkeit steht der Embryo frei für zweckmäßige Nutzung.

Eine verbrauchende Embryonenforschung verletzt nach dieser Auffassung weder irgendwelche Interessen noch gar Rechte des Embryos, sondern bloß die Gattungswürde, worunter aber bloß ein bestimmtes Menschenbild verstanden wird. Schutz von Embryonen bedeutet bloß Schutz eines Menschenbildes. Nach diesem Menschenbild ist „die Gattung Mensch auch in ihren vorpersonalen individuellen Ausformungen zu schützen" (Birnbacher 1989, 225). Das Prinzip der Gattungswürde dient also bloß der „Verhinderung von ‚Schädigungen' rein symbolischer Art. Bei einer Güterabwägung fällt das Wohl eines realen zukünftigen Kindes jedoch mehr ins Gewicht als die ‚Opferung' einiger totipotenter Zellen" (Birnbacher 1989, 225).

Orientiert man sich an der Grundlegung der Individualität mit der Begründung, Personen seien Individuen, Individualität schließe aber mögliche Mehrlingsbildung aus, dann setzt die Schutzwürdigkeit mit der Unmöglichkeit der Mehrlingsbildung ein (spätestens 14. Tag p.c.).

Im großen und ganzen kreist die Debatte um den vollen Embryonenschutz darum, seinen Beginn mit der *Befruchtung* oder erst mit dem *Ausschluß der Mehrlingsbildung* einsetzen zu lassen, wenngleich es auch Vorschläge für einen noch späteren Zeitpunkt gibt.

Die erste Option liegt den in Österreich und Deutschland geltenden rechtlichen Regelungen zugrunde (Embryonen dürfen nur zu Zwecken medizinisch assistierter Fortpflanzung und nur so viel erzeugt werden, als dafür notwendig ist; ‚Überzählige' Embryonen dürfen kryokonserviert werden – in Österreich ein Jahr lang; Verbot der Erzeugung von Embryonen zu Forschungszwecken). Die zweite Option liegt z. B. den Regelungen in Großbritannien zugrunde. (Der einer Person zukommende Schutz beginnt erst mit dem Abschluß der biologischen Individuation, der auf den 14. Tag festgelegt wird. Bis dahin kann der Embryo zu Forschungszwecken verwendet werden.) Den beiden Optionen liegen unterschiedliche Person-Begriffe zugrunde. Siehe dazu Kapitel 10 (S. 195 ff).

Sass (1989b) orientiert sich an der Grundlegung der Fähigkeit zur Rationalität und plädiert für den 57. Tag p.c. Er unterscheidet Hirnleben I und Hirnleben II. Hirnleben I beginnt nach ihm mit der Ausbildung der ersten organspezifischen Zellen des Gehirns (57. Tag p.c.), Hirnleben II mit der Ausbildung organspezifischen Gewebes (70. Tag p.c.). Sass stellt eine Symmetrie von Hirntod und Hirnleben her. Der Zeitstrecke ab der Funktionsuntüchtigkeit des Gehirns entspricht die Zeitstrecke bis zur Ausbildung der organspezifischen Zellen des Gehirns. Das Gegenstück zum Hirntod ist Hirnleben I. Von diesem Tag an (= 57. Tag p.c.) möge man „dem werdenden menschlichen Leben den vollen rechtlichen Schutz und die volle ethische Solidarität und Achtung" zusprechen (Sass 1989b, 173).[45] Sass legt seinen Überlegungen die klassische Wesensdefinition des Menschen zugrunde, nach welcher der Mensch das vernunftbegabte Lebewesen ist (animal rationale).[46] Zeichnet die Vernunft den Menschen aus, und ist ihre Ausübung an die Funktionstüchtigkeit des Gehirns gebunden, dann beginnt menschlich-personales Leben

45 Lockwood operiert ebenfalls mit der Analogie von Gehirntod und Gehirnleben (Lockwood 1990, 246).

46 Sass mißdeutet freilich diese Wesensdefinition, indem er die Vernunft als eine Eigenschaft ansetzt, was die klassische Wesensdefinition gerade nicht tut.

mit der Ausbildung des Gehirns, vorher gibt es nur biologisch-menschliches Leben.[47] Für Sass beseitigt die vorgeschlagene Hirnleben-Definition die unterschiedlichen ethischen Bewertungsstandards „des beginnenden menschlichen Lebens" zugunsten einer generellen Lösung (Sass 1989b, 174). Die Definitionen von Hirnleben und Hirntod stellen einen Rahmen zur Unterscheidung menschlichen Lebens in ein biologisch-menschliches und ein personal-menschliches dar und liefern „ethisch, kulturell und rechtlich konsensfähig(e)" Parameter (Sass 1989b, 174).[48]

9.3.1 Einwände

Die Einwände stellen (1) die Analogie von Hirntod und Hirnleben in Frage, berufen sich (2) auf die aktive Potenz des Embryos, sich unter erforderlichen Voraussetzungen humanspezifisch kontinuierlich zu einem erwachsenen Menschen zu entwickeln, und verweisen (3) auf die Differenz von theoretischer Bestimmung und praktischer Beurteilung eines Sachverhalts.

(1) Die *Analogie von Hirntod und Hirnleben* ist inkonsequent und verkennt die zeitliche Struktur menschlichen Lebens. (a) Was für das Ende gilt muß auch für den Anfang gelten. Wenn man das Ende der Person mit dem Ende des Lebens identifiziert, muß man konsequenterweise auch den Anfang der Person mit dem Anfang des Lebens identifizieren, nicht aber – wie die Rede

47 Die von den Vertretern eines ‚Gehirnlebens' zugrunde gelegten biologischen Sachverhalte werden infrage gestellt in Rager (Hg.) 1997, 98.

48 In Wiesing (Hg.) (2000), 165 entscheidet sich Sass für den 70. Tag. „Wir sollten daher, in Analogie zum Hirntod, mit dem Beginn der neuronalen Synapsenbildung vom ‚Hirnleben' sprechen. Das bedeutet, daß wir vom 70. Tage nach der Empfängnis dem werdenden menschlichen Leben den vollen rechtlichen Schutz und die ungeteilte ethische Solidarität und Achtung bedingungslos entgegenbringen."

vom Hirnleben – beides trennen. „Man kann nicht einfach das Ende des Personseins zum Todeszeitpunkt erklären und zugleich den Anfang des Lebens (Befruchtung) und des Personseins voneinander trennen. Wenn man sagt: ‚Keine Person mehr, deshalb tot', müßte man auch sagen: ‚Noch keine Person, also noch nicht lebendig'." (Wolbert 1989, 18). (b) Die Analogie von Hirntod und Hirnleben unterstellt fälschlicherweise eine zeitliche Symmetrie. Einem Nicht-mehr entspricht aber keineswegs ein Noch-nicht. Der Unwiderruflichkeit des Hirntods steht ein Werden in Richtung ‚Hirnleben' gegenüber, welches „sicher kommt, wenn man den Embryo nur wachsen läßt. Mit dem Hirntod erlischt jede körperliche Potentialität, während die Phase vor dem Beginn des Hirnlebens nicht dem Tod gleicht, sondern gerade durch die in ihr vorhandenen Möglichkeiten des Lebens charakterisiert ist." (Rager 1994, 90).

(2) Wenn sich Individualität erst mit dem Ausschluß der Mehrlingsbildung ausbilden soll, muß vorher Klarheit über den *vorausgesetzten Begriff von Individualität* herrschen. Mit Individualität ist die biologische, nicht die psychologische Individualität gemeint, die sich in tätiger Auseinandersetzung mit der sozialen Umwelt herausbildet. Biologische Individualität bedeutet nicht Unteilbarkeit, sondern Ungeteiltsein, sich selbst organisierende Einheit. Das aber trifft für den Embryo auch in der Zeit *vor* dem Ausschluß der Mehrlingsbildung zu. „Von der Entstehung der Zygote an ist der Embryo eine funktionelle, sich selbst organisierende und differenzierende Einheit, ein dynamisches und autonomes System. Als ein sich selbst organisierendes dynamisches System erfüllt er alle Bedingungen, die man an ein Individuum im biologischen Sinne ... stellen kann." [Rager (Hg.) (1997), 77]. Wie ist dann die Zwillingsbildung zu denken, wenn der Embryo vor ihr Individuum ist, und es sich nach ihr um zwei

biologische Individuen handelt? Der Übergang zur Zwillingsbildung kann „systemtheoretisch als Bifurkation beschrieben werden; biologisch können wir ihn als Vermehrung bezeichnen" [Rager (Hg.) (1997), 94]. Hier tauchen zwar begriffliche Schwierigkeiten auf, die aber nicht dazu führen dürfen, dem Embryo vor dem Ausschluß der Mehrlingsbildung Individualität abzusprechen, weil das zu noch größeren Problemen führt [Rager (Hg.) (1997), 92]. Denn dann müßte der Übergang von Nicht-Individuum zu Individuum erklärt werden. Der Ausschluß der Mehrlingsbildung müßte einen ähnlichen qualitativen Sprung darstellen wie die Fertilisation. Das aber ist angesichts der „Kontinuität der Entwicklung" nicht der Fall: „Nach der Fertilisation können keine Einschnitte in der Entwicklung des Embryos beobachtet werden, welche in ihrem Ausmaß und in ihrer Bedeutung mit den Ereignissen bei der Fertilisation vergleichbar wären." [Rager (Hg.) (1997), 93, vgl. auch 154]. Die Schwierigkeiten lassen sich verringern, wenn man Individualität teleologisch versteht. „Versteht man Individualität dynamisch von ihrem Ziel her, so ist jeder der Zwillinge von Anfang an auf seine Endgestalt hin angelegt, von welcher her sich seine Individualität bestimmt. Trotzdem ist einzuräumen, daß es schwierig ist, mit der gegenwärtig benutzten philosophischen Begrifflichkeit Zwillingsbildung und Individualität widerspruchsfrei auszusagen." [Rager (Hg.) (1997), 154]. Demgemäß ist der Begriff *Prä-Embryo* (für die Entwicklung in den ersten 14 Tagen) abzulehnen, weil er die Vorstellung nahelegt, „es gebe in der Frühentwicklung des Menschen eine Daseinsform, die selber noch kein Embryo ist, aus der aber ein Embryo entsteht. An diese Vorstellung knüpft der Gebrauch des Begriffs Individuum an" [Rager (Hg.) (1997), 92]. Dieser Wortgebrauch steht „im Widerspruch zu der Erkenntnis, daß das menschliche und individuell bestimmte Genom mit der Fertilisation festliegt" (Rager 1994, 87).

(3) Knüpft man die Schutzwürdigkeit eines Embryos an die Individualität, so berechtigen die Schwierigkeiten einer theoretischen Bestimmung der Mehrlingsbildung noch *nicht* eine verbrauchende Embryonenforschung bis zum 14. Tag p.c. Vielmehr gilt hier der Grundsatz des *Tutiorismus*, wonach bei nicht behebbarer Unsicherheit über das Vorliegen einer Gefahr so zu handeln ist, als ob sie vorläge. (Ist sich der Jäger unsicher, ob es sich bei einer wahrgenommenen Bewegung um ein Tier oder einen Menschen handelt, darf er nicht schießen.) [Rager (Hg.) (1997), 238].

9.4 Klonieren

9.4.1 Reproduktives Klonieren

Unter ‚Klonieren' wird „die ungeschlechtliche Vermehrung von Lebewesen" (LB 2/401), unter ‚Klon' (aus dem Griechischen: Zweig, Sprößling) die genetisch identische Kopie eines *Lebewesens* bzw. eines lebendigen Stoffes verstanden. Demgemäß kann auch die Herstellung identischer Kopien von *Genen und Genfragmenten* als Klonierung bezeichnet werden. In der Molekularbiologie ist die Herstellung solcher Kopien ein routinemäßiges Verfahren. Ethische Probleme treten überall dort auf, wo im Zuge bestimmter Verfahren (mit welchen Zielsetzungen auch immer) menschliche Lebewesen geklont werden.

Im Hinblick auf die *Zielsetzungen* des Klonierens wird unterschieden zwischen ‚reproduktivem' und ‚therapeutischem' Klonieren. Das *reproduktive* Klonieren zielt auf die Erzeugung eines genetisch identischen Individuums, das durch Implantation eine Chance des Weiterlebens bekommt. Beim sogenannten *therapeutischen* Klonieren könnte es entweder um eine direkte therapeutische Anwendung oder um einen ihr dienenden Wissenszuwachs (Erzeugung von Transplantatzellen, Grundlagenforschung an frühen embryonalen Zellen) gehen (Heinemann 2000a, 264).

Bei den *Verfahren* zur Klonierung von Organismen wird zwischen *Embryo-Splitting* (Embryo-Teilung) und *Zellkerntransplantation* unterschieden (LB 2/401).

(1) Beim Embryo-Splitting werden Zellen oder Zellgewebe vom Embryo abgetrennt und kultiviert. Die abgetrennten Zellen sind noch totipotent (zur Totipotentialität siehe S. 188), d. h. jede kann sich von sich aus zu einem vollständigen Individuum entwickeln.

(2) Bei der Kerntransplantation werden Zellkerne von Spenderzellen in entkernte Empfängerzellen (in der Regel reife, befruchtungsfähige Eizellen) transferiert. Der transferierte Spender-Zellkern kann der „Zelle eines jungen Embryos, eines Föten oder eines erwachsenen Individuums" entnommen sein (LB 2/401). Bei der Zellkerntransplantation sind die Klone mit ihrem Original nicht 100 % identisch, weil die entkernte Empfängerzelle noch ein Rest-Erbgut (mitochondriale DNA) besitzt, „jedoch ist diese marginale DNA-Menge (< 1% der gesamten DNA einer Zelle) nicht geeignet, die gegenwärtig weltweit akzeptierte wissenschaftliche Definition des Klonierens in Frage zu stellen" (LB 2/401). Die Methode des Zellkerntransfers ermöglicht es, ein erwachsenes Individuum genetisch beliebig zu kopieren.

Bei der Frage nach der ethischen Vertretbarkeit des reproduktiven Klonierens ist nach der Legitimität der Ziele sowie nach der Vertretbarkeit der eingesetzten Mittel im Hinblick auf die intendierten und nicht-intendierten Wirkungen zu fragen. Als *Ziele* des Klonierens gelten: Wiederholung eines wünschenswerten lebenden oder verstorbenen Menschen, Vermeidung genetischer Erkrankungen, Verbesserung der Infertilitätstherapie, Möglichkeit von Organ- und Gewebespenden, Verbesserung der Forschung an Embryonen zum Zweck der Verhinderung oder Heilung von Erbkrankheiten.

Einwände gegen das reproduktive Klonieren

Die Haupteinwände gegen das reproduktive Klonieren menschlicher Lebewesen rekurrieren zum einen auf den Schutz der Menschenwürde (des Selbstzweckcharakters des Menschen) und führen zum anderen psychologische (psycho-pathologische) Argumente ins Treffen.

(1) Das Klonieren ist nicht deshalb problematisch, weil es zu einer genetisch identischen Ausstattung des geklonten Menschen kommt, sondern weil es gegen den Selbstzweckcharakter des Menschen und damit gegen das Instrumentalisierungsverbot verstößt. Denn erstens haben wir die genetische Einmaligkeit auch mit anderen Lebewesen gemeinsam, und zweitens sind eineiige Zwillinge trotz ihrer genetisch gleichen Ausstattung einmalige Personen. Die Individualität eines Menschen ist nicht einfachhin deckungsgleich mit seiner genetischen Einmaligkeit. Dies ist gegen einen genetischen Determinismus zu sagen, der den Menschen auf seine Gene reduziert.

Deshalb ist das Argument, eine Klonierung hebe die *Individualität* eines Menschen auf, ergänzungsbedürftig.[49] Die Individualität gründet nicht in der genetisch einmaligen Ausstattung, sondern im Frei-

49 „Bezieht man die Würde auf die Individualität und Identität des Subjekts, muß jede Aufhebung dieser Individualität, wie sie in der Klonierung des Genoms, d. h. in der Herstellung eines oder mehrerer genetisch vollständig identischer Exemplare eines Individuums geschähe, zugleich als prinzipieller Verstoß gegen die Würde betrachtet werden." (Honnefelder 1994c, 223).

sein-können, d.i. der Personalität des Menschen. Das Argument kann sich nur auf die unauflösliche leiblich-personale Einheit des Menschen berufen, von der wir nicht wissen können, wie eine Manipulation des Leibes die Person betrifft.

Wird ein Mensch geklont, wird er als Mittel zu einem Zweck hergestellt, der nicht er selbst ist. Zu diesem ihm äußerlichen Zweck wird ihm eine genetische Identität oktroyiert. (Der Klon soll dem gleichen, mit dem er genetisch identisch ist, oder er soll existieren, damit er mit seiner genetischen Identität einem anderen dienen kann.)

(2) Klonierung verstößt gegen das Gleichheitsprinzip. Indem sie seine genetische Ausstattung gezielt manipuliert, enthält sie dem Klon das ‚Recht auf Naturwüchsigkeit der Abstammung' vor (zur Bedeutung dieses Ausdrucks siehe S. 169 f). Das moralische Problem beim Klonieren ist nicht, daß einer seinem eigenen eineiigen Zwilling zeitversetzt später auf der Straße begegnet. „Das moralische Problem ist das Selbstverständnis dieses Klons, dem die naturwüchsige Gleichheit aller Menschen vorenthalten würde durch unverantwortliche Selbstverliebtheit seines Erzeugers" (Löw 1985, 191).

Eineiige Zwillinge sind zwar wie ein menschlicher Klon genetisch identisch, im Unterschied zu diesem aber gleichursprünglich und nicht Kopien voneinander.

(3) Zu den Mitteln in der Experimentierphase des Klonierens zählt die verbrauchende Embryonenforschung. Nur unter der Voraussetzung, daß der Embryo eine Sache ist, die zu beliebigen Zwecken verwendbar ist, wäre eine verbrauchende Embryonenforschung nicht mehr rechtfertigungspflichtig. Die Erzeugung von Embryonen zu Forschungszwecken ist nach Art. 18 des Menschenrechtsübereinkommens zur Biomedizin verboten. Selbst bei abgestufter Schutzwürdigkeit ist der Embryo morali-

sches Schutzgut. Es müßte also begründet werden, warum das Klonieren ein ethisch vertretbares Ziel ist.

(4) Klonieren führt beim Klon zu einer Einschränkung seines Freiheitsraums. Der Klon steht unter einem Erwartungsdruck der Wiederholung eines Menschenlebens. Seine Akzeptanz ist mit der Erfüllung dieser Erwartung gekoppelt. Die Existenz zeitversetzter Zwillinge führt zur Auflösung von Familienstrukturen.

(5) Der Bedarf an Eizellen in der Experimentierphase degradiert Frauen zu Eizellenlieferantinnen.

(6) Das Klonieren ist wegen der Risiken unverantwortlich. Die zur Anwendung kommenden Techniken müßten auf Erfolg oder Mißerfolg getestet werden, mögliche Mißgeburten sind nicht auszuschließen, Menschenwesen würden zu reinen Versuchsobjekten. Dazu kommt, daß niemand weiß, welchen Lebensbedingungen ein Klon ausgesetzt wäre (z. B. frühzeitiges Altern).

Das „Zusatzprotokoll zum Übereinkommen zum Schutz der Menschenrechte und der Menschenwürde im Hinblick auf die Anwendung von Biologie und Medizin über das Verbot des Klonens von menschlichen Lebewesen vom 12. Jänner 1998" rekurriert ebenfalls auf die Menschenwürde. Klonieren ist eine Instrumentalisierung, die gegen die Menschenwürde verstößt, und damit ein Mißbrauch von Biologie und Medizin. Artikel 1 dieses Zusatzprotokolls hält fest: „Verboten ist jede Intervention, die darauf gerichtet ist, ein menschliches Lebewesen (human being) zu erzeugen, das mit einem anderen lebenden oder toten menschlichen Lebewesen genetisch identisch ist." ‚Genetisch identisch', so bestimmt Artikel 2, bedeutet, daß ein menschliches Lebewesen mit einem anderen „dasselbe Kerngenom gemeinsam hat."

Das Europäische Parlament hat in seiner Sitzung vom 15. Jänner 1998 unter Bezugnahme auf die ‚Konvention über Menschenrechte und Biomedizin' und das Zusatzprotokoll vom 12. Jänner 1998 erneut bekräftigt, „daß jeder Einzelne das Recht auf eine eigene genetische Identität hat und daß das Klonen von Menschen verboten sein muß".

9.4.2 Therapeutisches Klonieren – Embryonale Stammzellen

Der Ausdruck ‚therapeutisches Klonieren' ist insofern irreführend, als er nicht im Hinblick auf einen Heilversuch an einem Individuum, sondern auf ein therapeutisches Fernziel gewählt ist, und offen läßt, wer oder was kloniert wird. Vom therapeutischen Klonieren wird im Zusammenhang mit embryonalen Stammzellen gesprochen. „Embryonale Stammzellen sind in Kultur vermehrte embryonale Zellen, die sich unter speziellen Kulturbedingungen zwar zu teilen und zu vermehren, nicht aber zu differenzieren vermögen, so daß sie in ihrem frühen embryonalen Entwicklungsstadium arretiert bleiben" (Heinemann 2000a, 260). Der Begriff der embryonalen Stammzellen wird im weiteren und im engeren Sinn gebraucht. Im weiteren Sinn dient er zur Bezeichnung „für alle in Kultur vermehrten embryonalen Stammzellen unabhängig von der Technik ihrer Erzeugung", im engeren Sinn bezeichnet er in einem bestimmten Verfahren gewonnene embryonale Stammzellen (Heinemann 2000a, 260). Embryonale Stammzellen sind nicht mehr totipotent, sondern pluripotent, und unterscheiden sich von organspezifischen Stammzellen, die auf einen Zelltypus hin determiniert sind und in Feten und erwachsenen Menschen anzutreffen sind (Zellen des Knochenmarks, des Verdauungstrakts, der Haut, des Zentralnervensystems) (DFG-Stellungnahme 393).

‚Totipotentialität' bezeichnet den „Zustand der totalen Undifferenziertheit einer Zelle. Aus einer totipotenten Zelle können noch alle Zelltypen entstehen, für die im Genom Information vorliegt. Wird z. B. beim Menschen eine Zelle bis zum Achtzellstadium aus dem Verband genommen, ist sie totipotent und kann sich zu einem ganzen Embryo entwickeln." [Rager (Hg.), 1997, 394 f.)]. Ungeklärt ist, bis zu welchem Entwicklungsstadium eines menschlichen Embryos Totipotentialität vorliegt[50] – sicher bis zum 4-Zell-Stadium: „In der menschlichen Embryonalentwicklung weisen nach derzeitiger Auffassung alle Zellen des Embryos bis zum 4-Zell-Stadium Totipotenz auf, während im 8-Zell-Stadium wahrscheinlich nur noch einige Zellen dieses Potential besitzen" (Heinemann 2000a, 262). Davon wird die Totipotenz eines Zellkerns, eines umschriebenen Gewebeverbandes und die Pluripotenz von embryonalen Stammzellen unterschieden (Beier 1999). Bei der Totipotenz eines *Zellkerns* geht es um die Frage, „inwieweit ein isolierter Zellkern (Nukleus) sich in einer entwicklungsfähigen Zelle, in der Regel in einer Eizelle, deren eigener Zellkern entfernt worden war, weiterentwickelt und schließlich zu einem Individuum heranbilden kann." (Beier 1999, 24 f.). Bei der Totipotenz *eines umschriebenen Gewebeverbandes* wird „nach der Fähigkeit eines zusammenhängenden Zellverbandes gefragt, eine Organogenese und Entwicklung zu einem Individuum zu verwirklichen, nachdem die Gesamtgröße oder die Gesamtzellzahl dieses Gewebes reduziert wurde." (25). (Man kann durch Teilung einer Keimscheibe oder einer ganzen Blastozyste monozygote Zwillinge erzeugen, was beim Rind gut durchführbar ist.) Die *einzelnen Zellen* dieses Gewebeverbandes sind für sich genommen *nicht totipotent*. „Isoliert könnte aus einer solchen Embryoblastzelle auf keinen Fall ein ganzes Individuum hervorgehen" (26). Von diesen Formen der Totipotentialität ist die *Pluripotentialität* embryonaler Stammzellen (ES-Zellen) zu unterscheiden. „ES-Zellen können, um es im Umgangssprachgebrauch zu veranschaulichen, alles, was in der Embryonalentwicklung und Organogenese abläuft, *mitmachen,* jedoch nicht selbst *machen.* Dieser Unterschied in der Entwicklungspotenz stellt semantisch klar, daß ES-Zellen nicht alleine eine Entwicklung zum Ganzen realisieren können, sich jedoch bei der Entwicklung zum Ganzen *total integrativ* beteiligen." (Beier 1999, 27, Herv. orig.).

In Kultur vermehrte embryonale Stammzellen haben aufgrund ihrer Pluripotentialität besondere Bedeutung für die naturwissenschaftliche Forschung und für eine mögliche therapeutische Verwendung in der Medizin. Die DFG-Stellungnahme nennt folgende Ziele der Forschung an und mit embryonalen

50 Der experimentelle Nachweis müßte in der Klonierung eines Menschen bestehen.

Stammzellen: Das Verständnis der Zelldifferenzierungsmechanismen als Grundlage der Entwicklung, die Identifizierung von bislang nicht nachweisbaren, die Regeneration spezifischer Gewebstypen bestimmenden Stammzellen im erwachsenen Menschen, Forschungen mit dem längerfristigen Ziel der Gewinnung pluripotenter Stammzellen aus spezialisierten Zellen, Einfluß äußerer Faktoren auf die Embryonalentwicklung, Entwicklung neuartiger Medikamente, Entwicklung von Zelltransplantationstherapien für Erkrankungen, für die es derzeit noch keine Therapiemöglichkeiten gibt (Alzheimersche Krankheit) oder für die eine Verbesserung der Therapiemöglichkeiten dringend nötig wäre (Herz-Kreislauf-Erkrankungen, Krebs, Diabetes, Parkinsonsche Krankheit). (DFG-Stellungnahme, 394).

Das ethische Problem des therapeutischen Klonierens liegt weder in der Legitimität einer therapeutischen Zielsetzung noch in der Forschung an und mit Stammzellen, sondern in den Formen der *Gewinnung* dieser Zellen. Derzeit werden folgende Gewinnungsformen menschlicher Stammzellen genannt (die Darstellung folgt Heinemann 2000b):

1. Kultivierung von Embryoblastzellen aus einem durch IVF gewonnenen Embryo im Blastozystenstadium (ca. 150–200 Zellen). (*ES-Zellen*, embryonic stem cells). Bei der Gewinnung von ES-Zellen wird der Embryo zerstört.
2. Kultivierung von primordialen Keimzellen (= Vorläufer der Ei- und Samenzellen) aus frühzeitig abgegangenen oder abgetriebenen Feten, die zu Stammzellen weiterentwickelt werden (*EG-Zellen*, embryonic germ cells).
3. Kultivierung von gewebsspezifischen, schon höherdifferenzierten Stammzellen, die aus Organen des menschlichen Körpers entnommen werden können (*adulte Stammzellen*). Weiters ist zu nennen die Gewinnung von Stammzellen aus Nabelschnurblut sowie von Hirntoten.

4. Reprogrammierung ausdifferenzierter Körperzellen in ein embryonales oder annähernd embryonales Entwicklungsstadium in vitro (derzeit noch hypothetisch).
5. Therapeutisches Klonieren durch Zelltransfer. Zellkerne embryonaler oder adulter Zellen des Menschen werden in eine entkernte menschliche Eizelle transferiert, die so erzeugte Zygote wird bis zur Blastozyste entwickelt, aus der dann die ES-Zellen entnommen und kultiviert werden. Auf diese Weise können individualspezifische Stammzellen gewonnen werden, die für die Transplantationsmedizin von großem Vorteil wären (Gewinnung embryonaler Stammzellen mit dem Erbgut des Patienten).

Eine *ethische Beurteilung* der Gewinnung menschlicher Stammzellen wird zu differenzieren haben. Ethisch unproblematisch sind all jene Formen der Stammzellengewinnung, bei denen es nicht zur Vernichtung des ‚Spender'-Embryos kommt. Im gegenteiligen Fall hängt die Beurteilung von der Stellungnahme zum Embryonenschutz ab. Unbestritten ist, daß die Schutzwürdigkeit nicht von der Genese des Embryos abhängt. Gleichgültig, wie man zur Reichweite des Embryonenschutzes steht – der Ausdruck ‚therapeutisches Klonieren' ist insofern eine Irreführung, als er von der ethischen Problematik ablenkt. Die Unterscheidung von ‚reproduktiv' und ‚therapeutisch' suggeriert Deckungsgleichheit mit ‚ethisch bedenklich' und ‚ethisch unbedenklich'. Geht nämlich die Gewinnung embryonaler Stammzellen mit der Vernichtung des ‚Spender'-Embryos einher, kann man schwerlich von Therapeutik reden. Die Therapie kommt nicht dem Embryo, sondern möglicherweise jemandem Dritten zu. Vielmehr handelt es sich in diesem Fall um eine Form verbrauchender Embryonenforschung. Gebührt dem Embryo uneingeschränkter Schutz, und gilt eine befruchtete, entwicklungsfähige Eizelle sowie jede totipotente Zelle als Embryo, dann ist ein therapeutisches Klonieren ethisch unzulässig. Für solch eine Position ist der Unterschied von reproduktiv und therapeutisch ethisch irrelevant, weil auch ein therapeutischer Zweck eine Instrumentalisierung nicht zu rechtfertigen vermag.

Für die Position eines abgestuften Embryonenschutzes wirft das therapeutische Klonieren keine zusätzlichen ethischen Probleme auf. Dennoch tauchen auch hier Fragen im Zusammenhang mit der Verbindlichkeit des Menschenrechtsübereinkommens zur Biomedizin auf. Dieses Übereinkommen überläßt den Embryonenschutz zwar nationalstaatlicher Regelung, der Artikel 18 fordert aber für Embryonen einen ‚angemessenen Schutz' und verbietet die Erzeugung von Embryonen zu Forschungszwecken. Kommt dem Embryo beim therapeutischen Klonieren der ‚angemessene Schutz' zu? Kann therapeutisches Klonieren ohne zu Forschungszwecken erzeugte Embryonen auskommen?

9.4.3 Forschung mit überzähligen Embryonen

Ausnahmeregelungen halten eine Güterabwägung im Falle überzähliger Embryonen für ethisch vertretbar. Im Zuge der IVF werden mehr Embryonen erzeugt als transferiert – in der Regel nur so viele, wie innerhalb eines Zyklus implantiert werden können –, um im notwendigen Wiederholungsfall der Frau die mit einer IVF verbundenen Strapazen zu ersparen. Die ‚überzähligen' Embryonen werden kryokonserviert und nach einer gewissen Aufbewahrungsdauer – sie variiert je nach Gesetzeslage – vernichtet. Das Argument für eine Forschung mit überzähligen Embryonen beruft sich auf eine Güterabwägung im Zeichen hochrangiger Forschungsziele. Steht die Vernichtung der Embryonen fest, kommt es nicht mehr auf die Art ihrer Durchführung an. Wägt man ein bloßes Absterbenlassen gegen eine Vernichtung im Zuge von Forschung ab, erscheint die Gewinnung von Stammzellen aus kryokonservierten Embryonen als das im Vergleich zur Vernichtung geringere Übel. Sie wird unter der Voraussetzung für ethisch zulässig erachtet, daß die Nutzung der Stammzellen ethisch vertretbaren Zielen dient.[51] Schwierig ist allerdings die Frage zu beantworten, wie weit damit auf indirektem Weg einer weiteren Zweckentfremdung der IVF in die Hände gearbeitet wird. Der Gegeneinwand gegen dieses Plädoyer beruft sich auf das Instrumentalisierungsverbot des Embryos mit der Frage, wie sich die vorgeschlagene Güterabwägung mit dem Selbstzweckcharakter rechtfertigen läßt, der sonst als verbindlich anerkannt wird. Wenn schon eine Vernichtung unvermeidlich ist, dann müssen die überzähligen Embryonen einfach sterben gelassen werden. Solch ein Absterbenlassen ist zwar eine tragische Lösung, vermeidet aber eine Instrumentalisierung im Zeichen von Zwecken Dritter und entspricht in höherem Maße der Selbstzweckhaftigkeit des Embryos, was man von einer verbrauchenden Forschung mit aufgetauten Embryonen schwerlich wird sagen können.

Eine andere Variante bedingter Zulassung einer verbrauchenden Embryonenforschung bindet diese an Gegenmaßnahmen: „Eine Vernichtung der bereits lebenden Embryonen könnte aus moralischer Sicht allenfalls dann in Betracht gezogen werden, wenn zugleich wirksame Gegenmaßnahmen gegen das weitere Anfallen überzähliger Embryonen … ergriffen werden.“ (Schockenhoff 2001, 254). Solch eine Maßnahme besteht in der Kryokonservierung unbefruchteter Eizellen, wie sie englischen Forschern schon gelungen ist, „so daß jeweils nur der Embryo erzeugt werden kann, der der Frau unmittelbar implantiert wird.

51 So der Vorschlag von Körtner (2001), 110.

Die Fortpflanzungsmedizin verfügt somit bereits heute über ein Verfahren, das sie ihre Ziele auch ohne die Inkaufnahme später verwaister Embryonen erreichen läßt." Die geringere Erfolgsrate dieses Verfahrens werde durch dessen erhöhte moralische Akzeptanz aufgewogen (Schockenhoff a.a.O., 254).

Adoption von überzähligen Embryonen

Als Alternative zum Absterbenlassen wird die Adoption von überzähligen Embryonen als übergesetzliche Notstandslösung diskutiert. Eine Adoption soll auf die faktisch kryokonservierten Embryonen beschränkt werden. Rechtliche Regelungen sollen sicherstellen, daß diese Notlösung „nicht als Türöffner zu einer weitergehenden Akzeptanz der Leih- und Tragmutterschaft wirkt" (Schockenhoff 2001, 255).

10. Die Debatte über den Lebensschutz

10.1 Methodische Vorbemerkungen

(1) Eine Bestimmung des moralischen Status des Embryos kann sich nicht bloß auf naturwissenschaftliche Fakten stützen, weil es um die Interpretation dieser Fakten geht. Die Fakten müssen in denjenigen Kontext rückübersetzt werden, dessen methodisch bewußte Ausblendung ihre Findung allererst ermöglicht. Verdankt sich aber die Auffindung naturwissenschaftlicher Fakten einer methodischen Reduktion des Menschen auf einen menschlichen Organismus, dann lassen sich die Gesichtspunkte der geforderten Rückübersetzung nicht wiederum den Naturwissenschaften entnehmen, sondern müssen in einer methodisch-kritischen Reflexion derjenigen Erfahrung ermittelt werden, die eine naturwissenschaftliche Vergegenständlichung des Menschen überhaupt erst möglich macht. Das aber ist die lebensweltliche Erfahrung und das zu ihr gehörende anthropologische Vorverständnis. Die methodisch-kritische Prüfung dieses Vorverständnisses aber ist Sache einer *philosophisch-anthropologischen* Reflexion.

(2) Die lebensweltliche Erfahrung hat den Sinn-Primat vor jeder Theoriekonstruktion. Nicht das unseren praktischen Umgang leitende Selbstverständnis als Menschen und die sprachliche Verständigung im Rahmen unserer mitmenschlichen Erfahrung hat die Beweislast zu tragen, sondern umgekehrt diejenige Theorie, die dieses Selbstverständnis so umdeutet, daß man sich in ihm nicht mehr als Mensch wiederfinden kann, die unsere grundlegenden Erfahrungen zur Illusion erklärt und uns zumutet, uns anders zu verstehen.

(3) Unsere mitmenschliche Erfahrung besitzt nicht den Status theoretischer, neutral-distanzierter Beobachtung, sondern

ist eine praktische, von sittlichen Einsichten durchsetzte Erfahrung. Menschen sind Quelle und Adressat sittlicher Ansprüche in einem.

(4) Die philosophisch-anthropologische Reflexion muß ‚ergebnis-offen', d. h. unabhängig von pragmatischen Zielsetzungen erfolgen, weil sie sonst kriteriologisch irrelvant wird – ihre Resultate wären bereits im Hinblick auf den gewünschten Zweck konzipiert. Eine Ethik, die sich auf zweckdienliche anthropologische Daten beriefe, wäre nicht nur zirkulär, sondern auch ideologisch. Freilich: Eine philosophisch-*anthropologische* Reflexion bildet nur eine norma negativa, indem sie aufzeigt, auf welche Gründe sich eine Handlung zu ihrer Rechtfertigung *nicht* berufen kann,[52] reicht aber *allein* noch *nicht* zu einer moralischen Urteilsbildung aus. Erstens liefert die menschliche Natur nur Rahmenkriterien und nicht schon konkrete Handlungsnormen, und zweitens ist das generelle Tötungsverbot kein absolutes Verbot, welches das Töten unter allen Bedingungen untersagt.

In der Debatte um den Lebensschutz spielen im großen und ganzen zwei Positionen eine Rolle: (1) die Position eines abgestuften Lebensschutzes, die den Lebensschutz an das Vorliegen sog. moralisch relevanter Eigenschaften bindet (Lebensschutz als Interessenschutz) und (2) die Position des umfassenden Lebensschutzes, die den Lebensschutz an das Menschsein des Menschen bindet und als grundlegendes Menschenrecht betrachtet. Ausdruck des umfassenden Lebensschutzes ist das generelle Tötungsverbot. Dieses beinhaltet kein absolutes Verbot, d. h. es wird das Töten nicht unter allen Umständen verbo-

52 Es mag ethisch vertretbare Gründe für einen Schwangerschaftsabbruch geben. Diese Handlung läßt sich aber nicht damit begründen, es werde davon nur ein Zellaggregat betroffen.

ten. Die Ausnahmen vom generellen Tötungsverbot (ein klassisches Beispiel ist die Notwehr) stellen dieses weder in Frage, noch schränken sie es ein, sondern bestätigen es und sind eigens rechtfertigungsbedürftig.

10.2 Lebensschutz als Interessenschutz

10.2.1 Moralische Irrelevanz biologischer Fakten – der Vorwurf des ‚Speziesismus'

Eine utilitaristische Befürwortung verbrauchender Embryonenforschung versteht unter Lebensschutz einen *Interessenschutz.* Ein menschliches Wesen ist nach dieser Auffassung nicht deshalb schutzwürdig, weil es ein *menschliches* Wesen ist, sondern nur unter der Bedingung, daß es zukunftsbezogene Wünsche und damit ein *Interesse* an seinem Leben ausgebildet hat, oder ihm ein solches unterstellt werden kann. Das Leben von Wesen mit zukunftsbezogenen Wünschen ist deshalb schützenswert, weil für deren Verwirklichung „das eigene Überleben eine notwendige und geeignete Bedingung ist" (Hoerster 1991, 73). Wo keine (Überlebens-)Interessen verletzt werden, oder die Tötung im Interesse des Betroffenen liegt, besteht kein Lebensschutz, d. h. weder ein Abtreibungsverbot noch ein Verbot aktiver direkter Euthanasie. Deshalb kann eine „Unterklasse menschlicher Individuen" ausgesondert werden (Hoerster 1993, 69), der menschliche Individuen ohne geringstes Überlebensinteresse angehören. Diese Unterklasse bei der „Einräumung eines Lebensrechtes" miteinzubeziehen, „besteht kein hinreichender Grund" (Hoerster 1993, 70). Aus einer Wertschätzung des Lebens folgt keineswegs, „daß jedes menschliche Individuum ein eigenständiges Recht auf sein Leben erhalten müßte. Denn gerade unter der Voraussetzung vom allgemeinen Wert menschlichen

Lebens hat das individuelle menschliche Wesen M1 ceteris paribus denselben Wert wie das individuelle menschliche Wesen M2" (Hoerster 1993, 68). Wer sich deshalb „für das menschliche Wesen M1 anstatt für das menschliche Wesen M2 entscheidet, verletzt keinerlei individuelles Recht auf Leben" (Hoerster 1993, 68). ‚Menschliches Wesen' oder ‚menschliches Individuum' bedeutet in diesem Zusammenhang so viel wie „Mitglied der Gattung Homo sapiens" (Singer 1984, 106). Die Gattungszugehörigkeit begründet nach dieser Ansicht keinen Lebensschutz. Die Berufung auf sie gilt für die Vertreter eines Interessenschutzes als Rekurs auf ein bloß biologisches Faktum und wird als eine Art von höherem Rassismus, als grundlose Bevorzugung der Angehörigen der eigenen Gattung vor denen einer anderer Gattung von Lebewesen, d.i. als ‚Speziesismus' kritisiert.

„Rassisten verletzen das Prinzip der Gleichheit, indem sie bei einer Kollision ihrer eigenen Interessen mit denen einer anderen Rasse den Interessen von Mitgliedern der eigenen Rasse größeres Gewicht beimessen. Weiße Rassisten akzeptieren nicht, daß der Schmerz, den Schwarze verspüren, ebenso schlimm ist wie der, den Weiße verspüren. Ähnlich messen jene, die ich ‚Speziesisten' nennen möchte, da, wo es zu einer Kollision ihrer Interessen mit denen von Angehörigen einer anderen Spezies kommt, den Interessen der eigenen Spezies größeres Gewicht bei. Menschliche Speziesisten erkennen nicht an, daß der Schmerz, den Schweine oder Mäuse verspüren, ebenso schlimm ist wie der von Menschen verspürte." (Singer 1984, 73 f.). Auch für Hoerster ist der Rekurs auf die Gattungszugehörigkeit bloße Willkür. „Dies ist deshalb vollkommen willkürlich, weil es vollkommen willkürlich ist, die Einräumung eines Lebensrechtes an die bloße Zugehörigkeit zu irgendeiner biologischen Kategorie zu knüpfen" (Hoerster 1991, 57).

Die Begründung des Speziesismusvorwurfs lautet, *biologische Fakten* sind per se *moralisch irrelevant.*

„Die biologischen Fakten, an die unsere Gattung gebunden ist, haben keine moralische Bedeutung. Einem Leben bloß deshalb den Vorzug zu geben, weil das Lebewesen unserer Gattung angehört, würde uns in dieselbe Position bringen wie die Rassisten, die denen den Vorzug geben, die zu ihrer Rasse gehören" (Singer 1984, 107).

In diesem Sinn heißt es bei Kuhse, das „menschlich-biologische Leben <hat> nur einen extrinsischen oder instrumentellen Wert, es ist lediglich die Voraussetzung für die Realisierung von anderen moralischen Gütern und Werten" (Kuhse 1991, 59).

10.2.2 Moralische Relevanz von Eigenschaften

Ein Lebensrecht besitzen in utilitaristischer Sichtweise nur *Personen.* Maßgeblich ist dabei *nicht* der *ontologische*, die Menschenwürde zum Ausdruck bringende Personbegriff, sondern der auf J. Locke (An essay concerning human understanding) zurückgehende *bewußtseinstheoretische Personbegriff*, der Person und Mensch trennt und das Personsein vom Vorliegen bestimmter Eigenschaften bzw. Fähigkeiten abhängig macht. Diese Trennung liegt auch der Unterscheidung von biologisch-menschlichem und personal-menschlichem Leben zugrunde. Personalität besteht im Besitz von Rationalität und Selbstbewußtsein,[53] aufgrund dessen ein Überlebensinteresse ausgebildet werden kann. Das Lebensrecht ist deshalb nicht ein Menschenrecht, sondern ein *Personenrecht.*[54] Die Eigenschaft der Rationalität besitzen weder alle menschlichen Individuen noch ist sie auf menschliche Individuen beschränkt. Vielmehr kommt sie nach dieser Auffassung auch höher organisierten Tieren (z. B. Menschenaffen) zu. „Den Beweis dafür, daß zumindest einige höher organisierte Tiere selbstbewußt sind, haben Versuche,

53 „Auf jeden Fall schlage ich vor, ‚Person' in der Bedeutung eines rationalen und selbstbewußten Wesens zu gebrauchen" (Singer 1984, 106).
54 „Dennoch erscheint es plausibel, daß die Fähigkeit, die eigene Zukunft ins Auge zu fassen, die notwendige Bedingung für den Besitz eines ernstzunehmenden Rechts auf Leben ist." (Singer 1984, 115).

Affen eine Zeichensprache beizubringen, in jüngster Zeit erbracht." (Singer 1984, 134).

Dazu ist kritisch anzumerken, daß die Kraft dieses Beweises vom zugrundegelegten reduktionistischen Selbstbewußtseinsbegriff abhängt. Der Beweis funktioniert nämlich nur unter der *Voraussetzung*, daß man vorher das konstitutive Moment des Weltbezugs – und damit z. B. das Fragen-können und – müssen, das Wissen um den eigenen Anfang und den künftigen Tod – aus dem Selbstbewußtsein ausklammert, und Selbstbewußtsein auf zweckrationales Verhalten reduziert.

Es gibt demnach einige menschliche Wesen, die keine Personen sind (z. B. Feten, Neugeborene, Komatöse), und einige Personen, die keine menschlichen Wesen sind.[55] Menschliche Individuen, die keine Personen sind, fallen nicht unter das Tötungsverbot – wenngleich es andere Gründe geben mag, sie dennoch nicht zu töten (z. B. die Wirkung, die das Töten eines nicht-personalen menschlichen Wesens auf dessen Verwandte ausüben würde[56]). Da für Singer einige Tiere Personen sind, ist es nur konsequent zu behaupten, „daß etwa die Tötung eines Schimpansen schlimmer ist als die Tötung eines schwer geistesgestörten Menschen, der keine Person ist" (Singer 1984, 135). Eine Freigabe gegenseitiger Tötung würde dem Prinzip der Glücksmaximierung und Unlustminimierung widerstreiten. Jede Person müßte fürchten, Opfer zu werden. Ein generelles Tötungsverbot folgt nicht aus der Achtung der Menschenwürde, sondern aus einem intersubjektiven Interesse und dient dem Personenschutz.

55 „Manche Angehörigen anderer Gattungen sind Personen: manche Angehörigen unserer eigenen Gattung sind es nicht. Keine objektive Beurteilung kann dem Leben von Mitgliedern unserer Gattung, die keine Personen sind, mehr Wert verleihen als dem Leben von Mitgliedern einer anderen Gattung, die Personen sind." (Singer 1984, 134).

56 „Wir sollten Kindstötung sicherlich nur unter sehr strengen Bedingungen erlauben; aber diese Beschränkungen würden sich eher den Wirkungen der Kindstötung auf andere verdanken als der Verwerflichkeit an sich, Säuglinge zu töten" (Singer 1984, 173).

10.2.3 Moralische Irrelevanz der Potentialität

Im Hinblick auf die *Potentialität* macht die Zugehörigkeit zur Spezies Homo sapiens einen Unterschied zwischen einem menschlichen und einem tierischen Embryo. Es „kann nicht in Abrede gestellt werden, daß der Fetus ein potentielles menschliches Wesen ist." (Singer 1984, 164).[57] Genetisch individuierte Embryonen sind zwar potentielle Personen, das aber verleiht ihnen noch nicht den moralischen Status wirklicher menschlicher Personen. Aus der Potentialität folgt „nicht, daß der Fetus einen größeren Anspruch auf Leben hat" (Singer 1984, 165). Die Begründung lautet: Es besteht ein Unterschied zwischen potentiellen und aktuellen Rechten. „Im allgemeinen hat ein potentielles X nicht auch sämtliche Rechte von X" (Singer 1984, 165). Denn weder besitzt der Thronfolger als potentieller König dieselben Rechte wie der wirkliche König, noch hat ein potentiell Wahlberechtigter dieselben Rechte wie ein aktuell Wahlberechtigter.[58]

Aufgrund dieser Prämissen ist die Tötung eines Ungeborenen nicht verwerflich. Denn eine potentielle Person hat noch kein Überlebensinteresse, also bewirkt eine Tötung nicht dessen Verletzung, sondern verhindert zuvor bereits dessen Entstehung. Einen Anspruch auf Entstehung gibt es jedoch nicht. Das wird am Beispiel des gesetzlichen Erben demonstriert: Die Bedingung für das Recht Müllers auf das Erbe von Maier ist das

57 Eines Feten „Zugehörigkeit zur Spezies Homo sapiens wird dann wichtig, wenn wir ihn als potenteielles reifes menschliches Wesen betrachten, und dann freilich übertrifft der Fetus jedes Huhn, Schwein oder Kalb bei weitem." (Singer 1984, 164).

58 „Daraus, daß einer aktuellen Person ein bestimmtes Recht, wie beispielsweise das Lebensrecht, einzuräumen ist, folgt also nicht schon automatisch, daß auch einer potentiellen Person dieses selbe Recht einzuräumen ist." (Hoerster 1989a, 176).

Nicht-Enterbt-werden Müllers durch Maier. Solch ein Recht auf Nicht-Enterbung gibt es aber nicht. Deshalb hat auch ein Nasciturus selbst unter der Voraussetzung, er sei ein potentieller Lebensrechtsinhaber, kein Anrecht darauf, die Eigenschaft der Personalität zu erlangen, d. h. jenen Zustand zu erreichen, in welchem er dann wirklich ein Lebensrecht besitzt (Hoerster 1989a, 177).

10.3 Hinweise zu einer angemessenen Fragestellung

Wie sind nun diese Argumente, die für einen Lebensschutz im Sinne eines Interessenschutzes plädieren, zu bewerten? Wir versuchen im folgenden, einige Hinweise für eine auf unserer mitmenschlichen Erfahrung basierende philosophisch-anthropologischen Fragestellung zu geben. Die Hinweise sind in Anbetracht der Tatsache, daß *jede* Aussage über den Menschen ontologische Implikationen besitzt, über die sie sich Rechenschaft zu geben hat, bewußt ausführlicher gehalten. Sie betreffen die unreflektierten ontologischen Voraussetzungen der Position des Interessenschutzes, die ungeklärte Frage nach dem Subjekt des Lebens und die Frage nach dem Anfang menschlichen Existierens.

10.3.1 Ungeklärte ontologische Voraussetzungen des Interessenschutzes

(1) Der Vorwurf des Speziesismus besteht insofern zu Recht, als *biologische* Fakten in der Tat moralisch irrelevant sind. Das ist aber bloß die Folge des methodischen Reduktionismus der Biologie. Die Biologie konstituiert sich durch die vorgängige Ausklammerung moralischer Phänomene. Der Vorwurf ist allerdings inkonsequent. Wenn man nämlich das „menschliche Le-

ben als solches“ *biologisch* bestimmt und deshalb berechtigterweise sagen kann, daß es „als solches keinen intrinsischen moralischen Wert hat“ (Kuhse 1991, 58) und „kein plausibler Wertträger“ ist (Kuhse 1991, 60), dann muß man konsequent bleiben und auch die Eigenschaften und Fähigkeiten eines menschlichen Individuums biologisch bestimmen. *Biologisch* bestimmte menschliche Eigenschaften sind aber ebenfalls moralisch irrelevant und unterscheiden sich in nichts von Eigenschaften anderer, nicht-menschlicher Lebewesen, weil Moralität aufgrund des methodischen Reduktionismus von vornherein kein biologisches Datum ist. *Biologisch* gesehen gibt es überhaupt keine moralischen Phänomene, sondern höchstens Selektionsvorteile.

Der utilitaristische Speziesismusvorwurf lebt nicht nur von seiner Inkonsequenz, sondern ist selbst eine Art höherer Rassismus: An die Stelle der biologischen Spezies Homo sapiens tritt nämlich die *Spezies der Selbstbewußtseinsbesitzer*, die darüber befinden, welchen Individuen Spezieszugehörigkeit zugestanden wird und welchen nicht. Die Position des Interessenschutzes bietet keine theoretische Möglichkeit, die Etablierung wertunterschiedlicher Klassen menschlicher Individuen zu verhindern.

In der Debatte über die moralische Relevanz oder Irrelevanz der Spezieszugehörigkeit sind *unterschiedliche Speziesbegriffe* im Spiel. Der Speziesismusvorwurf versteht unter Spezies nichts anderes als eine nach pragmatischen Gesichtspunkten gebildete Menge von Elementen mit ähnlichen Merkmalen. Für die Zugehörigkeit zu dieser Bezugsmenge ist es nicht nur gleichgültig, auf welche Weise die Elemente existieren, sondern auch, ob sie existieren oder nicht existieren. Wo hingegen auf die moralische Relevanz der Spezieszugehörigkeit rekurriert wird, wird nicht ein biologischer Speziesbegriff unterstellt, vielmehr wird unter Spezies die Ähnlichkeit einer moralisch relevanten *Seinsweise* verstanden, weshalb unter *dieser* Voraussetzung der Speziesismusvorwurf ins Leere geht.

(2) Die Argumentation setzt weiters voraus, Mensch bzw. Person zu sein, sei eine Eigenschaft.[59] Diese ontologische These, auf der auch die Rede von einem ‚potentiellen Menschen' oder einer ‚potentiellen Person' beruht, widerspricht unserer Erfahrung. Ich habe nicht die Eigenschaft, Person zu sein, sondern ich bin Person, so wie ich nicht die Eigenschaft habe, Mensch zu sein, sondern Mensch bin. Ein Mensch kann Eigenschaften erwerben oder verlieren und bleibt darin dieser Mensch. Ein Wechsel von Eigenschaften ist eine Veränderung an etwas selbständig Existierendem. Wenn jemand nicht mehr Mensch ist, dann hat nicht ein selbständig existierendes Individuum eine Eigenschaft namens ‚Mensch' oder ‚Person' verloren, sondern dieses Individuum hat zu existieren aufgehört. Der Verlust des Menschseins betrifft diesen Menschen selbst, seine Existenz, nicht etwas an ihm. In die Existenz treten und aufgehört haben zu existieren (Entstehen und Vergehen) ist von einer Veränderung an etwas Existierendem zu unterscheiden. Wer ‚Mensch' als Eigenschaft ansetzt, negiert diesen Unterschied und reduziert das Entstehen und Vergehen auf eine bloße Veränderung an etwas – ohne das Subjekt dieser Veränderung bestimmen zu können. Ich dürfte nur mehr sagen, ein mir unbekanntes Subjekt hat eine Eigenschaft – genannt ‚meine Mutter' – gewechselt, nicht aber, meine Mutter ist gestorben. Wer Mensch zu sein zu einer Eigenschaft macht, kann nicht mehr angeben, wem sie zukommen soll. Er unterstellt eine Ontologie, die Werden auf Qualitätswechsel reduziert und uns zumutet, uns nicht länger als ein selbständiges Wesen, sondern als Eigenschaft oder Zustand von etwas, das nicht wir selbst sind –

59 Nicht die „Zugehörigkeit zur Gattung Mensch", sondern die „Eigenschaft, eine Person zu sein", so Hegselmann/Merkel, sind nach Singer die „entscheidenden Gründe dafür, jemandem ein Lebensrecht zuzusprechen" (1991, 7). Leist spricht von der „Eigenschaft, ein ‚menschliches Wesen' zu sein (1990b, 23). Für Kuhse ist „Menschsein" eine als „wertvoll angesehene Eigenschaft" (Kuhse 1991, 59).

eines ignotum x – zu verstehen. So wie etwas grün wird, wird nach dieser Ontologie etwas Mensch.

(3) Der utilitaristische Vergleich Ungeborener mit einem Thronfolger, der als potentieller König nicht die Rechte des wirklichen Königs hat, basiert auf der Voraussetzung, leben sei wie regieren eine Art Befähigung bzw. eine Tätigkeit, die auszuüben man ein Recht hat oder nicht. Die Unhaltbarkeit dieser ontologischen Prämisse ist offenkundig: Man kann nicht im Lauf seines Lebens die Fähigkeit zu leben erwerben, weil man dazu schon leben muß. Leben, Existieren ist weder eine erwerbbare Fähigkeit noch eine Tätigkeit, sondern der Ermöglichungsgrund für deren Erwerb oder Ausübung. (Ich lebe nicht, weil ich Tätigkeiten ausübe, vielmehr kann ich Tätigkeiten ausüben, weil ich lebe.) Dasselbe gilt für den Vergleich mit dem Erbanspruch. Ich verdanke zwar mein Leben anderen, aber das heißt nicht, daß mir meine Eltern ein Besitztum vermacht hätten, das sie mir wieder streitig machen könnten. Leben ist kein anspruchberechtigter Besitz, den mir jemand vermachen könnte.

(4) Darüber hinaus operiert der Vergleich mit einem undifferenzierten *Potentialitätsbegriff* und unterstellt Gleichartigkeit, wo sie nicht vorliegt. Die Möglichkeit des Thronfolgers, König zu werden, liegt keineswegs auf derselben Ebene wie die Möglichkeit des Fetus, ein erwachsener Mensch zu werden. König zu werden ist für den Thronfolger eine im Laufe seiner Existenz sich einstellende Wahlmöglichkeit. Er kann auf den Thron verzichten und anderen Tätigkeiten nachgehen. König zu werden ist ein freiwilliger Funktionswechsel, kein von selbst ablaufender Naturprozeß.[60] Die Möglichkeit des Fetus hingegen ist

60 Wenn man schon einen Vergleich mit einem König anstellen will, müßte

ist eine bereits mit seiner Existenz gegebene, d. i. prinzipielle Möglichkeit, die sich unter den entsprechenden Bedingungen von selbst verwirklicht. Zu einem Erwachsenen werden und älter werden ist weder eine Wahlmöglichkeit noch eine im Laufe des Lebens erwerbbare Fähigkeit (faktische Möglichkeit), sondern ein dem Subjekt unverfügbares Geschehen. Die Verwirklichung dieser Möglichkeit ist das Leben selbst. Es handelt sich bei dieser Möglichkeit um eine *Potentialität der Existenz* selbst (gen. subj.), nicht aber um eine potentielle Existenz.

Person zu sein ist ontologisch zu unterscheiden von Klavierspieler zu sein. Daß ich Person bin heißt, daß ich mich selbst vollziehen, mein mir vorgegebenes Dasein vollbringen kann. Es gibt aber keine Fähigkeit selbst zu sein, weil selbst zu sein keine Tätigkeit ist. Mich selbst vollziehen – das kann ich. Aber dieses Können ist nicht eine erwerbbare Fähigkeit, sondern eine prinzipielle Möglichkeit, die zu ergreifen an entsprechende Bedingungen gebunden ist. So sind Ungeborene zu einem selbstverantwortlichen Daseinsvollzug faktisch noch nicht in der Lage, sie stehen aber in der prinzipiellen Möglichkeit dazu. Und wenn sie zu verantwortungsbewußten erwachsenen Menschen geworden sind, dann ist diese Möglichkeit manifest geworden. Diese ihre Möglichkeit hat sich verwirklicht, nicht aber hat ein moralisch irrelevantes biologisches Substrat eine moralisch relevante Fähigkeit erlangt. Die Verwirklichung einer prinzipiellen Möglichkeit ist kein Fähigkeitserwerb. Die Behauptung, Selbstbewußtsein und Freiheit seien Fähigkeiten, verwechselt prinzipielle mit faktischer Möglichkeit. Sich selbst vollziehen ist keine Tätigkeit neben anderen auch noch, sondern etwas, was *in* jeder von ihnen geschieht. Die gegenteilige Ansicht, die Person zu sein als Eigen-

man auf einen Minderjährigen rekurrieren, der *schon* König *ist*, für den aber ein anderer vorläufig die Regierungsgeschäfte übernimmt.

schaft oder Befähigung versteht, impliziert eine Ontologie, nach der Menschen in Klavierspieler, Kartenspieler und Selbstvollzieher eingeteilt werden können.

10.3.2 Subjekt des Lebens

Ähnlich klärungsbedürftig wie der Potentialitätsbegriff ist auch die Frage nach dem Subjekt des Lebens und Werdens, wenn es um den ‚moralischen Status des Embryos geht' (im folgenden geht es um das Leben von Menschen und nicht das von Tieren).

Beispiele üblicher Problemformulierungen können hier einen wichtigen Hinweis liefern. Es ist die Rede von der „Entwicklung des werdenden menschlichen Lebens", dem „moralischen Status des beginnenden menschlichen Lebens", von der „Kapazität eines bestimmten genetischen Programmes, einen bestimmten Zustand zu erreichen (z. B. sittlich handeln zu können)" (Irrgang 1995, 223). Es geht um die Feststellung, daß „ich ... in raumzeitlicher Kontinuität mit dem vorausgegangenen Embryo identisch bin" [Rager (Hg.) 1997, 235]. Diese üblicherweise gebrauchten Formulierungen sind oft Abkürzungen, die im Kontext einen genaueren Sinn gewinnen und daher nicht überstrapaziert werden dürfen. Außerdem spiegeln sie die theoretischen Schwierigkeiten wider, denen sich die Frage nach dem Anfang menschlicher Existenz gegenübergestellt sieht. Dennoch können sie den eigentlichen Fragepunkt übersehen lassen.

Angesichts der üblichen Redeweise vom ‚werdenden menschlichen Leben' stellt sich zu allererst die Frage nach dem *Subjekt* des Lebens. Was bzw. genauer wer lebt? Und weiters: Was heißt hier genau ‚werden'?

Wir sagen zwar, jemand habe das Leben eines Kindes gerettet, es ist aber offenkundig, was damit genau gemeint ist: Das Leben eines Kindes retten heißt, dieses *Kind selbst* – dieses namentlich zu nennende Mädchen, Tochter ihrer Eltern, diesen Buben, Sohn seiner Eltern – retten. Das Leben retten bedeutet, *jemanden* retten. Wenn ein Arzt einen Patienten behandelt, ist es zwar notwendig, ihn zeitweise *methodisch* als menschlichen Organismus zu betrachten, aber das bedeutet nicht, daß in der Folge ein menschlicher Organismus, sondern daß nach wie vor jemand, dieser kranke Mitmensch hier, behandelt wird. Wird die temporär notwendige Vergegenständlichung zur Grundhaltung therapeutischen Vorgehens, führt das zur viel beklagten Anonymisierung des Patientenumgangs.

Die semantische Verschiedenheit der Ausdrücke ‚Mensch', ‚Mann', ‚Frau' und ‚menschlicher Organismus' macht auf einen wichtigen Unterschied aufmerksam. Ein Mensch kann zwar zu einem menschlichen Organismus vergegenständlicht werden – deshalb gibt es medizinische Forschung –, aber daraus folgt nicht, daß unter diesem Gesichtspunkt das ‚eigentlich Menschliche' zu Gesicht kommt. Das kann im Zeitalter der Wissenschaft nicht oft genug in Erinnerung gerufen werden. Es herrscht hier nämlich eine unumkehrbare *ontologisch relevante* Asymmetrie: Ich kann wohl meine Tochter als einen menschlichen Organismus, nicht aber einen menschlichen Organismus als meine Tochter untersuchen. Dies deshalb nicht, weil der Begriff ‚menschlicher Organismus' einen partiellen Aspekt eines Menschen bezeichnet, der Begriff ‚Tochter' (wie auch der Begriff ‚Mensch', ‚Mann', ‚Frau') hingegen denjenigen nennt, *wessen* Aspekte es sind, und *wer* es ist, der sich ihnen darstellt. Was partielle Aspekte bietet, ist nicht selbst wiederum ein Aspekt unter anderen, sondern die sich in Aspekten darstellende Ganzheit des aspekthaft Einen. Ich bin nicht einer meiner Aspekte, sondern derjenige, der sich in ihnen manifestiert.

Dasselbe gilt für den Ausdruck ‚biologisches Leben' eines Menschen oder ‚biologisch-menschliches Leben'. Das ‚biologische Leben' oder ‚biologisch-menschliche Leben' ist das Leben eines Menschen unter dem partiellen Gesichtspunkt biologischer Vergegenständlichung. Das Resultat dieser Vergegenständlichung darf man aber nicht in einem ontologischen Kurzschluß zu einer eigenen Schicht (,biologisches Substrat') oder einem eigenen Leben (= ,biologisch-menschliches Leben') im Unterschied zu einem personal-menschlichen Leben machen. Ich habe nicht zwei Leben, sondern eines. Sprechen wir vom Leben eines Menschen oder einer Person, ist ,leben' gleichbedeutend mit ,sein' im Sinne von ,existieren'. Daß meine Tochter lebt heißt, daß sie existiert, und wenn jemand nicht mehr lebt, hat er zu existieren aufgehört, er ist nicht mehr.

Es lebt und stirbt in erster Linie weder ein menschlicher Organismus oder ein organisches System, sondern jeweils *jemand* – diese deine Tochter, dieser mein Vater. Und Eltern zeugen nicht einen menschlichen Organismus oder einen Embryo, sondern *ihr Kind – dieses* wird geboren. Es verbietet sich aus sachlichen Gründen, diese Rede durch eine bereits einem methodischen Reduktionismus entstammende Fachterminologie zu ersetzen, und eine methodisch reduzierte Erfahrung statt die thematisch unverkürzte mitmenschliche Erfahrung zur Basis einer philosophischen Reflexion zu machen. Leben ist jeweils das Leben eines namentlich zu nennenden Mitmenschen. *So* gesehen kann man von einem konkret-individuellen Leben sprechen – aber es ist nicht ein konkret-individuelles Leben, welches geboren wird und stirbt. Es lebt nicht das Leben, sondern jemand. Man darf den Lebenden nicht mit dem Leben verwechseln, wie auch nicht den Läufer mit seinem Lauf.

Wird von lebenden Zellen oder Organen und in diesem Sinn vom Vorliegen ,menschlichen Lebens' gesprochen, darf der *analoge* Sinn dieser Rede nicht vergessen werden. Dieser Ausdruck intendiert die konstitutive Bezogenheit des Teils auf sein Ganzes und steht für die *relative Eigenständigkeit* des *Teiles, nicht* aber für die *Selbständigkeit des Ganzen:* Das Auge ist lebendig, weil es Auge eines lebenden Menschen ist, nicht aber lebt es wie der Mensch, dessen Auge es ist. Es sieht nicht das Auge, sondern dieser Mitmensch.

Will man ein Organ eine zeitlang künstlich lebendig erhalten, muß man die notwendigen Funktionsbedingungen des Organverbandes oder des Gesamtorganismus künstlich herstellen, dem es zugeordnet ist.

Vergißt man diese Analogie und verwechselt Eigenständigkeit mit Selbständigkeit, löst man die Identität eines Menschen auf. Aus Zellverbänden und Organen wird unter der Hand eine Vielzahl von lebenden Individuen. Wir haben dann nicht mehr einen Menschen, sondern einen Individuenverband – die zeitlich verfaßte personal-leibliche Einheit eines Menschen wird nach Art einer Vereinseinheit gedacht.

Auch aus diesem Grund ist es mißverständlich, den Vollzug meines mir vor- und aufgegebenen Lebens als einen Unterschied von biologisch-menschlichem und personal-menschlichem Leben zu interpretieren. Ich habe nicht zwei Leben. Daß ich mein mir vorgegebenes Leben zuweilen nicht wach-personal vollbringe, weil ich schlafe oder aufgrund von Verletzungen daran gehindert bin, heißt nicht, daß mein personal-menschliches Leben auf die Stufe eines bloß biologisch-menschlichen Lebens heruntergesunken ist. Wer sein Leben vollzieht, lebt nicht anders (statt biologisch-menschlich nun personal-menschlich), sondern er ergreift Möglichkeiten seines Lebens, und damit Möglichkeiten seiner selbst. Damit soll die Sinnhaftigkeit nicht bestritten werden, trotzdem von einem ‚menschlichen Leben', von ‚deinem und meinem Leben' zu reden. Im Gegenteil. Nur muß man genau darauf achten, was damit gemeint sein kann. Mein Leben ist mir *vorgegeben* und zum Vollbringen *aufgegeben. Insofern* lebe ich, indem ich mein Leben *habe.* Aber die darin zum Ausdruck kommende Differenz darf nicht in ein zeitliches Nacheinander, z. B. einen Entwicklungsprozeß, verdreht werden, so daß ich einen Vorläufer meiner selbst namens ‚menschliches Leben' bekomme, der sich zu mir hin entwickelt hat. Meine Eltern haben nicht ‚menschliches Leben' (auch kein entwicklungsfähiges genetisches Programm), sondern mich selbst gezeugt.

Leben ist jeweils *dein* Leben, *mein* Leben – ein in mehrfacher Hinsicht höchst relevanter Umstand. Zum einen kann es beim sog. Lebensschutz streng gedacht nicht um den Schutz ‚menschlichen Lebens' – eines subjekt-unbezüglichen Lebens –, sondern immer nur um den Schutz konkreter Mitmenschen *in allen Phasen* ihres Lebens gehen. Zum anderen kann nicht undifferenziert nach dem Beginn ‚menschlichen Lebens' gefragt werden, vielmehr muß die Frage sachgemäß lauten: Wann hat *dein* Leben, *mein* Leben begonnen, genauer: wann habe *ich selbst*, hast *du selbst* zu existieren angefangen?

Die Schwierigkeiten liegen auf der Hand: Es liegt da ‚etwas' vor, was später vielleicht das Erscheinungsbild eines erwachsenen Menschen zeigen wird, aber jetzt zum Zeitpunkt der Beobachtung in keiner Weise so aussieht. Der voll entwickelte erwachsene Mensch kann zurechnungsfähig handeln, das jetzt Vorliegende evidentermaßen nicht. Wie man sieht, fängt das Problem nicht erst bei Frage an, wie ‚das da' im Laufe der Zeit zu einem erwachsenen Menschen wird, sondern wie ‚das da' sachgemäß zu bezeichnen ist. Wir stehen hier keineswegs vor einem bloß marginalen Bezeichnungsproblem, sondern bei einem *Sachproblem von eminent praktischer Relevanz.* Schließlich gehen wir mit Menschen anders um als mit Gebrauchsdingen – das aber offensichtlich nicht aus sprachkonventionellen, sondern aus *sachlichen* Gründen. Die Art und Weise, wie etwas ist, ist maßgeblich für den praktischen Umgang mit ihm. In dem Bezeichnungsproblem verbirgt sich die Frage nach dem Subjekt des Werdens. Wer oder was wird? Was heißt hier ‚werden'? Formulierungen wie z. B., ein bestimmtes genetisches Programm erreiche den Zustand, sittlich handeln zu können (Irrgang 1995, 223), wollen offenkundig *nicht wörtlich* genommen werden. Anderenfalls wäre ich der Zustand eines genetischen Programms, bzw. wir hätten zwei Handlungssubjekte: mich selbst und dazu noch ein genetisches Programm im Zustand des Handeln-könnens. Ein Arzt behandelt nicht ein sich im Zustand sittlichen Handelnkönnens befindliches genetisches Programm, sondern einen kranken, hilfesuchenden Mitmenschen. Das Problem des Werdens läßt sich nicht methodisch reduktionistisch angehen.

Andere methodisch reduktionistisch bestimmte Subjekte des Werdens sind z. B. die befruchtete Eizelle, die sich zu einem erwachsenen Menschen entwickelt, oder der Fetus, der sich zu einer Person entwickelt.

Streng gedacht wird nicht aus einem Kind ein Erwachsener, vielmehr muß es genau heißen: du selbst, der du jetzt ein Kind (ein Bub) bist, wirst einmal (wenn alles gut geht) ein erwachsener Mann sein, und du, die du jetzt eine erwachsene Frau bist, bist einmal ein Kind (Mädchen) gewesen. Nicht das Kind ist ein Erwachsener geworden, sondern du selbst hast dich gewandelt und bist im Wandel derselbe/dieselbe. Und was von der Lebensphase der Kindheit gilt, gilt auch von früheren Phasen meiner Existenz. *Subjekt des Werdens* ist *jemand,* nicht aber etwas, das zu jemand wird. Ich selbst bin schon dagewesen, als ich noch im Mutterleib gewesen bin – wer sonst sollte es gewesen sein? Ich, der ich Fetus gewesen bin, bin zum erwachsenen Menschen geworden – nicht aber bin ich Mensch geworden. Mit dem Personalpronomen ‚ich' (*ich* bin schon dagewesen) meine ich nicht eine meiner Lebensphasen (die selbstbewußte, in der ich mich selbst benennen kann), sondern mich in der Ganzheit meiner leiblichen zeitlichen Existenz. (Dasselbe gilt von dem unpersönlichen Ausdruck ‚Subjekt', mit dem nicht irgendetwas im Menschen, sondern der ganze Mensch selbst gemeint ist.)

Die Schwierigkeit sachgemäßer Rede liegt darin, daß ‚Mensch' in unserem gängigen Sprachgebrauch ein Ausdruck für *Gestaltähnlichkeiten* ist: In diesem Sinn meint ‚Mensch' primär die Gestalt des erwachsenen Menschen und die ihm ähnlichen Erscheinungsformen. Ähnlichkeit und Unähnlichkeit bzw. Unkenntlichkeit (bei unterstellter allmählicher Veränderung des Aussehens in Richtung auf Gestaltähnlichkeit) bestimmen den Sprachgebrauch von ‚Mensch', ‚menschliches Wesen' oder ‚menschliches Leben'.[61] Diese Sprachregelung umgeht jedoch das Problem unserer zeitlichen Identität. *Jemand sein* heißt immer auch, jemand *gewesen sein*, der einem erwachsenen Menschen *nicht ähnlich* geschaut hat. Daher kann man das Menschsein nicht von der Gestaltähnlichkeit mit einem Erwachsenen abhängig machen und damit beginnen lassen.

‚Embryo' meint nicht ein von mir verschiedenes Individuum, schon gar nicht ein bloßes Etwas, sondern eine *gewesene Lebensphase* meiner selbst. Nicht der Embryo ist zu einem erwachsenen Menschen geworden, sondern ich selbst bin es geworden. Anderenfalls wird die zeitlich-geschichtliche Einheit meiner selbst zur Einheit eines Kollektivs (nach Art einer Kuhherde) umgedeutet. Man darf nicht Lebensphasen zum Subjekt des Werdens machen. Genau das suggeriert aber eine *sorglos substantivische* und noch dazu ausschließlich *fachterminologische* Redeweise (Embryo, Fetus, Leibesfrucht). Ein substantivischer Sprachgebrauch zur Bezeichnung unterschiedlicher Existenzphasen hat bereits von der Identität des Existierenden *abstrahiert* und verleitet zu deren Zerstückelung in selbständige Lebe-

61 Im Fall von Unähnlichkeit spricht man von ‚menschlichem Wesen', im Fall von Unkenntlichkeit behilft man sich in gängiger Sprechweise mit den Ausdrücken ‚werdendes Leben' oder ‚artspezifisches Leben'.

wesen. Er läßt vergessen, daß Lebensphasen *jemandes* Lebensphasen sind.

Es handelt sich bei uns Menschen um eine *personale* Identität, die sich mit unpersönlichen Substantiva nicht ausdrücken läßt. *Wer* es ist, der zu einem erwachsenen Menschen wird, läßt sich nur mit dem *Personal*pronomen benennen. Darauf ist zu insistieren, will man nicht in sprachkritischer Naivität von impersonalen Wörtern auf impersonale Existenzweisen schließen.

Deshalb kann auch nicht gesagt werden, ich sei in raumzeitlicher Kontinuität mit dem mir vorausgegangenen Embryo identisch. Das ist genauso sinnvoll wie zu sagen, ich sei mit dem mir vorausgegangenen Kind identisch. Meine Lebensphasen gehen mir selbst weder voraus noch folgen sie mir nach.

10.3.3 Die Frage nach dem Anfang des Existierens

Die vorangegangenen Überlegungen sollten deutlich gemacht haben, daß sich das anstehende Problem in *fachterminologischer* Sprechweise *nicht* sachangemessen formulieren läßt, weil diese von vornherein das Subjekt des Werdens ausklammert. Die Fachwissenschaften konstituieren sich durch eine *methodische Vergessenheit des Subjekts.* Wenn hingegen ich selbst Embryo gewesen bin – und jeder von uns ist dies einmal gewesen – muß das umgekehrt auch in *prospektiver Hinsicht* sprachlich *adäquat ausgedrückt* werden: *Jemand*, von dem wir jetzt noch nicht wissen können, wer es ist, wird – wenn alles gut geht – zu einem erwachsenen Menschen, der dann wird sagen können, *er selbst* sei damals Embryo gewesen. *Werden* heißt hier aber *nicht: zu* jemand werden – es wird nicht etwas zu jemand –, sondern *als jemand offenbar werden.* Werden bildet hier nicht den Gegensatz zu Sein – was wird, ist noch nicht, und was ist, ist geworden und hat das Werden hinter sich –, sondern Werden besagt *Sein im Werden.*

Jemand kommt aus der Verborgenheit seiner selbst zu sich. Deshalb müssen wir warten, bis sich zeigt, wer hier schon zu existieren angefangen hat. Dieses Offenbarwerden ist unsere Existenzgeschichte. Die Frühphasen des Leibes sind *jemandes* Existenzphasen, der *sich selbst* und *anderen verborgen* ist.

Verborgen heißt nicht: versteckterweise in etwas vorhanden sein. Man muß sich auch hier an der personalen Leiberfahrung orientieren: Wer einen *Leib* sieht, sieht *jemanden* – nicht aber einen Körper, in dem sich ein mysteriöses ‚Selbst' (das Ich) versteckt hält. Verborgen meint *sichtbar entzogen.* Die Selbstentzogenheit ist sichtbar an der Gestaltunähnlichkeit der Frühphasen des Leibes im Vergleich zu seinen späteren Erscheinungsformen.

Eine naturwissenschaftliche Deskription der Embryonalentwicklung lebt von der Ausklammerung dieses praxisrelevanten Befundes. Diese Ausklammerung ist methodisch legitim – nur darf sie nicht zum Ausgangspunkt der Frage nach dem Lebensbeginn eines Menschen gemacht werden. Wenn man die frühesten Lebensphasen methodisch reduktionistisch beschreibt und z. B. von Zellaggregaten spricht, muß man konsequenterweise die *gesamte* Existenzgeschichte so beschreiben – anderenfalls begeht man einen Kategorienfehler. Naturwissenschaftlich gesehen ist natürlich auch der Embryologe nichts anderes als ein Zellverband – nur eben ein komplexer gewordener. Und es mag zu verantwortende Gründe (z. B. vitale Konflikte) geben, die angefangene Existenzgeschichte eines Menschen nicht mehr weiter zuzulassen – nur können dafür niemals biologische Daten (‚bloßer Zellverband') in Frage kommen.

Wann aber hat jemand angefangen zu sein? Welchen Sinn hat die verlangte Zeitangabe, und von welchem Zeitbegriff ist sie insgeheim geleitet? Stellt man sich Zeit als eine Folge von Jetzt-

Punkten vor (chronometrischer Zeitbegriff), läßt sich der Existenzanfang nicht exakt bestimmen. Anthropologisch relevante Daten lassen sich überhaupt nicht zeitlich exakt fixieren – das liegt aber nicht an den Phänomenen, sondern an dem Zeitbegriff, den man an sie fälschlicherweise heranträgt. Man kann nicht sinnvoll nach dem genauen Zeitpunkt fragen, an dem z. B. eine Freundschaft begonnen hat, noch wann sie exakt beginnen wird – um 12 Uhr 27 Minuten, um 12 Uhr 27 Minuten 23 Sekunden, usw.? Wir können nicht einen terminus a quo, wohl aber einen *terminus ante quem non* angeben, d. h. wir können mit Sicherheit sagen, daß *vor* einer angegebenen Zeit ein Mensch noch nicht zu existieren angefangen hat. Mit Samenzelle und Eizelle für sich haben wir es *nicht* mit der ersten Existenzphase eines Menschenleibes zu tun. Steht beides aber nicht, so könnte man einwenden, in der Möglichkeit, zu einem Leib zu werden? Im Sinne eines bloß formalen Möglichkeitsbegriffs ja, nicht im Sinne realer Möglichkeit – auf die kommt es aber an.

Die formale Möglichkeit ist die bloße Denkmöglichkeit, die widerspruchsfreie Vereinbarkeit von Merkmalen. In diesem Sinn kann man sich etwas als real möglich vorstellen, was es in Wirklichkeit nicht ist. Reale Möglichkeit hingegen ist eine Seinsmöglichkeit, Möglichkeit eines schon Existierenden. Dieser Unterschied wird von dem Einwand nicht beachtet, es gebe kein Abgrenzungskriterium, mit Hilfe dessen man dem Embryo Potentialität zusprechen, der Ei- und Samenzelle jedoch absprechen müsse, denn schließlich könne ja auch aus einer Eizelle oder einer Samenzelle ein Mensch werden. Darüber hinaus verwechselt der Einwand Entstehen und Vergehen mit Veränderungen. Auf der Ebene bloßer Veränderungen kann ich die Ei- und Samenzelle ihrerseits zurückverfolgen bis zum Urknall oder was auch immer. Dem aber verdanke ich nicht mein Leben, sondern meinen Eltern.

Ist mit der Verschmelzung von Ei- und Samenzelle *jemandes* Existenz grundgelegt? Wie sind die diesbezüglichen biologischen Aussagen, die Zygote besitze die aktive Potenz zu einer vollständigen, von Anbeginn an humanspezifischen kontinuierlichen Entwicklung, zu interpretieren? Macht man mit der *konstitutiv relationalen Seinsweise* des Menschen ernst, wird sich das Problem anders stellen müssen. Die hier auftauchenden Schwierigkeiten betreffen nicht den Ausschluß der Mehrlingsbildung (siehe Kapitel 9.3, S. 177), sondern die *Personalität*, für die die *Relationalität* konstitutiv ist. Beim Ausschluß der Mehrlingsbildung geht es nur um Individualität, und es wird Personalität mit Individualität verwechselt.[62] Das Individuum wird als eine ursprünglich relationslose Größe angesetzt: Die Relation konstituiert nicht die Individualität, sondern kommt nachträglich zu ihr hinzu. Wenn wir aber nicht zuerst Mensch und zusätzlich noch Kind, sondern *als Mensch* immer schon *Sohn* oder *Tochter* sind, und diese *Relation* unser Menschsein ausmacht, muß die Frage nach dem Anfang unseres Daseins zur Frage danach werden, wann unsere Eltern angefangen haben, Eltern zu sein. Ich habe zu existieren angefangen, als meine Mutter angefangen hat Mutter zu sein – eines als das andere. Und was ich von mir selbst sagen kann, kann jeder von sich sagen. *Jemandes* Existenz ist mit der *Relation* zu seiner Mutter grundgelegt. Das aber ist nicht Sache von psychologischer Einstellung und Akzeptanz, sondern ein menschlich-*naturaler* Vorgang – es ist nicht die faktische Akzeptanz der Schwangeren, durch die jemand zu existieren anfängt. (Ich werde nicht erst durch die personale Zuwendung meiner Mutter zu jemand, vielmehr ermöglicht mir die personale Zuwendung, derjenige faktisch zu werden, der ich vor der faktischen Zuwendung schon gewesen bin – nämlich jemand und nicht etwas anderes.) Die Akzeptanz setzt die schon grundgelegte leiblich-personale Existenz voraus. Die *ontologisch* relevante personale *Relation* darf nicht psychologisch aufgelöst werden.

62 Diese Verwechslung bildet die gemeinsame Voraussetzung für die Bestreitung wie für den Nachweis der Individualität ab der Fertilisation.

Damit sind die sprachlichen Schwierigkeiten freilich noch nicht behoben, sondern bloß verlagert. Mit der Fertilisation, so der vorsichtige Formulierungsvorschlag, haben wir es mit *neuem,* auf *Personalisation* hin *offenem* menschlichen Leben zu tun, das als *Vorform* menschlicher Leiblichkeit[63] bezeichnet werden kann. Der Ausdruck ‚menschliches Leben' ist ein Hilfsausdruck. Als Vorform ist das neue menschliche Leben nicht ein völlig subjektloses Leben, weil offen auf Subjektivität hin und nur von ihr her verstehbar. Deshalb erscheint es berechtigt, von Individualität zu sprechen, weil damit das völlig Neue zum Ausdruck kommt. Es handelt sich aber *nicht* um ein schon *selbständiges* Wesen im vollen Wortsinn – Selbständigkeit ist erst mit der Relationalität grundgelegt –, sondern um ein relativ *eigenständiges* Wesen, weil es auf Personalisation hin nur offen und daher nicht schon als erste Existenzphase eines *Leibes* bezeichnet werden kann.[64]

Selbständigkeit darf nicht mit Unabhängigkeit identifiziert werden. Sie schließt Abhängigkeit nicht aus, vielmehr ein. Es ist zwischen unfrei machender und freigebender Abhängigkeit zu unterscheiden. Die Abhängigkeit des ungeborenen Kindes von seiner Mutter ist der Weg zu seiner Selbständigkeit.

Diese Überlegung ist dem Einwand ausgesetzt, daß bei der Schwangerschaft kein mit der Fertilisation vergleichbarer Qualitätssprung vorliegt, und mit der Unterscheidung von relativer Eigenständigkeit und Selbständigkeit vielleicht eine Klarheit der Begriffe, nicht aber schon eine der Sache erreicht ist. Darauf wäre mit dem Dunkel der Sache selbst zu antworten. Ab wann wir es mit Sicherheit mit einem schützenswerten Menschenwesen zu

63 Das Abstraktum ‚Leiblichkeit' ist gewählt, um offen zulassen, ob es zur Zeugung von mehr als einem Menschenkind kommen wird.

64 Vgl. dazu die in ähnlicher Richtung sich bewegenden Überlegungen von Irrgang (1991); Hepp (1994); Wucherer-Huldenfeld (1994) 95 ff, 107 ff, 129 ff.

tun haben, läßt sich angesichts der Unbestimmbarkeit unseres Existenzanfangs nicht eindeutig beantworten. Das hängt damit zusammen, daß sich ein Anfang als Aufbruch von Neuem, das Entstehen, einer direkten Beobachtung grundsätzlich entzieht. Beobachten lassen sich immer nur Veränderungen. Weil das Entstehen und Vergehen im Zuge von Veränderungen erfolgt, kann die Meinung auftauchen, beides sei identisch. Es gibt keinen Übergang von nicht-jemand zu jemand, sondern nur den Sprung. Anfang ist von Beginn zu unterscheiden. Indem etwas beginnt, hat es als ganzes schon angefangen zu sein. Der Beginn wird im Laufe der Zeit zurückgelassen, der Anfang als die Grundlegung des zeitlich strukturierten *Ganzen* nicht.

Aus der chronometrischen Unbestimmbarkeit des Lebensanfangs läßt sich allerdings keineswegs eine moralische Unbedenklichkeit verbrauchender Embryonenforschung ableiten. Aus dem Nichtwissen, ob ... folgt nicht ein Wissen, daß nicht .... Ethisch gesehen bietet sich im Hinblick auf diese Art von Forschung der Weg des Tutiorismus an (siehe S. 183). Besteht nämlich Sicherheit nur bezüglich eines terminus ante quem non, nicht aber eines terminus a quo, müßte so gehandelt werden, als ob beide termini zusammenfielen, d. h. als ob eine Schutzwürdigkeit vorläge, was eine verbrauchende Embryonenforschung ausschließt.

Nach dem sog. Probabilismus darf im Falle des Zweifels über die Erlaubtheit oder Unerlaubtheit einer Handlung auch der weniger sicheren, aber durch probable Gründe zu stützenden Meinung selbst dann gefolgt werden, wenn die entgegengesetzte Meinung probablere Gründe für sich hat. In einem solchen Fall darf man annehmen, daß eine Vorschrift nicht verpflichtet (‚lex dubia non obligat'). Eine Befürwortung der verbrauchenden Embryonenforschung könnte sich allerdings auf den Probabilismus nicht berufen. Denn im Unterschied zu einer bestehenden Schwangerschaft liegt bei der verbrauchenden Embryonenforschung keine Kollision von Ansprüchen vor.

Die Zulässigkeit einer verbrauchenden Embryonenforschung ist unter zwei ethischen Gesichtspunkten zu prüfen: (a) unter dem der Kohärenz der hinter ihr stehenden Haltung zu anderen Haltungen im Bereich medizinischen Handelns, und (b) unter dem der Forschungsprioritäten. Wie läßt sich der Einstellungswechsel rechtfertigen, der darin besteht, sichtbare Subjektivität zu schützen, sich selbst entzogene jedoch nicht? Womit läßt es sich begründen, wohl die frühesten Lebensphasen eines Menschenwesens, nicht jedoch die späteren einer Verwertung zuzuführen? Aber wir behandeln doch, so der gängige Einwand, auch Eicheln anders als ausgewachsene Eichenbäume. Gewiß. Eichenbäume verarbeiten wir zu Möbeln, Eicheln eignen sich nicht dazu. Wir behandeln Eiche und Eichel anders, aber beide in ein und derselben technischen Einstellung: Wir verfügen über sie nach unseren Zwecken. Sollen wir also die technische Einstellung zu uns selbst verfestigen? Will das der Vergleich sagen? Eine verbrauchende Embryonenforschung verfestigt eine technische Einstellung zu unserem Leben. Die Frage ist, ob wir das wollen sollen. Und sie wirft eine Reihe schwerwiegender *sozialethischer* Probleme auf, bei denen gefragt werden muß, ob ihnen mit individual-ethischen Argumenten beizukommen ist. Womit werden die Forschungsziele gerechtfertigt, in deren Dienst die verbrauchende Embryonenforschung steht? Was wird hier zu Recht versprochen und was zu Unrecht? Wird mit der Bekämpfung von Krankheiten deren Zahl verringert? Nach welchen Gesichtspunkten wird der Krankheitswert derjenigen Krankheiten eingestuft, zu deren Bekämpfung verbrauchende Embryonenforschung als unverzichtbar erscheint? Wie steht es um Forschungsalternativen? Sind seltener auftretende Krankheiten gewichtiger als häufiger auftretende oder umgekehrt? Oder entscheiden wirtschaftliche Interessen über die Priorität der Forschungsziele?

11. Organtransplantation

Die Organtransplantation – die Verpflanzung von Körperteilen – bildet einen fixen Bestandteil der modernen medizinischen Praxis mit steigender Erfolgsrate. Durch sie kann in vielen Fällen Leben gerettet, Leiden gemindert, können Beeinträchtigungen verbessert werden. Die in diesem Zusammenhang auftauchenden Fragen betreffen

(1) das anthropologische Fundament des moralischen Umgangs mit dem menschlichen Leib und seinen Organen (den Stellenwert von Organen, Organteilen, Geweben),
(2) die Organgewinnung (Lebendspende, Leichenspende),
(3) Spezialprobleme (Entnahme und Übertragung von fetalem Gewebe, Übertragung von nicht-menschlichen Explantaten auf den Menschen),
(4) die Organverteilung.

Der moralische Umgang mit menschlichen Organen bestimmt sich aus der Stellung des Leibes als eines *Wesensmediums personaler Vollzüge*. Einerseits gilt: Ich bin mein Leib. – Andererseits gilt: Ich habe meinen Leib. Und beides gilt gleicherweise. Daraus folgt, daß der Leib ein Gegenstand *weder* beliebiger Verfügbarkeit *noch* absoluter Unantastbarkeit ist. Deshalb gibt es auf der einen Seite kein Anrecht (weder des einzelnen noch der Gesellschaft) auf den Leib bzw. die Organe eines Menschen. Das Bedürfnis des einen erlaubt nicht die Verzweckung des anderen.

Hier gibt es keine Güterabwägung. Man könnte ja auf die Idee kommen, zur Rettung zweier einen Dritten zu töten mit dem Hinweis, die Gesellschaft mache sich am Tod der beiden Schwerkranken schuldig, wenn sie anders handelte. Tötung eines Unschuldigen ist durch nichts zu rechtfertigen. Hier gibt es kein Aufrechnen von zwei gegen eins. Und die Gesellschaft ist überhaupt kein handelndes Subjekt. Subjekt der Verantwortung ist jeweils ein einzelner Mensch.

Organe sind keine beliebig austauschbaren Gegenstände, über die allein nach Zweckmäßigkeitsüberlegungen verfügt werden könnte, sondern sie besitzen einen Eigenwert, der sie nicht zu bloßen Mitteln für Zwecke macht – auch nicht für therapeutische Zwecke wie die der Transplantationsmedizin. Auf der anderen Seite folgt auch kein Verbot einer Organspende – freilich unter der Voraussetzung, daß die Spende auch *Spende* ist. Denn jeder *ist* sein Leib, *indem* er seinen Leib *hat*.

Über die grundsätzliche sittliche Zulässigkeit von Organtransplantationen herrscht Konsens.

Organspende ist ein sittlich hochstehender Akt mitmenschlicher Solidarität zum Wohle anderer.

11.1 Die Organgewinnung

Bei der Organgewinnung ist zwischen der Lebendspende und der Organentnahme von einem Toten (‚Totenspende') zu unterscheiden (zur Xenotransplantation siehe S. 240).

11.1.1 Lebendspende

(1) Da Spende *Spende* bleiben muß, ist die *freiwillige Zustimmung* zu ihr erforderlich, was eine entsprechende *Aufklärung* des potentiellen Spenders über die mit dem Eingriff (der Organentnahme) verbundenen Gesundheitsrisiken (die Folgen des operativen Eingriffs und die Funktion des Restorgans betreffend) voraussetzt.

(2) Zum Charakter der Spende gehört der *Ausschluß rein ökonomischer Motive*. Anderenfalls wird aus der Spende ein Verkauf, was einer Selbst-Instrumentalisierung gleichkommt, wenn anders es nicht nur die fremde, sondern auch die eigene Würde zu achten gilt.

Das Organ darf für den Spender nicht unverzichtbar sein, d. h. die Organspende darf nicht zu einer Tötung auf Verlangen durch Organentnahme werden. Ebensowenig käme unter ethischem Gesichtspunkt eine Organspende mit der Folge einer Selbstverstümmelung in Frage. Sowohl das Selbstopfer als auch die Selbst-Verstümmelung erforderte die Mitwirkung Dritter und wäre mit dem Sinnziel ärztlichen Handelns unvereinbar. Die Organspende darf keine nachhaltige Beeinträchtigung der Gesundheit des Spenders zur Folge haben. (Das Risiko des Eingriffs muß dem eines gewöhnlichen Operationsrisikos entsprechen.) Der Eingriff des Arztes (die Organentnahme) ist unter dem Aspekt des Prinzips der Schadensvermeidung rechtfertigungsbedürftig (ist die Lebendspende die einzige Möglichkeit?). Eine Lebendspende kommt nur für paarige Organe, für Organteile (z. B. Leber) oder für regenerierbare Organe (z. B. Knochenmark) in Frage. Bei der Lebendspende handelt es sich in Ausnahmefällen um Nierenspenden, in der Regel um Knochenmarksspenden.

Restriktive Handhabung der Lebendspende wegen Gefahr der Druckausübung

Spender können Verwandte (genetisch und emotional Verwandte) oder Fremde sein (bei letzteren besteht die inhärente Gefahr der Kommerzialisierung, Bestechung, Erpressung). Der Vorteil bei Verwandtenspende liegt in der Senkung des Immunrisikos.[65] Wegen der *Gefahr der Druckausübung* – besonders bei Familienangehörigen mit der eventuellen Folge von Beziehungsstörungen – ist die Lebendspende besonders restriktiv zu handhaben. Die Gefahr der Druckausübung ist ethisch gesehen ein

65 Der Einsatz von Immunsuppressiva hat die Bedeutung der Kompatibilität als eines prognostischen Faktors relativiert (Schöne-Seifert 1996, 618).

Grund, im Falle der Alternative ‚Lebendspende – Organe eines Toten' auf die ‚Leichenspende' auch dann zurückzugreifen, wenn aus medizinischen Gründen die Lebendspende als die erfolgversprechendere Therapie erscheint (LB 2/815).

Nicht-einwilligungsfähige Spender

Ein besonderes ethisches Problem stellt die Gruppe der nicht-einwilligungsfähigen potentiellen ‚Spender' dar – hier herrschen ähnliche ethische Vorbehalte wie bei Humanexperimenten an Angehörigen der ‚captive groups'. Weil bei Minderjährigen die Freiwilligkeit und Einsicht in die möglichen Folgen kaum zu gewährleisten und bei nicht zustimmungsfähigen Menschen der Mißbrauch kaum zu verhindern ist, ist bei dieser Gruppe eine Lebendspende ethisch generell nicht zu rechtfertigen.

Im Einzelfall jedoch – wenn z. B. infolge Blutsverwandtschaft Aussicht auf eine besonders günstige Verträglichkeit besteht und kein anderer Spender zur Verfügung steht – ist eine Lebendspende nicht von vornherein unzulässig (innerfamiliäre Hilfestellung in Form einer Knochenmarkspende von Kindern zur Lebensrettung unter Geschwistern).

Art. 20 des Menschenrechtsübereinkommens zur Biomedizin erlaubt bei Nicht-Einwilligungsfähigen eine Lebendspende nur bei regenerierbaren Organen zur Lebensrettung unter Geschwistern unter der Voraussetzung, daß ein einwilligungsfähiger Spender nicht zur Verfügung steht, der potentielle Spender nicht widerspricht und die erforderliche Einwilligung schriftlich in Übereinstimmung mit den gesetzlichen Bestimmungen und mit Zustimmung der zuständigen Gremien erteilt worden ist.

Ausschluß rein ökonomischer Motive

Das Verbot des Organverkaufs und Organhandels besteht ethisch gesehen zu Recht.[66] Daß Organverkauf und Organhandel dennoch bestehen, hängt nicht nur mit verbrecherischen Machenschaften, sondern wohl auch mit der ungleichen globalen Güterverteilung zusammen (Schöne-Seifert 1996, 622). Akte finanzieller Anerkennung sind jedoch ethisch nicht von der Hand zu weisen.

Schwemmer schlägt „personbezogene und nicht unmittelbar kommerzielle Anerkennungsleistungen wie ein bestimmter Versicherungsschutz für die Person des potentiellen Spenders oder die Mitgliedschaft in einem ‚Ring' von Spendern mit Aufklärungsangeboten und anderen Leistungen auch für die Angehörigen" vor (Schwemmer 1996, 378).

11.1.2 Totenspende

Status des Leichnams – Spannung zwischen Pietät und Dienst am Nächsten

Die ethische Begründung für die erlaubte Organentnahme von einem Toten muß den Status des Leichnams berücksichtigen. Der Leichnam ist nicht eine bloße Sache, sondern besitzt einen besonderen Symbolwert: Wer einen Leichnam sieht, sieht *jemanden*, der *gewesen* ist. Deshalb steht der Umgang mit dem Leichnam unter dem Gebot der Pietät.[67] Die Pietät ist jedoch

66 Art 21 des Menschenrechtsübereinkommens zur Biomedizin besagt: „Der menschliche Körper und Teile davon dürfen als solche nicht zur Erzielung eines finanziellen Gewinns verwendet werden."
67 „Wem gehört der Leichnam? Er gehört nicht dem Arzt, er gehört aber auch nicht den Verwandten, er gehört nicht der Gesellschaft und auch nicht einer Institution ... Der Leichnam gehört niemandem in Sinne von besitz-

nicht absolut zu setzen. Sie kann in Spannung zu mitmenschlicher Solidarität treten. Gegebenenfalls hat das Prinzip der Hilfestellung und damit die Möglichkeit einer Organexplantation den Vorrang.

Regelungen der Verfügung über die Organe Verstorbener

Voraussetzung für Regelungen ist der sicher festgestellte Tod. Die rechts-ethische Begründung der Explantation kann unterschiedliche Schwerpunkte setzen. Nach der Widerspruchsregelung – sie gilt in Österreich und ihr unterliegen auch nicht-österreichische Staatsbürger – dürfen Organe entnommen werden, außer es liegt ein zu Lebzeiten abgegebener Widerspruch des Verstorbenen vor. Diese Regelung rekurriert nicht auf eine sogenannte ‚Sozialpflichtigkeit des Leichnams', sondern präsumiert, daß der Tote bei Lebzeiten die Zustimmung zur postmortalen Organexplantation im Zeichen mitmenschlicher Solidarität gegeben hätte.

Ethisch gesehen sollte man die Widerspruchsregelung sensibel handhaben und sich nicht einfach auf das rechtlich Erlaubte zurückziehen. Zwar sieht diese Regelung keine Information der Angehörigen vor, doch könnte dort, wo zwischen dem um die beabsichtigte Explantation wissenden Arzt und den Angehörigen ein gutes Arzt-Patienten-Verhältnis besteht, ein diesbezügliches Gespräch dennoch angeraten sein. Ein Verschweigen der beabsichtigten Explantation könnte dieses Vertrauensverhältnis schwer belasten, wenn nicht gar zerstören. Rein rechtlich gesehen besteht dazu freilich weder eine Verpflichtung, noch hängt die Erlaubnis zur Explantation vom erfolgreichen Verlauf solch eines Gesprächs ab.

rechtlichen Kategorien … Um die Ehrfurcht, die wir dem Toten schulden, zu schützen, können wir im finalen Sinn sagen, der Leichnam gehöre der Erde." (Virt 1998, 85 f).

Ein zu Lebzeiten geäußerter Widerspruch zur postmortalen Organentnahme ist wie eine testamentarische Verfügung zu respektieren. Nach der engen Zustimmungsregelung ist eine Explantation an die vorliegende Einwilligung des Verstorbenen gebunden. Nach der Informationsregelung (erweiterte Zustimmungsregelung) können auch die Angehörigen zustimmen.

Keine der Regelungen ist ‚ideal' (vgl. Virt 1998, 86 ff.). Die Widerspruchslösung bevorzugt den Organempfänger und steht in der Gefahr, zuviel zu präsumieren – vor allem dann, wenn die entsprechenden Gesetze der Öffentlichkeit weitestgehend unbekannt sind – und den Leichnam als eine Sache zu betrachten; die enge Zustimmungsregelung vernachlässigt die elementare Hilfsbedürftigkeit des potentiellen Organempfängers zugunsten einer postmortal nachwirkenden Autonomie des ‚Spenders' und beschwört die Gefahr eines Organhandels herauf, wenn sie zu Organmangel führt; die Informationslösung (erweiterte Zustimmungslösung) präsumiert die Kenntnis und richtige Wiedergabe des Willens des Verstorbenen durch die Angehörigen und mutet Trauernden zu, innerhalb kürzester Zeit über Manipulationen an einem eben verstorbenen Angehörigen entscheiden zu sollen.

Soll die Explantation weder eine Vivisektion noch eine Tötungshandlung sein, muß Sicherheit über den eingetretenen Tod herrschen. Der Eintritt des Todes darf nicht aus pragmatischen Gründen manipuliert werden. Therapeutische und allgemein lebenserhaltende Maßnahmen müssen unabhängig von einem Transplantationsinteresse durchgeführt werden, d. h. es dürfen weder therapeutische Schritte um einer früher durchzuführenden Explantation willen unterlassen, noch umgekehrt positive Maßnahmen zur Beschleunigung einer Explantationsmöglichkeit gesetzt werden. Hat man sich für die Fortführung therapeutischer Maßnahmen entschieden, ist ein gleichzeitiger Beginn vorbereitender Maßnahmen zur Organentnahme ethisch nicht gerechtfertigt. Zwecks Ausschaltung von Interessenskonflikten (Explantationsinteresse versus Lebensschutz in Gestalt des Sterbeschutzes) muß aus ethischen Gründen die Todesfeststellung und die Organentnahme von verschiedenen Personen vorgenommen werden.

Eine Explantation, die den Tod des Spenders bewirkt, ist ethisch nicht zu rechtfertigen – auch nicht mit dem Hinweis, der Tod stehe unmittelbar bevor, und mit der Explantation werde das Leben eines Dritten gerettet. Es wäre dies ein Fall unerlaubter Güterabwägung (von der Art: zwei Menschenleben sind mehr wert als eines), die gegen den Selbstzweckcharakter des Menschen verstieße. Ebensowenig läßt sich eine solche Explantation mit dem Vergleich einer Operation auf Leben und Tod rechtfertigen, bei der angesichts Alternativlosigkeit der Tod des Operierten in Kauf genommen wird.

11.2 Das Problem des Todeskriteriums – Ganzhirntod als Menschentod

11.2.1 Zur Begründung des Ganzhirntodes als des Menschentodes

Im medizin-ethischen Kontext geht es um die Feststellung nicht des eintretenden, sondern des bereits eingetretenen Todes. Diese Frage ist in einem Kontext von drei Problemebenen angesiedelt: der Ebene der Todesbestimmung, des Todeskriteriums und der Todesfeststellung. Diese drei Problemkreise sind voneinander zu unterscheiden, wenngleich sie ineinander verschränkt sind. Welche Mittel der Todesfeststellung zu wählen sind, hängt von dem Todeskriterium ab, dieses wiederum läßt sich nur im Licht einer interdisziplinär erarbeiteten Todesbestimmung ermitteln. Die Mittel der *Todesfeststellung* betreffen medizinische Sachfragen. Die Fixierung des *Todeskriteriums* betrifft hingegen medizinische und philosophisch-anthropologische Problemstellungen. Denn jede Festlegung eines Todeskriteriums bewegt sich notwendigerweise in einem mehr oder weniger reflektierten Vorverständnis von Menschenleben und Menschentod. Dieses Vorverständnis entstammt nicht der medizinischen Wissenschaft, sondern liegt ihr als Leitvorstellung bereits zugrunde. Eine argumentativ abgesicherte Fixierung eines Todeskriteriums ist demnach auf eine methodisch-kritische Prüfung dieses Vorverständnisses, d. i. auf eine philosophisch-anthropologische *Todesbestimmung* als Interpretationsrahmen für die Deutung medizinischer Daten angewiesen.

Bei der Todesbestimmung kann es nicht um eine Todesdefinition gehen, wenn man darunter eine Bestimmung der Todeswirklichkeit versteht. Eine solche ist ersichtlicherweise unmöglich. Der Tod ist je meiner – und wer den eigenen Tod erlitten hat, kann ihn nicht mehr definieren. Der Tod ist Geheimnis: Er zeigt sich, indem er sich entzieht. Krankheit, Schmerz des Abschieds, die Unwiederbringlichkeit des erfüllten Augenblicks, freilich auch die Kostbarkeit der Zeit – all das erinnert uns an unsere Sterblichkeit und an unser Wissen, daß wir einmal nicht da sein werden. In diesem Wissen zeigt sich unser Tod mitten in unserem Leben: media in vita in morte sumus. Und nur so ist er für uns ‚faßbar'. Vom Tod selbst können wir nichts wissen.

Seit 1968 wird neben dem Herz-Kreislauf-Stillstand als zusätzliches Kriterium in besonderen Situationen der Ganzhirntod [68] als Todeskriterium anerkannt (Ganzhirntod als Kriterium des Menschentodes). Darunter wird der irreversible Funktionsausfall des Gesamtgehirns – und nicht bloß der Ausfall einzelner Gehirnregionen (‚Teilhirntod') – bei gleichzeitig künstlich aufrechterhaltener Herz-Lungen-Funktion verstanden.

68 Das Ganzhirntodkriterium geht auf den Bericht einer Kommission der Harvard Medical School zurück, der im August 1968 im Journal of the American Medical Association veröffentlicht wurde.

Die Definition der Deutschen Bundesärztekammer lautet: „Der Hirntod wird definiert als Zustand der irreversibel erloschenen Gesamtfunktion des Großhirns, des Kleinhirns und des Hirnstamms. Dabei wird durch kontrollierte Beatmung die Herz- und Kreislauffunktion noch künstlich aufrechterhalten".

Mit dem irreversiblen Funktionsausfall des Gesamtgehirns endet die ärztliche Behandlungspflicht in all ihrer Bandbreite.

„Die Diagnose des Hirntodes erfordert die Erfüllung der Voraussetzungen, die Feststellung der klinischen Symptome Bewußtlosigkeit (Koma), Hirnstamm-Areflexie und Atemstillstand (Apnoe), sowie den Nachweis der Irreversibilität der klinischen Ausfallsymptome." „Die Irreversibilität des Hirnfunktionsausfalls und damit der Hirntod ist erst dann nachgewiesen, wenn die klinischen Ausfallsymptome bei Erwachsenen und bei Kindern ab dem dritten Lebensjahr mit primärer Hirnschädigung nach mindestens 12 Stunden, mit sekundärer Hirnschädigung nach mindestens drei Tagen erneut übereinstimmend nachgewiesen worden sind." (Bekanntmachung der Deutschen Bundesärztekammer) [Deutsches Ärzteblatt 94 (1997)]

Am Hirntodkriterium wird sowohl von medizinischer als auch von philosophischer Seite eine unterschiedlich motivierte Kritik geübt.[69] Einerseits wird (vorwiegend von medizinischer Seite) die Bestimmung als zu eng kritisiert und auf ein Teilhirntodkriterium gedrängt, d. h. den irreversiblen Ausfall der Großhirnfunktionen, den Persistant Vegetative State oder die Anencephalie als Hirntod anzusehen (vgl. Sass 1989, 165f.). Andererseits wird (vorwiegend von philosophischer Seite) eingewendet, das Hirntodkriterium sei die Folge eines externen pragmatischen Interesses – des Transplantationsinteresses – und beinhalte eine ethisch problematische Minimalisierung der Todesbestimmung, welche die objektive Unbestimmtheit der Grenze zwischen

69 Eine ausführliche Diskussion findet sich in Hoff; in der Schmitten (Hg.), (1994).

Leben und Tod mißachte, infolge dessen den Unterschied zwischen Vivisektion und Organentnahme bei einem Toten verwische, und überdies den cartesianischen Dualismus in Form eines Gehirn-Körper-Dualismus erneuere.[70]

Der Ganzhirntod als der des Menschentods läßt sich im Rekurs auf den Leib als das Wesensmedium personaler weltoffener Vollzüge begründen. Dabei sind drei Gesichtspunkte zu beachten: (1) das Subjekt des Lebens und Sterbens, (2) das Verhältnis von Leib-Einheit und Organ-Vielfalt und (3) der Zeitfaktor.

Subjekt des Lebens und Sterbens

Der Ausdruck ‚Hirntod' ist insofern mißverständlich, als er nicht das Subjekt des Lebens und Sterbens benennt und damit die Differenz von Selbständigkeit des Ganzen und relativer Eigenständigkeit seiner Teile außer acht läßt. *Jemand* lebt, stirbt und ist dann tot. Zur Vermeidung dieses Mißverständnisses könnte der Ausdruck ‚Hirntod' durch ‚irreversibles Hirnversagen' ersetzt werden. Leben ist keine Eigenschaft des Menschen, sondern seine Existenzweise. Der Verlust des Lebens bewirkt nicht eine Veränderung an einem existierenden Menschen, sondern bedeutet dessen Tod. Sich Verändern ist zu unterscheiden von aufhören zu existieren.

Leib-Einheit und Organ-Vielfalt

Menschliche Organe sind Teile des Leibes im Doppelsinn von genetivus subiectivus und genetivus obiectivus. Einerseits ermöglichen die Organe die dynamische Einheit des Leibes,

70 Diese Kritik stammt von Jonas (1987), 219 ff.

wobei ihnen beim Aufbau und Erhalt dieser Dynamik unterschiedliche Funktionen zukommen. Andererseits ermöglicht umgekehrt die dynamische Einheit des Leibes die Funktionstüchtigkeit der Organe. Der Leib ist nicht die nachträgliche Einheit seiner Organe, weil diese von allem Anfang an im Dienst der Leibeinheit stehen und auf die Leibganzheit hingeordnet sind – auch das Gehirnorgan. Mein *Leib als ganzer* ist das *Wesensmedium* meiner weltoffenen Vollzüge – nicht einzelne Organe.

Organ zu sein beinhaltet eine *konstitutive* Beziehung, ein Organ ist immer Organ von … Solche konstitutiven Beziehungen dürfen nicht in ein zeitliches Nacheinander aufgelöst werden. Dabei wäre übersehen, daß die Einheit des Ganzen schon sein Werden bestimmt. Wo deshalb das zeitlich erste Anzeichen seines *Teiles* auftritt, hat das *Ganze schon angefangen* zu existieren.[71] Deshalb fängt der Leib nicht erst mit den ersten Anzeichen organspezifischer Gehirnzellen oder des Gehirngewebes an (Hirnleben I, Hirnleben II). Man kann nicht fragen, wann ein schon im Werden begriffenes Ganzes seinen Beginn (= Hirnleben) erreichen wird.

Zwischen dem Leib und seinen Organen herrscht ein wechselseitiges, nicht einseitig auflösbares Begründungsverhältnis von Ganzem und seinen Teilen (Organen): Die dynamische Einheit des Ganzen ermöglicht die eigenständige Wirksamkeit seiner Teile, und die eigenständige Wirksamkeit der Organe ermöglicht die dynamische Einheit des Ganzen. Auf der Basis dieses korrelativen Begründungsverhältnisses läßt sich eine theoretisch tragfähige und nicht bloß von pragmatischen Interessen geleitete Begründung des Ganzhirntodkonzepts geben. Leiten-

71 Organe sind keine Bestandteile eines Herstellungsprodukts. Wird noch dazu die Zeit als eindimensionale Linie vorgestellt, kommt es zur bekannten Vexierfrage, ab wieviel Stücken ein Ganzes existiert bzw. nicht mehr existiert.

der Gesichtspunkt ist die Abhängigkeit der Integrationsfunktion des Leibes von der Funktionstüchtigkeit seiner Organe.

Die Funktions*un*tüchtigkeit eines oder mehrerer Organe kann die Integrationsfunktion des Leibes selbst unberührt lassen, sie kann sie aber auch betreffen. Ist letzteres der Fall, wird durch einen *irreversiblen* Funktionsausfall die dynamische Einheit des Leibes selbst vernichtet. Der Leib hat *als Leib* zu existieren aufgehört. Und da jeder sein Leib *ist*, hat mit dem Leib dieser Mensch zu leben aufgehört. Dieser Mensch ist tot. Wenn nach Auskunft der Medizin mit dem irreversiblen Hirnversagen die Desintegration des Leibes besiegelt ist, dann ist der ‚Hirntod' der Tod dieses Menschen. Unter dieser Voraussetzung bedeutet das Abschalten der Herz-Lungen-Maschine kein Sterbenlassen, weil sterben nur kann, wer lebt. Im Falle des ‚Hirntodes' ist die künstliche Beatmung bzw. die Tätigkeit des Arztes genau genommen *keine Unterstützung* von Organfunktionen – eine Unterstützung setzt die dynamische Leibeinheit voraus –, sondern eine *Ersetzung* partieller Gehirnfunktionen – mit der Folge einer zeitlich begrenzten Aufrechterhaltung der Funktionstüchtigkeit von Organen und Organverbänden.[72]

Zeitfaktor

Bei der Funktionstüchtigkeit von Organen eines Hirntoten handelt es sich genau genommen nicht um eine Funktionstüchtigkeit einfachhin, sondern um eine *Noch*-Funktionstüchtigkeit im Rahmen der *schon grundgelegten irreversiblen* Desintegration des Leibes als ganzen. Dieser zeitliche Unterschied betrifft die konstitutive Beziehung von Organen und Leib, den

72 Das Ganzhirntodkonzept erlaubt eine Änderung der Todeskriterien bei aufrechterhaltener Todesbestimmung.

Unterschied der relativen Eigenständigkeit von Teilen und der Selbständigkeit des Ganzen.

Vom Auge eines lebenden Menschen sagen wir, es sei funktionstüchtig, *nicht* aber, es sei *noch* funktionstüchtig. Wo ein Auge ‚noch' funktionstüchtig ist, ist es bereits auf dem Weg seines Funktionsverlusts.

Die maschinelle Ersetzung der Gehirnfunktion bei irreversiblem Hirnversagen und infolgedessen die Aufrechterhaltung der *Noch*-Funktionstüchtigkeit von Organen ist die *künstliche Verzögerung ihres Absterbens.* (Ein Mensch stirbt, Organe hingegen sterben ab.) In der *Noch*-Funktion von Organen eines Hirntoten tritt der bereits eingetretene Tod *zeitlich in Erscheinung.*

11.2.2 Zur Kritik am Ganzhirntodkriterium

Eine oft geäußerte *Kritik* am Hirntodkriterium lautet, die Akzeptanz des Ganzhirntodkriteriums habe das Teilhirntodkriterium zur logischen Folge. Der Teilhirntod folgt jedoch keineswegs aus einem konsequent zu Ende gedachten Hirntodkonzept, sondern nur „aus dessen falscher Begründung." (Wolbert 1996, 9). Entscheidend für den Tod ist die *Desintegration des Gesamtorganismus.*

Die Begründung beruft sich *nicht* – wie die Kritiker voraussetzen – auf das Gehirn als den Sitz des für den Menschen charakteristischen (Selbst-)Bewußtseins. Solch eine Begründung führt in der Tat zum Teilhirntodkonzept. Hinter ihr steht eine Verbindung von bewußtseinstheoretischem Personbegriff und uminterpretierter klassischer Wesensdefinition des Menschen als des vernunftbegabten Lebewesens (ZOON LOGON ECHON, animal rationale).[73] Die Vernunftbegabung wird zu einer Eigen-

73 Auf sie rekurriert Sass (1989) 165 f; vgl. auch den Art. ‚Todesfeststellung' im LMER, Sp. 1190.

schaft uminterpretiert und dann nach dem organischen Sitz dieser Eigenschaft gefragt, die ein menschliches Wesen zur Person macht. Ist dieser Sitz das Großhirn, existiert mit dessen irreversiblem Funktionsverlust auch die Person nicht mehr.

Eine Ablehnung des Ganzhirntodkriteriums bei gleichzeitiger Befürwortung der Organentnahme bei einem Hirntoten – der aber unter den angenommenen Prämissen kein Toter, sondern ein noch Lebender, weil Sterbender ist – impliziert die Akzeptanz der Vivisektion bzw. gegebenenfalls der Tötung auf Verlangen. Und da fragt es sich, wieso die Tötung durch Organentnahme der einzige Ausnahmefall einer direkten aktiven Tötung eines Patienten sein soll (Wolbert 1996, 16).

11.3 Spezialprobleme der Organtransplantation

11.3.1 Vegetativer Status, Anenzephale

Nach dem Ganzhirntodkriterium sind weder Patienten im vegetativen Status[74] noch Anenzephale Tote (Anenzephale zeigen häufig Hirnstammfunktionen, erfüllen daher nicht die Bedingungen des Ganzhirntods). Deshalb verbietet sich bei ihnen eine Organentnahme (sei es ohne oder mit Todesfolgen). Anenzephale sind keine Experimentierobjekte. Ein Anenzephalus ist weder ein nicht-menschliches Wesen noch ein Zwischenwesen, sondern ein lebendiges menschliches Wesen – freilich ein mit schwerstem leiblichen Mangel behaftetes Menschenwesen, das nur wenige Tage zu leben hat und nie zu einem selbständi-

74 Der Begriff ‚vegetativer Status' geht aus „von einer – im Einzelfall variablen – funktionellen Leitungsunterbrechung zwischen dem Großhirn und den übrigen Hirnregionen". Diese Bezeichnung sagt lediglich, „daß noch eine komplette oder partielle autonome Funktionsfähigkeit von Hypothalamus und Hirnstamm vorliegt." (LB 1/184)

gen Daseinsvollzug gelangen kann. Eine Organentnahme kommt nur bei toten Anenzephalen in Frage – daran kann auch die Schwierigkeit nichts ändern, das Ganzhirntodkriterium auf anenzephale Neugeborene anzuwenden. Der Tod des Neugeborenen muß nach den geltenden medizinischen Standards festgestellt sein, bevor es zur Entnahme eines Transplantats kommt. Einige Autoren halten ein verkürztes Verfahren zur Hirntodfeststellung bei empfindungs- und schmerzunfähigen Anencephalen für ethisch diskutabel (Irrgang 1995, 132). Einen anenzephalen Feten zwecks Organentnahme austragen zu lassen und einer intensivmedizinischen Behandlung zu unterwerfen, erscheint ethisch nicht gerechtfertigt, weil es sich dabei um eine Totalinstrumentalisierung eines menschlichen Wesens handelte. Die Befürwortung findet solch eine Funktionalisierung legitim mit der Begründung, ein Anenzephalus sei kein selbstzweckhaftes Wesen.

> „Gemäß der kantischen Selbstzweckformel könnte diese Form der Instrumentalisierung durchaus als legitim erscheinen, nämlich solange es sich um Wesen handelt, die grundsätzlich die Befähigung zu sittlich-personalem Handeln nicht erlangen können, denen Selbstzwecklichkeit also nicht zugeschrieben werden muß. Und dies scheint bei Anencephalie durchaus der Fall zu sein." (Irrgang 1995, 132).

11.3.2 Non-heart-beating-donors

Bei den non-heart-beating-donors (vgl. Virt 1998b; Pöltner 1998) handelt es sich um die Frage der Zulässigkeit einer Organentnahme bei Patienten mit Herzstillstand *ohne gesonderten Nachweis des Ganzhirntodes.* Die ethische Frage betrifft hier zweierlei: Sie betrifft

(1) die Sicherheit über den eingetretenen Ganzhirntod. Die methodische Frage über die Gewinnung dieser Sicherheit ist Sache der medizinischen Wissenschaft. Solange nicht Si-

cherheit herrscht, ist der Patient als Sterbender zu behandeln, was eine Organentnahme ethisch verbietet (Tötung durch Explantation bzw. Verstoß gegen das Nicht-Schadens-Prinzip). Eine Zustimmung des Patienten zur Explantation in seiner Sterbephase käme einer Tötung auf Verlangen gleich. Die Frage betrifft

(2) den Abbruch der Reanimationsmaßnahmen. Im Falle einer aussichtslosen Situation bedeutet ein Behandlungsabbruch keine aktive Tötung, sondern ein ethisch vertretbares Sterbenlassen, weil die Todesursache in der Krankheit des Patienten selbst liegt. Der Behandlungsabbruch darf keine pflichtwidrige Unterlassung sein und nicht im Interesse einer Explantation erfolgen. Ob ein nach erfolgloser Reanimation eingetretener irreversibler Herzstillstand *allein* ein sicheres Todeskriterium ist oder nicht, ist keine ethische, sondern eine medizinisch-pragmatische Frage.

Für die Deutsche Bundesärztekammer ist „ein Herz- und Kreislaufstillstand von 10 Minuten bei normaler Körpertemperatur ... bisher nicht als sicheres ‚Äquivalent zum Hirntod' nachgewiesen und kann deshalb nicht die Todesfeststellung durch Nachweis von sicheren Todeszeichen ersetzen." (Deutsches Ärzteblatt 95, Heft 50, A 3235).

11.3.3 Transplantation von embryonalem und fetalem Gewebe

Herkunft des Gewebes

Die Entnahme von Embryonal- und Fetalgewebe zu Transplantationszwecken (Birnbacher 1998; Kliegel 1999) (z. B. Behandlung des Morbus Parkinson) wirft mehrere Fragen auf:

(1) Ist zwecks Gewinnung optimalerer Gewebe eine Güterabwägung hinsichtlich der Tötungsart des Feten erlaubt? Zur wirkursächlichen Trennung von Explantation und Schwangerschaftsabbruch gibt es unterschiedliche Stellungnahmen.

„Es müssen mehrere Abruptiones quasi synchron erfolgen, um genügend Fetalgewebe zu erhalten. Dabei wird Mittelhirngewebe herausgeschnitten, während die Ungeborenen noch leben (die Transplantation toter Zellen macht biologisch keinen Sinn), danach erfolgt der eigentliche Schwangerschaftsabbruch.“ (Wagner 2000, 119). Diese Beschreibung wird von Kliegel mit Berufung auf Gustavii bestritten [Ethik in der Medizin 12 (2000), 120].

(2) Neben der ethischen Verantwortbarkeit eines Schwangerschaftsabbruchs und bestimmter Formen therapeutischen Klonens, die einer verbrauchenden Embryonenforschung gleichkommen, entsteht das Problem der *Koppelung von Schwangerschaftsabbruch und Gewebsentnahme.* Die Gewinnung eines optimalen Gewebes (es können Gewebe von bis zu zehn Feten nötig sein) könnte einerseits Auswirkungen auf Zeitpunkt und Methode des Abbruchs haben, die nicht im Interesse der Schwangeren liegen (Abstimmung von Schwangerschaftsabbrüchen mit Implantationsoperationen), und andererseits auch zu einem moralischen, gesellschaftlichen und ökonomischen Druck zur Freigabe des Abtreibungsgewebes führen. Das Argument, eine Entnahme von Fetalgewebe sei wegen der damit gegebenen Verzweckung des Schwangerschaftsabbruchs nicht zu rechtfertigen, wird unterschiedlich beurteilt. Bei der gegenwärtigen experimentellen Lage erscheint die Trennung von Abbruch und Gewebeentnahme, wie sie auch in den Richtlinien des NECTAR[75] festgelegt ist, gewährleistet. Bei einer vielleicht künftigen routinemäßigen Vorgangsweise ist die Gefahr einer gezielten Schwangerschaftsstrategie und damit einer

75 Network of European CNS (= central nervous system) Transplantation and Restoration.

76 Birnbacher (1998a, 95) hält z. B. eine Veränderung von Zeitpunkt und Methode der Abtreibung auf freiwilliger Basis für die Schwangeren als zumutbar und ethisch vertretbar.

Instrumentalisierung des ‚Spenders' zum Organlager nicht von der Hand zu weisen.[76]

Empfänger des Gewebes

Bei der Übertragung von Hirngewebe wäre nach der Funktion der Gehirnregion für die personale Selbstidentität des Menschen, d. h. danach zu fragen, welche Nähe zur Ich-Mitte die Gehirnregion besitzt, in welche transplantiert wird. Die Beantwortung dieser Frage hängt vom medizinischen Wissensstand ab. Da aus dem Nicht-Wissen, daß ..., kein Wissen, daß nicht ... folgt, wäre im Falle von Unsicherheit ein Eingriff zu unterlassen. Weil der Leib Wesens*medium* personaler Vollzüge ist, muß ein Eingriff in das Gehirn nicht schon eo ipso die Menschenwürde verletzen. Wegen der unauflöslichen personal-leiblichen Identität des Menschen jedoch ist bei einem Eingriff in das Gehirn ein gravierender Einfluß auf den Selbstvollzug eines Menschen nicht auszuschließen. Die Auswirkungen auf den Empfänger sind weitgehend ungeklärt. Transplantationen wären unterschiedlich zu beurteilen je nach der Gehirnregion, in die transplantiert wird und nach der Funktion dieser Region im Hinblick auf die Persönlichkeit des Patienten. Von daher würde zu beurteilen sein, ob und in welchem Maß ein therapeutisches Ziel eine Persönlichkeitsveränderung rechtfertigen kann.

Die Zentrale Ethikkommission der Deutschen Bundesärztekammer moniert die Erforschung von Alternativen (Verwendung von Zellen aus Zellkulturen und Entwicklungen auf dem Gebiet der medikamentösen Therapie sind diesbezügliche Hoffnungsträger), lehnt „zum gegenwärtigen Zeitpunkt (= März 2001) Heilversuche und insbesondere die Durchführung klinischer Studien im Bereich der Übertragung fetaler Nervenzellen" ab und empfiehlt das Aussetzen von Heilversuchen und klinischen Studien, solange nicht tragfähige Erkenntnisse auf Basis von Grundlagenforschung vorhanden sind.

11.3.4 Xenotransplantation

Unter Xenotransplantation (Beckmann 1998; Engels 1999) wird die Transplantation von Organen, Geweben oder Zellen zwischen Individuen verschiedener Spezies verstanden. Die Xenotransplantation soll dem Mangel an menschlichen Spenderorganen abhelfen und die Zahl von Transplantaten vergrößern.

Zu den medizinischen Sachproblemen der Xenotransplantation zählt vor allem die Gewebeverträglichkeit zwischen Spenderorgan und Empfängerorganismus (im Vergleich zur Allotransplantation heftigere und schnellere Abstoßungsreaktionen). Es wird versucht, diesem Problem durch Züchtung transgener Spendertiere[77] in keimfreier Umgebung zu begegnen (in erster Linie kommt das Hausschwein in Betracht). Weiters besteht die Gefahr einer Übertragung von Krankheitserregern. Damit verbundene Infektionsrisiken können nicht nur für den Empfänger, sondern auch für Dritte bestehen (öffentliches Gesundheitsrisiko durch Verbreitung von Infektionskrankheiten). Ethische Fragen betreffen die grundsätzliche Zulässigkeit einer Xenotransplantation, die Auswahl der Spendertiere, die Auswirkungen der Xenotransplantation auf den Empfänger sowie auf Dritte, Fragen der gerechten Verteilung (Wer bekommt das tierische, wer das menschliche Organ?)

Die grundsätzliche Zulässigkeit der Xenotransplantation betrifft die Frage der Zulässigkeit einer Tötung von Tieren umwillen der Lebensrettung von Menschen und damit das Verhältnis von Mensch und Tier im allgemeinen. Zwischen Mensch und Tier herrscht Gemeinsamkeit und Verschiedenheit.

(a) Ein *pathozentrisches* Modell kehrt die Gemeinsamkeit (unter Ausblendung der Verschiedenheit) hervor und konzen-

77 Transgene Tiere besitzen ein durch Gentransfer eingeschleustes, integriertes Fremdgen.

triert sich auf die Schmerzempfindungsfähigkeit. Hinsichtlich der Schmerzempfindlichkeit herrscht eine Gleichwertigkeit zwischen Tier und Mensch. Das bedeutet, daß die Verwendung von Tieren zu menschlichen Zwecken so zu bewerten ist wie eine Verwendung von menschlichen Wesen zu demselben Zweck, die mit vergleichbaren Eigenschaften ausgestattet sind.

In dieser Sicht gilt, „daß wir an solchen Lebewesen erfolgende Eingriffe nur dann als gerechtfertigt ansehen dürfen, wenn wir dazu bereit sind, zum selben Zweck auch menschliche Lebewesen mit vergleichbaren Fähigkeiten und Eigenschaften zu verwenden. Mit anderen Worten: Wer bereit ist, empfindungsfähige Tiere als ‚lebende Ressourcen' für menschliche Zwecke zu betrachten, muß ebenso dazu bereit sein, bestimmte menschliche Lebewesen als ‚Ressourcen' für menschliche Zwecke zu betrachten." (Ach 1999, 307 f).

(b) Ein *anthropozentrisches* Modell hingegen betont die Verschiedenheit (unter Ausblendung der Gemeinsamkeit). Danach hat die außermenschliche Natur nur einen instrumentellen Wert im Hinblick auf menschliche Zwecksetzungen, was einen verbrauchenden Umgang mit Tieren von vornherein problemlos erscheinen läßt.

(c) Gegenüber diesen Extrempositionen wäre darauf aufmerksam zu machen, daß die Gemeinsamkeit zwischen Tier und Mensch die Verschiedenheit nicht aus-, sondern einschließt. Es herrscht Gemeinsamkeit *in* Verschiedenheit. Tiere empfinden Schmerzen, aber sie können nicht nach der Bedeutung ihrer Schmerzen fragen. Sie verhalten sich zu ihrer Umwelt, aber sie verhalten sich nicht zu ihrem Verhalten. Knüpft man das Vorliegen von Interessen an die Schmerzempfindungsfähigkeit, kann man Tieren das Interesse an Vermeidung von Schmerzen unterstellen. Aber Tiere sind keine moralischen Subjekte, denen verantwortbare Handlungen zugerechnet werden können. Daraus folgt im Hinblick auf den praktischen Umgang mit ihnen ein ‚weder – noch': Sie sind weder eine Sache, mit der man beliebig verfahren könnte, noch sind sie selbstzweckhafte Wesen, denen ein umfassender Lebensschutz gebührt, sondern sie besitzen einen immanenten Eigenwert, den zu berücksichtigen ethische Verpflichtung des Menschen ist (Wahrung und Förderung des Wohles des Tieres – z.B. artgerechte Tierhaltung). Der Mensch kann Tiere seinen Zwecken unterwerfen, freilich so, daß diese ethisch zu rechtfertigen sind, und die Mittel zu ihrer Erreichung dem Eigenwert der Tiere entsprechen und ihnen nicht ungebührliche Schmerzen und Schäden zufügen.

Der Zweck der Rettung von Menschenleben rechtfertigt nicht schon automatisch die Tötung von Spendertieren, sondern nur solange, als die Xenotransplantation die einzige Alternative darstellt. Das bedeutet die Verpflichtung zur gleichzeitigen Suche nach erfolgreichen alternativen Möglichkeiten zur Xenotransplantation. Die Mittel zur Erreichung des Zieles werfen Fragen nach der Spezies der Spendertiere, der Tierhaltung und Tierzüchtung auf. Primaten stehen zwar dem Menschen evolutionär nahe, ihre Zahl aber ist begrenzt, ihre Züchtung mit großem, auch zeitlichem Aufwand verbunden. Auch fragt es sich, ob ihre Haltung, die in keimfreier Umgebung erfolgen müßte, als artgerecht einzustufen und zumutbar wäre. Dazu käme im Fall erhöhter Nachfrage nach tierischen Organen das Problem einer Gefährdung der Tierart. Im Falle, daß sich andere Tierarten (Schwein) als geeignet erwiesen, bei denen diese Gründe weniger stark ins Gewicht fielen, wäre vorzüglich auf sie als Spendertiere zurückzugreifen. Zu fragen wäre, welche Folgen eine genetische Veränderung der als Organquelle in Frage kommenden Tierart für die einzelnen Tiere hat.

So sich das mit einer Xenotransplantation gegebene Infektionsrisiko auf den Empfänger allein beschränkt, gilt die individuell relevante Nutzen-Risiko-Abwägung. Ist bei einem möglicherweise vorliegenden Nutzen das Risiko für den Empfänger (Abstoßungsgefahr, Infektion) abschätzbar? Wo sich das Risiko nicht auf den Empfänger beschränkt, sondern auch auf Dritte bezieht, tritt ein sozial-medizinisches und damit sozial-ethisches Problem auf. Wie steht es mit dem Risiko für die Mitwirkenden? Ihre Beteiligung müßte an ihre Zustimmung gebunden sein. Und wie verhält sich das gesundheitliche Wohl der Gesellschaft zu dem des Einzelnen? Sind Versuche zu verantworten, die das gesellschaftliche Gesundheitswohl beeinträchtigen oder gar gefährden? „Erstens: Sind angesichts der gravierenden, noch ungelösten Schwierigkeiten der Infektivität und der Immunabwehr derzeit klinische Experimente mit Xenotransplantaten verantwortbar? Zweitens: Gibt es ein Risiko für Dritte, das man zur Rettung eines Menschen eingehen darf?" (Beckmann 1998, 110)

Eine Xenotransplantation hat naturgemäß Auswirkungen auf den künftigen Lebensstil des Empfängers (regelmäßige Kontrolluntersuchungen und damit zusammenhängende Einschränkung der Bewegungsfreiheit). Ob er sich ihm unterwerfen will, muß der Betroffene nach entsprechender Aufklärung selbst entscheiden. Die ethische Problemlage unterscheidet sich diesbezüglich im Grundsätzlichen nicht von der einer Allotransplantation. Ebenso verhält es sich mit dem Datenschutz (Bekanntgabe der Gesundheitsdaten zum Schutz Dritter). Auf die Frage, ob eine Xenotransplantation die Identität des Empfängers verändert oder seine Würde tangiert, wäre mit dem Hinweis zu antworten, daß weder die Identität noch die Würde von der leiblichen Verfaßtheit des Menschen verursacht ist. Der Mensch bildet seine Identität aus, indem ihn andere als ihren Mitmenschen anerkennen und annehmen, und indem er sich darin zu sich selbst verhält, die Übereinstimmung mit sich selbst als Übereinstimmung mit anderen und umgekehrt vollzieht. Und Würde besitzt der Mensch nicht deshalb, weil er eine einmalige genetische Ausstattung aufweist, sondern weil er prinzipiell zum Vollbringen des in sich sinnvollen Guten ermächtigt und aufgerufen ist. Auf alle Fälle wären die xenotransplantierten Patienten psychologisch zu betreuen (auch schon vor der Operation im Hinblick auf die Bereitschaft zur Annahme des Organs).

Schließlich wirft auch eine Xenotransplantation *Allokationsprobleme* auf. Wie steht es mit dem Anteil der Hochleistungsmedizin und der Prioritätensetzung auf dem Gebiet medizinischer Forschung? Ist der finanzielle Forschungsaufwand angesichts der zu erwartenden Resultate gerechtfertigt? Nach welchen Kriterien werden mögliche Empfänger ausgewählt – vor allem dann, wenn infolge Abstoßungsreaktionen eine Allotransplantation erforderlich würde?

11.4 Die Frage der Organverteilung

Die Organtransplantation geschieht umwillen des Patienten. Deshalb darf das ausschlaggebende Auswahlkriterium des Patienten nicht der wissenschaftliche Fortschritt oder die Karriere des Transplanteurs sein. Ersichtlicherweise taucht wiederum das allgemeine Problem auf, gewissenhaft zwischen dem Wohl des Patienten und dem Fortschritt der Wissenschaft, zwischen Patientenaufklärung und Patientenüberredung zu unterscheiden.

Ethische Probleme ergeben sich nicht erst bei der Organvergabe, sondern zuvor schon bei der Aufnahme in die Warteliste. Nur wo eine echte Transplantationsmöglichkeit gegeben ist, sollte eine Aufnahme in Betracht kommen, um nicht beim Patienten (und seinen Angehörigen) falsche Hoffnungen zu wecken. Aus ethischen Gründen wäre es angebracht, daß an der Aufnahme in die Warteliste nicht ausschließlich ‚Nur-Mediziner' beteiligt sind, und daß die normativen und verteilungspolitischen von den medizinisch-pragmatischen Überlegungen unterschieden und offengelegt werden. Bei einer Abwägung zwischen dem Patientennutzen und den erwartbaren Transplantationsresultaten sollten die ethischen Implikationen, die in jede Abwägung eingehen, im gemeinsamen Gespräch ausdrücklich gerechtfertigt werden.

Die Organverteilung wird mehrere Gesichtspunkte zu berücksichtigen haben: Im allgemeinen sind es die Kompatibilität (Erfolgsaussicht), die Dringlichkeit, die Wartezeit. Dazu kommt noch – im Sinne der (für die Nierentransplantation erlassenen) Richtlinien des Verteilungszentrums EUROTRANSPLANT (Leiden, Holland) – die Inkompatibilitätswahrscheinlichkeit (zum Ausgleich biologischer Benachteiligung des Empfängers), die Entfernung zwischen dem Organspende- und dem Transplantationszentrum (Minimierung der Sauerstoffunterversorgung des Organs) und die nationale Organbilanz (Minimierung der Ungleichheit zwischen Gebern und Nehmern). Diese Gesichtspunkte sind nicht rein medizinisch-pragmatischer Natur, sondern implizieren normative Prinzipien. Die Kompatibilität berücksichtigt das Prinzip des gleichen Anspruchs der Bedürftigen und das des individuellen Nutzens, die Dringlichkeit berücksichtigt das Prinzip der Schadensvermeidung (z. B. werden Kinder vordringlicher behandelt wegen der bei ihnen sich einstellenden Wachstumshemmung bei fortgesetzter Dialyse), die Wartezeit (bei gleicher Kompatibilität) berücksichtigt wieder die Chancengleichheit. Bei der konkreten Entscheidung wird es auf ein Gleichgewicht aller relevanten Überlegungen ankommen.

Um gezielte Ungleichbehandlungen zu vermeiden sowie die Gefahr einer gesellschaftlichen Funktionalisierung des Einzelnen und die Benachteiligung gewisser Gruppen zu verhindern, ist auf der Prinzipienebene eine Bewertung allein nach ‚Eigenschaften' des Patienten auszuschließen, weil sich ethische Probleme nicht allein nach Effizienzkriterien lösen lassen. Solche Eigenschaften i. w. S. wären z. B. sozial-medizinische Kriterien (Lebensalter, soziales Umfeld, familiärer Status, compliance), persönliche Kriterien (Lebensstil, Zahlungsfähigkeit) oder gesellschaftliche Kriterien (soziale Stellung).

‚Eigenschaften' zum Entscheidungsprinzip zu erheben, ist ethisch problematisch, wie die folgenden Überlegungen zeigen können (Luf 1997). (1) Eine allein nach der *Prognose* fragende Verteilung der Organe würde zwar die meisten Leben retten, aber – zum Prinzip erhoben – zur Bevorzugung der Gesünderen vor den Kränkeren, der akut Erkrankten vor den chronisch Erkrankten, der Jüngeren mit größerer Lebenserwartung vor den Älteren mit geringerer Lebenserwartung führen. (2) Eine Zuteilung nach einer *Kosten-Nutzen-Rechnung* führt zu gezielten Ungleichbehandlungen, die dem Gleichheitsprinzip widersprechen. Damit ist nichts gegen legitime Kostenüberlegungen, sondern nur etwas gegen ihre Erhebung in den Rang eines moralischen Prinzips gesagt. Bekannt geworden ist der Versuch, den Transplantationsnutzen in Form ‚qualitätsbereinigter Lebensjahre' (QUALYs)[78] auszurechnen. An diesem Ansatz wurde kritisiert, er setze „obrigkeitlich Qualitätskriterien von Leben für die Allokation knapper Ressourcen" ein (Sass 1990, 235).

Es ist hier auf die zweifache Bedeutung von ‚Lebensqualität' zu achten. Der Begriff der Lebensqualität wurde in die Medizin zur Korrektur des funktionalen Gesundheitsbegriffs in der Überlegung eingeführt, daß nicht eine Krankheit, sondern ein kranker Mitmensch behandelt wird. Mit der Lebensqualität wurde das individuelle Ethos, der Lebensentwurf des Patienten bei der Wahl der Therapie berücksichtigt (ethisch-anthropologischer Begriff). Die so verstandene Lebensqualität läßt sich nicht quantifizieren, sondern immer nur im Einzelfall anamnestisch erheben. Die sog. Lebensqualitätsforschung versucht jedoch, die Lebens*qualität* zu *quantifizieren* und aus ihr einen allgemeinen Bewertungsmaßstab zu machen (gesundheitsökonomischer Begriff). Mit standardisierten Verfahren (Fragebögen, Interviews, medizinsoziologischen und medizinökonomischen Berechnungen) werden Kriterien ermittelt,

78 QUALY = quality-adjusted-life-years.

die einen Vergleich zwischen medizinischen Interventionen erlauben. Der Prioritätsgrad wird errechnet, indem die Interventionskosten durch die Zahl der ‚qualitätsbereinigten Lebensjahre‘ (erwarteter Nutzen x Dauer des Nutzens) dividiert werden.[79] Damit ist zwar ein operationalisierbarer Begriff gewonnen, gleichzeitig aber das individuelle Moment eines jeden Lebensentwurfs eliminiert und die Gefahr einer Fremdbeurteilung eines Menschenlebens heraufbeschworen.[80]

(3) Macht man eine Transplantation vom *Lebensstil* mit der Begründung abhängig, die ernstgenommene Autonomie des ‚Verschuldners‘ erfordere eine Begrenzung der solidargemeinschaftlichen Finanzierung, steht man vor dem Problem, woher die Kriterien für einen gesundheitsgefährdenden Lebensstil stammen. Man beschwört eine Reglementierung von Lebensformen herauf, und hat die Schwierigkeit einer Ermittlung der Kausalfaktoren und der Freiwilligkeit des Lebensstils. Weiters fragt es sich, inwieweit ökonomische Anreize imstande sind, moralische Haltungen zu ändern. (4) Nach dem *Clubmodell* (Kliemt 1993) sollen nur diejenigen geschäftsfähigen Erwachsenen in den Kreis der möglichen Empfänger aufgenommen werden, die eine Spenderklärung abgegeben haben. Nach diesem Vorschlag wird, so Luf (1997), bei der Ressourcenzuteilung das Vorverhalten an die Stelle medizinischer Notwendigkeit gesetzt, bzw. gegen die Vorstellung „vorbehaltloser Gleichbehandlung“ (Schöne-Seifert 1996, 623) verstoßen.

79 Dieses Verfahren wurde bei der Prioritätenfestlegung des Staates Oregon angewendet. Vgl. Güntert 1998, 180. „Diese Berechnungen führten zum Teil zu recht überraschenden Ergebnissen, wurde doch beispielsweise eine Zahnplombe knapp besser positioniert … als eine Appendektomie …, dies obwohl eine Appendizitis zum Tode des Patienten führt.“ (a.a.O.).

80 „Durch diese Auffassung von Lebensqualität steht das *Leben selbst – als indisponibler Wert* – zur Disposition. Damit wird dann sekundär die *Lebenswert*diskussion wieder in die *Lebensqualitäts*diskussion eingeführt, denn Leben ohne oder mit geringer Qualität wäre dann nicht mehr lebenswert und würde finanzielle Aufwendungen nicht mehr rechtfertigen“ (Lanzerath 2000, 237).

Es handelt sich um einen Ausschluß auf der Prinzipienebene, was nicht bedeutet, daß diese Gesichtspunkte im Falle der Abwägung nicht eine Rolle spielen können und gegebenenfalls auch müssen. Schöne-Seifert (1996, 623) nennt (1) die Berücksichtigung auch anderer prognostischer Faktoren wie Alter, Allgemeinzustand, sekundäre Erkrankungen neben der Kompatibilität, die infolge erfolgreicher Immunsuppression als Prognosefaktor relativiert erscheint, (2) Abwägungsschwierigkeiten zwischen großer Dringlichkeit und geringer Erfolgschance und (3) eine Gegenrechnung medizinischer Faktoren gegen die Wartezeit.

Im Falle, daß es zu einer triage-ähnlichen Konstellation kommt, sollte das Entscheidungskriterium zugunsten oder ungunsten des Patienten „allein die medizinische Prognose sein, die sich von gesellschaftlichen Nutzenkalkülen fernzuhalten hat." Luf (1997), 103 (vgl. Illhardt 1985, 66). Hier ist freilich selbstkritisch zu prüfen, inwieweit nicht die Berufung auf ‚rein medizinische' Kriterien als Deckmantel für normative Vorentscheidungen benützt wird.

Unter Triage (vgl. Wuermeling 2001; Illhardt 2001) (frz. trier = auswählen) wird die Einstufung von Patienten nach Behandlungsprioritäten verstanden. Es werden für gewöhnlich vier Triagestufen unterschieden: Stufe (1): lebensrettende Maßnahmen mit relativ geringem zeitlichen und personellen Aufwand, Stufe (2): aufschiebbare, an geeigneteren Orten durchführbare lebensrettende Maßnahmen, Stufe (3): Patienten, die auf Selbsthilfe oder Laienhilfe verwiesen werden können, Stufe (4): Patienten, „für die nur eine – euphemistisch ausgedrückt – abwartende Behandlung in Frage kommt" (Wuermeling 2001, 134).[81] Eine Behandlung, deren Aussetzen zum Tod führt, darf um der Rettung eines anderen

81 ‚Medizinferne' Gesichtspunkte können bei einer Triage gegebenenfalls ins Spiel kommen. Wuermeling bringt das Beispiel vom verletzten Chirurgen, dessen Armschienung den Nutzen hätte, einen zusätzlichen, wenn auch beeinträchtigten Helfer zur Verfügung zu haben, und das Beispiel eines Geiselnehmers, der einen Polizisten in den Kopf schießt und anschließend sich selbst anschießt. Ist es nicht gerecht, den Polizisten zuerst zu behandeln noch

willen nicht abgebrochen werden (die Not des einen erlaubt keine Verzweckung des anderen), ein Patient darf nicht zum Nachteil eines anderen optimal behandelt werden (weil das die solidarische Fürsorge verletzt). Triage ist ein Verfahren in Notfallsituationen, nicht aber ein normales Auswahlverfahren.

Freilich: Die Auswahl von Transplantationspatienten kann zu jenen Situationen gehören, in denen es zu einer Kollision gleichwertiger fundamentaler Rechte kommen kann. Denn im schlimmsten Fall bedeutet der Vorzug des einen den Tod des anderen. Hier gibt es keine allgemeinen Regeln, und der Versuch, dennoch solche aufzustellen, bleibt notwendigerweise abstrakt. Es bleibt nur die gewissenhafte Prüfung des Einzelfalls, wobei eine Reihe von Überlegungen zum Zug wird kommen müssen, die für sich allein genommen und aus dem Kontext gerissen nicht ausreichen würden. Der verantwortliche Arzt kann in eine Situation geraten, in der er Unrecht nicht vermeiden, der er sich aber aus sittlichen Gründen nicht entziehen kann. Selbst wenn sich hinterher die Entscheidung als unrichtig erweisen sollte, so ändert das dann nichts an ihrer sittlichen Qualität, wenn sie vorher nach bestem Wissen und Gewissen erfolgt ist.

11.5 Die Anfrage der Transplantationsmedizin

Als Ziel der Transplantationsmedizin darf die Leidensverringerung bzw. die Verbesserung der Lebensqualität des Patienten gelten. Diese deckt sich nicht mit dem Begriff von ‚Lebensqualität' im Sinne der ‚qualitätsbereinigten Lebensjahre' und ist

dazu, wo der Verbrecher suicidant ist? Die Beispiele sollen verdeutlichen, „daß Gesichtspunkte der Gerechtigkeit und der Nützlichkeit für eine Triageentscheidung nicht einfach kategorisch ausgeschlossen werden können, sondern daß die Lebenswirklichkeit vom Arzt mehr oder minder zwingend verlangen kann, auch außermedizinische Gesichtspunkte bei seiner Entscheidung zu berücksichtigen." (Wuermeling 2001, 137).

auch vom Lebenswert zu unterscheiden. Der Lebenswert ergibt sich aus einer ökonomischen Betrachtung des Lebens und ist ein Bilanzwert. Die Rede vom Lebenswert funktionalisiert das Leben und verwechselt den Sinn des Lebens mit einem Gebrauchswert. Die Lebensqualität läßt sich nicht quantifizieren, weil sie Sache der nicht verrechenbaren Selbst-Annahme und der persönlichen Antwort auf die Herausforderungen des Lebens, der persönlichen Meisterung der Lebensaufgabe ist. Deshalb deckt sich, wie die Erfahrung lehrt, Lebensverlängerung nicht eo ipso mit einer Zunahme an Lebensqualität. Die Frage, was besser ist, einige Monate länger leben mit ständigem oder überwiegendem Spitalsaufenthalt, genauester Überwachung, aufwendiger Medikation oder früher sterben, läßt sich nicht von außen beantworten. Fragen der Lebensqualität lassen sich nicht in distanzierter ‚Objektivität' lösen, sondern nur im persönlichen Gespräch mit dem Beteiligten einer Klärung zuführen.

Diese bedrängenden Fragen führen auf ein fundamentales ethisches Problem, welches zwar die moderne Medizin insgesamt betrifft, aber in der Transplantationsmedizin besonders aufdringlich wird: das Verhältnis zur Endlichkeit unseres Lebens. Die Vormeinung, jedes Nicht sei ein bloß vorläufiges Nicht, ein Noch-nicht, erschwert einen entscheidenden Schritt der Lebenspraxis: die Selbst-Annahme. Selbst-Annahme bedeutet Gelassenheit. Diese besteht weder in fatalistischer Ergebenheit ins Unvermeidliche noch in dessen raffinierter Verdrängung. Freilich: Damit das Unverfügbare sich auch als solches erweisen kann, müssen wir an die Grenze des uns Möglichen gehen – und nicht aus Angst vor ihr zurückschrecken – allerdings in der Bereitschaft, die Begrenzung der Handlungsmöglichkeiten dann auch zu akzeptieren. Nach einer alten Weisheit der Menschheit hängt ein wirklich menschliches Leben an einer Selbst-Annahme, die das Geheimnis unseres Todes und unseres Anfangs einschließt.

12. Sterben und Tod

12.1 Begriffliche Unterscheidungen – allgemeine Beurteilungsgesichtspunkte

12.1.1 Gängige begriffliche Unterscheidungen

Bestand früher eher die Sorge, *zu früh* zu sterben, so besteht heute angesichts der möglich gewordenen lebensverlängernden Maßnahmen (Intensivmedizin) oftmals die Sorge, *zu spät* sterben zu müssen. Abzuwarten bleibt, ob nicht die Debatte um die Legalisierung einer Tötung auf Verlangen und um gesundheitsökonomische Maßnahmen einen umgekehrten Trend bewirkt, und die Angst vor *Überversorgung* (Leidensverlängerung, zu spätes Sterben) umschlägt in die Angst vor *Unterversorgung*.

In der gegenwärtigen Diskussion um Sterbebeistand und Sterbehilfe taucht eine Reihe von uneinheitlich gebrauchten Begriffen auf wie ‚Sterbehilfe',‚aktiv – passiv', ‚direkt – indirekt', ‚angemessene – unangemessene Maßnahmen'.

Der Ausdruck ‚Sterbehilfe' kann Hilfe *beim* Sterben (= Sterbebegleitung, Sterbebeistand) oder Hilfe *zum* Sterben (= gezielte Herbeiführung des Todes) bedeuten. Er wird immer häufiger in der letztgenannten Bedeutung als Ersatz für den Begriff ‚Euthanasie' gebraucht. Der Begriff ‚Euthanasie' (griech. EU THANATOS = guter Tod) bedeutet ursprünglich den guten, d. h. nicht gewaltsamen Tod, das sanfte Sterben ohne Qualen. In seiner heutigen, seit dem Beginn des 20. Jahrhunderts üblich gewordenen Bedeutung meint er die gezielte Herbeiführung des Todes eines Menschen, um dessen Schmerzen oder schwerwiegenden Beeinträchtigungen ein Ende zu bereiten (Hilfe *zum* Sterben). Die Euthanasie wird unterschieden in freiwillige, nichtfreiwillige und unfreiwillige. Sie ist freiwillig, wenn der Betroffene wünscht getötet zu werden (Tötung auf Verlangen), nichtfreiwillig, wenn faktische Unfähigkeit herrscht (z. B. bei Neugeborenen, Komatösen), das Tötungsverlangen zu äußern (die Fähigkeit kann noch nicht, nicht mehr oder überhaupt nicht gegeben sein). Unfreiwillige Euthanasie bedeutet Tötung gegen den Willen des Betroffenen oder ohne seine möglich gewesene Willensäußerung eingeholt zu haben.

Das Begriffspaar ‚aktiv – passiv' bezieht sich auf die Verursachung von Handlungsfolgen. Es wird oft gleichgesetzt mit der Unterscheidung von Tun und Unterlassen. Die Unterscheidung ‚direkt – indirekt' bezieht sich auf die Intention einer Handlung (intendiert – in Kauf genommen). Unter ‚passiver Sterbehilfe' wird in der Regel der Verzicht oder Abbruch lebensnotwendiger Maßnahmen bei einem Sterbenden, unter ‚indirekter, passiver Sterbehilfe' die Inkaufnahme des früher eintretenden Todes als Nebenfolge einer schmerzlindernden Maßnahme und unter ‚aktiver Sterbehilfe' (aktiver, direkter Euthanasie) die Tötung eines Patienten durch einen Dritten verstanden.

Die Unterscheidung von angemessenen und unangemessenen Maßnahmen betrifft vor allem medizinische Sachfragen. Sie ist wandelbar und relativ, weil situationsbedingt und abhängig von den zur Verfügung stehenden medizinischen Möglichkeiten, der Verfassung des Patienten und sozio-kulturellen Bewertungen.

Die genannten Begriffe geben zu Mißverständnissen Anlaß und werden in ihrer Tragweite und Klärungsfunktion unterschiedlich bewertet. Das gilt insbesondere für die Parallelisierung von aktiv = tun, passiv = unterlassen, welche die Fehlmeinung begünstigt, der Unterschied von Töten und Sterbenlassen läge im Vorhandensein oder Fehlen eines Tuns.

12.1.2 Allgemeine Beurteilungsgesichtspunkte

Für die medizin-ethische Beurteilung von Handlungen in der Situation von Sterben und Tod verdienen drei allgemeine Gesichtspunkte besondere Beachtung. Der erste Gesichtspunkt ist ein philosophisch-anthropologischer und bezieht sich auf die Konzeption des Leibes als des Wesensmediums menschlichen Daseins. Weil der Leib als Wesens*medium* nicht einfachhin mit mir als Person zusammenfällt, gebietet die Achtung der personalen Würde *nicht* eine Lebensverlängerung *um jeden Preis.* (Freilich darf diese in der leiblich-personalen Einheit des Menschen implizierte Differenz nicht instrumentalistisch interpretiert und mein Leben als bloßes Mittel für Erlebnisse angesetzt werden.) Wegen der Identität (in der Differenz) von Leib und Person ist umgekehrt die Tötung des Leibes die Tötung des Menschen selbst – und nicht bloß die Befreiung einer Person von ihrem Leib. Der zweite Gesichtspunkt bezieht sich auf das primäre Ziel medizinischen Handelns: Dieses liegt nicht im Kampf gegen den Tod (dieser Kampf wird letztlich immer verloren), sondern im Heilen und in der Leidensverminderung, d. h. im Falle von Sterbenden im Sterbebeistand. Und schließlich lassen sich anthropologisch fundierte Vorzugsregeln angeben: Die grundlegenden Güter haben Vorrang vor denen, die auf ihnen aufbauen, die Inkaufnahme von reversiblen Übeln hat Vorrang vor irreversiblen oder zu überwindenden Übeln. Danach wäre im Abwägungsfall das Leben eines Menschen so lange zu erhalten, als es grundsätzlich noch im Dienst personaler Vollzüge stehen kann. Im Sinne eines Tutiorismus wäre im Zweifelsfall *für* das Leben zu entscheiden, wenn anders ein ‚Nicht-Wissen, ob …' nicht gleichzusetzen ist mit einem ‚Wissen, daß nicht …'.

12.2 Sterbebeistand

Sterben und Tod sind nicht identisch. Sterben ist eine Phase des Lebens – wer stirbt, lebt noch. Eine Hilfe in dieser letzten Phase eines Menschenlebens (Hilfe im Sterben) ist Lebenshilfe. Wegen der Zweideutigkeit des Wortes ‚Sterbehilfe' ist die Rede von Sterbebegleitung, Sterbebeistand vorzuziehen. So wichtig freilich die mit der aktiven Euthanasie verbundenen Probleme sind, so sollte sich eine Erörterung des Sterbebeistands nicht ausschließlich daran orientieren, weil sonst die Gefahr droht, ob der ‚theoretischen' Diskussion die ‚gewöhnlichen' menschlichen Fragen zu übersehen, die die Begleitung Sterbender aufwirft. Diese Begleitung stellt vor besondere sittliche Aufgaben, weil sie einen jeden mit der eigenen Sterblichkeit, mit dem Geheimnis des eigenen Daseinsursprungs und des eigenen Todes konfrontiert.

Die Betreuung Sterbender umfaßt medizinisch sinnvolle Maßnahmen (Basisversorgung) und mitmenschliche Zuwendung. Was über die Basisversorgung hinaus eine sinnvolle therapeutische Maßnahme ist und was nicht, ist ein medizinisches Sachproblem, das nur im Einzelfall gelöst werden kann. Die Frage nach dem für den Patienten hier und jetzt Sinnvollen läßt sich zwar nicht ohne den Blick auf das medizinisch Machbare, aber nicht schon allein durch ihn beantworten, weil hier umfassend existentielle Sinnfragen ins Spiel kommen, in deren Licht allein über medizinische Maßnahmen entschieden werden kann. Es kann im Sterben um die letzten und vielleicht entscheidenden Lebensaufgaben eines Menschen, die Annahme seiner selbst, gehen. So lange es möglich ist, wird man bemüht sein, dem Sterbenden personale Vollzüge und freie Stellungnahmen zu ermöglichen. Zur Achtung ihrer Würde gehört es, Sterbende nicht zu infantilisieren, nicht zum Objekt der Sorge zu machen, ihnen vielmehr das Gefühl zu vermitteln, nicht allein gelassen zu sein, ihnen zu verstehen zu geben: Gut, daß es dich gibt. „Gerade in unserer so hektischen Zeit bietet sich für viele Menschen in einem bewußten, oft lange hingezogenen Sterbeprozeß erstmals die Möglichkeit, den Sinn des zurückliegenden Lebens in seiner Ganzheit zu entdecken. Dieser Entdeckungsvorgang braucht seine Zeit, die dem Menschen zu nehmen und abzukürzen ethisch nicht vertretbar ist" (Virt 1998, 63). Damit wird nicht eine sinnlose Leidensverlängerung intendiert, sondern eine Rücksichtnahme auf Wünsche eines Patienten, seine letzte Lebensphase bewußt zu durchleben. Die Herstellung persönlicher Beziehung ist die erste Voraussetzung gegen Vereinsamung. Humanes Sterben hängt in erster Linie nicht vom Ort (Krankenhaus – zu Hause), sondern von der Einbettung in personale Zuwendung ab. In dieser Einbettung stirbt einer dann zwar nicht zu Hause, wohl aber ‚daheim' – abgesehen davon, daß ein Sterben zu Hause aus vielerlei Gründen oft weder möglich noch auch wünschenswert ist (psychische, finanzielle Überforderung der zu Hause Pflegenden, Fehlen von Familienangehörigen, Notwendigkeit medizinischer Betreuung im Spital). Hier gilt es, die vielfachen Erfahrungen zu berücksichtigen, die in der Hospizbewegung und anderen karitativen, sich der Betreuung Sterbender widmenden Einrichtungen gesammelt werden.

Sterbebeistand ist grundsätzlich die Aufgabe aller, die mit der Betreuung des Sterbenden befaßt sind. Vonnöten sind Erfahrung, Reife und ein Gespür dafür, was der Sterbenskranke zu verstehen geben will. Ein personaler Umgang gebührt auch Schwerstkranken, bei denen Unsicherheit über die Wahrnehmungsfähigkeit besteht, und Bewußtlosen, von denen man begründeterweise annimmt, sie seien wahrnehmungsunfähig. In ihrer Gegenwart verbieten sich z. B. respektlose Bemerkungen, vielmehr schließt eine umfassend personale Zuwendung eine verbale Anrede (‚sprechende Pflege') auch dann ein, wenn sie faktisch nicht erwidert werden kann – nicht obwohl, sondern weil wir um die Wahrnehmungsfähigkeit gegebenenfalls nichts wissen können. Wer freilich den Sterbebeistand letzten Endes leisten soll (Arzt, Krankenschwester, Angehöriger, Seelsorger), läßt der Sterbenskranke selbst verstehen.

12.2.1 Behandlungsmodifikation, Behandlungsreduktion, Behandlungsverzicht

Sterbende sollen würdig sterben können. Zu einem würdigen Sterben kann Behandlungsabbruch oder Behandlungsverzicht (z. B. Verzicht auf intensivmedizinische Versorgung) gehören (vgl. Bauer 2001). *Ziel* dieser unter Aufrechterhaltung der Basisversorgung getroffenen Maßnahmen ist nicht der Tod, sondern das *Sterbenkönnen* des Patienten. Die Basisversorgung umfaßt die Ernährung, sowie Körperpflege und palliativmedizinische Maßnahmen (Linderung von Schmerz, Atemnot, Übelkeit).

Schwierig ist die Beurteilung des Zeitpunktes des Behandlungsabbruchs oder –verzichts. (Wann setzt die Sterbephase ein? Wann steht der Tod so unmittelbar bevor, daß auf eine intensivmedizinische Behandlung verzichtet werden kann?) Ebenso schwierig ist die Frage, ob die künstliche Ernährung bei einem Sterbenden, der nicht mehr essen und trinken kann, ein angemessenes Mittel darstellt. In Extremsituationen kann die Zufuhr von kalorischen Lösungen und die Eiweißsubstitution unterlassen werden, wenn es sich um einen sicher irreversiblen Prozeß handelt, und das qualvolle Sterben um kurze Zeit verlängert würde. Bedeutet eine Dehydratation im Terminalstadium (Virt 1991) eine Schmerzlinderung (Dehydratation als Weg zu einer natürlichen Anästhesie), erhebt sich die Frage, ob nicht in Extremfällen die Grundpflege in Form von Flüssigkeitszufuhr unterlassen werden kann (Beherrschung des Durstgefühls mit Mundpflege; Verringerung der Urinmenge, Reduktion der Flüssigkeit im Magen-Darm-Trakt – u.U. Vermeidung von Erbrechen, Abnahme der Bronchialsekretion im Rachen, weniger Erstickungsangst und Atemnot, Abnahme von Lungenödem und von Druck in Tumoren.) Die Frage, ob es sich bei der künstlichen Flüssigkeitszufuhr um ein angemessenes oder unangemessenes Mittel handelt, hängt von der Sterbephase ab und ist eine weiter zu diskutierende Sachfrage der Medizin.

Die Frage von Behandlungsabbruch bzw. Behandlungsverzicht hängt davon ab, ob der Patient (noch) entscheidungsfähig ist, oder ob eine stellvertretende Entscheidung getroffen werden muß.

(1) Die sittliche Selbstbestimmung gibt dem Patienten das *Recht auf Ablehnung* einer lebensverlängernden Behandlung. Demnach würde eine Verlängerung oder Verkürzung des Sterbeprozesses gegen oder ohne den Willen des Patienten gegen dieses Recht verstoßen. (2) Aus dem Recht auf Ablehnung folgt aber noch nicht das Recht auf Vorschreibung einer bestimmten ärztlichen Handlung, weil das mit der ärztlichen Verantwortung nicht zu vereinen ist. (3) Weiters geht es um die *Freiwilligkeit* des Wunsches sowie um die *Gründe*, die den Kranken zu seinem Wunsch nach Behandlungsabbruch veranlassen. (Ist es Lebensmüdigkeit, Verlassenheit, Einsamkeit, ist es das Gefühl nutzlos zu sein bzw. der Umgebung zur Last fallen?) Der Patientenwunsch ist interpretationsbedürftig. Wünscht der Patient wirklich seinen Tod oder ruft er nach Zuwendung? Die Achtung fremder Freiheit und Freiwilligkeit verbietet es, einem Patientenwunsch leichtfertig nachzukommen, die gleiche Achtung gebietet es aber, den Wunsch nach Behandlungsabbruch zu respektieren, wenn er aus reiflicher Überlegung kommt. (Man denke z.B. an die Zumutbarkeit und Erträglichkeit von Nebenwirkungen einer Therapie.)

Aus der gelungenen Aufarbeitung der eigenen Krankheit und des Leidens kann der Entschluß zum Behandlungsabbruch und zur Annahme des Todes erwachsen. Zur Achtung der Patientenwürde gehört zum einen eine wahrheitsgemäße, einfühlsame und patientenorientierte Aufklärung und zum anderen die Respektierung der Patientenentscheidung auch dann, wenn sie nicht mit den aus medizinischer Sicht vorzunehmenden Maßnahmen übereinstimmt.

Kann der Patient nicht gefragt werden, bleibt nur die Möglichkeit, sich an seinem seinerzeit geäußerten Willen bzw. an seinem individuellen Ethos, soweit es eben bekannt ist, zu orientieren. Kinder wären nach Maßgabe ihres Alters und ihrer Reife in die Entscheidung einzubeziehen. Wie auch immer es sich im einzelnen verhalten mag, eine stellvertretende Entscheidung ist dem Ethos der Fürsorge und dem für den Patienten Besten verpflichtet. Bei der Ermittlung des mutmaßlichen Willens können die Angehörigen eine wichtige Rolle spielen, insofern sie den Willen des Patienten kennen und richtig wiedergeben – wobei darunter auch die sonstigen dem Patienten menschlich nahestehenden Personen gemeint sind. Die Stellungnahmen des gesetzlichen Vertreters bzw. der Angehörigen sind zu respektieren, außer der Arzt kommt zur Überzeugung, daß es sich um mißbräuchliche oder fehlgeleitete Stellungnahmen handelt. Er befindet sich dann in einer ähnlichen Situation, wie wenn es keine Stellungnahmen gibt oder solche nicht rechtzeitig eingeholt werden können. Der Arzt muß sich dann an dem orientieren, was er nach bestem Wissen und Gewissen (im beratenden Gespräch mit dem Betreuungsteam) als das für den Patienten Beste ermittelt hat.

Ein besonderes Problem bilden lebenserhaltende Maßnahmen bei (noch) nicht im Sterben begriffenen Patienten mit infauster Prognose, bei schwerst cerebral geschädigten Patienten, bei Patienten mit apallischem Syndrom. Die Frage, ob und in welchem Ausmaß bei diesen Patienten begrenzt mögliche therapeutische Maßnahmen zur Anwendung kommen sollen, wird kontrovers diskutiert. Die medizin-ethischen Richtlinien der Schweizerischen Akademie der Medizinischen Wissenschaften von 1995 sehen bei der Gruppe „zerebral schwerst Geschädigter mit irreversiblen, fokalen und diffusen Hirnschädigungen, welche einen chronischen vegetativen Zustand zur Folge haben" einen Verzicht auf lebenserhaltende Maßnahmen, d.i. „künstliche Wasser- und Nahrungszufuhr, Sauerstoffzufuhr, künstliche Beatmung, Medikation, Bluttransfusion und Dialyse" vor.[82] Dagegen kann eingewandt werden, bei dieser Patientengruppe handle es sich nicht um Sterbende – Sterben ist durch das irreversible Versagen von Vitalfunktionen und die Erwartung des kurzfristig eintretenden Todes gekennzeichnet –, und es sei ethisch problematisch, (noch) nicht im Sterben begriffene wie Sterbende zu behandeln und sogar auf Nahrungszufuhr zu verzichten. Auf der anderen Seite kann auf die Unverhältnismäßigkeit verwiesen werden, die zwischen aufgewendeten Mitteln und dem Ziel besteht, dem sie dienen sollen. Nach den Grundsätzen der Deutschen Bundesärztekammer (1998)[83] darf bei Patienten mit infauster Prognose auf lebenserhaltende Maßnahmen nur verzichtet werden, (a) wenn die Krankheit weit fortgeschritten ist, (b) wenn die Lebensverlängerung eine Leidensverlängerung bedeutet und (c) wenn der Verzicht dem mutmaßlichen Patientenwillen entspricht bzw. im Einvernehmen mit den Eltern (bei

82 Schweizerische Akademie der Medizinischen Wissenschaften, Medizinisch-ethische Richtlinien für die ärztliche Betreuung sterbender und zerebral schwerst geschädigter Patienten, in: Schweizerische Ärztezeitung 76 (1995), 1223–1226. Die Zitate in Holderegger (Hg.) 2000, 370 und 372.
83 Grundsätze der Bundesärztekammer zur ärztlichen Sterbebegleitung, in: Deutsches Ärzteblatt 95 (1998), Heft 39, A 2366–2367. Abgedruckt auch in Wiesing (Hg.) (2000), 203–208; sowie in Holderegger (Hg.) 2000, 385–387.

schwerst geschädigten Neugeborenen ohne Aussicht auf Heilung oder Besserung) geschieht. Bei Patienten mit apallischem Syndrom kann „bei fortgeschrittener Krankheit“ eine „Änderung des Therapiezieles und die Unterlassung lebenserhaltender Maßnahmen in Betracht kommen“ [in Holderegger (Hg.) (2000), 386.]

12.2.2 Patientenverfügungen

Patientenverfügungen[84] sind im voraus getroffene Festlegungen über den eigenen Sterbeprozeß, über die Ablehnung lebenserhaltender Maßnahmen bei unmittelbar bevorstehendem Tod sowie Deponierungen von Wünschen persönlicher Art. Solche Verfügungen bilden eine wichtige Entscheidungshilfe. Bei ihrer Respektierung wären folgende Gesichtspunkte zu beachten. (a) Es muß sich um einen *sittlich* vertretbaren *Inhalt* handeln. Die Erfüllung ethisch nicht vertretbarer Forderungen ist ihrerseits ethisch nicht vertretbar. Autonomie hat an anderer Autonomie ihre Grenze. Sittlich nicht vertretbar wären Forderungen, die gegen ethisch begründetes Recht oder gegen das Gewissen anderer stehen. (b) Die Verfügung muß nach entsprechender Information *freiwillig* und ohne Druck abgefaßt sein. Sie sollte in gewissen Abständen erneuert werden. Eine Nominierung von Vertrauenspersonen (womöglich mit Einsicht in medizinische Sachlagen) wäre erwägenswert. (c) Eine Patientenverfügung darf *nicht* als Mittel zur Durchsetzung fremder Interessen *mißbraucht* werden. (d) Das besondere Problem einer antizipierenden Verfügung bildet der *Zeitfaktor* in sachlicher und existenzieller Hinsicht. Das sachliche Moment betrifft die

84 Gründel (1987); Virt (1998), 56 ff; Der Ausdruck ‚Patiententestament‘ ist unzutreffend, weil Testamente erst nach dem Tod vollstreckt werden, eine Patientenverfügung hingegen zu Lebzeiten wirksam werden soll.

Änderung dessen, was ‚angemessen' heißt, die Verhältnismäßigkeit zwischen angewendeten Mitteln und erwartbarem Effekt. Eine am Beginn des Sterbeprozesses angemessene Maßnahme muß es nicht mehr am Ende sein. Die existenzielle Hinsicht betrifft die Differenz zwischen antizipierter und wirklicher Situation. Eine Verfügung muß jederzeit zu ändern sein. Dementsprechend ist auf Zeichen eines Änderungswillens zu achten. Eine in der Vergangenheit abgefaßte Patientenverfügung entbindet nicht von der Verpflichtung, den gegenwärtigen Willen zu erkunden. (Wie aber, wenn eine Änderung gewünscht, aber nicht geäußert werden kann?) Gesunde, und vor allem junge Leute sind eher geneigt, für die Zukunft z. B. eine Behandlung im Falle unheilbarer Krankheit oder eines schweren Unfalls abzulehnen. Im Ernstfall sieht die Sache oft anders aus. Dankbarkeit Geretteter enthält den Hinweis auf die problematische Stellung einer Patientenverfügung.[85] (e) Eine Patientenverfügung kann den Arzt nicht seiner medizinischen Handlungskompetenz entheben. Bei der Entscheidung über das Ziel der Behandlung sind die Präferenzen des Patienten zu berücksichtigen. Der Arzt darf weder die eigenen Wertpräferenzen, noch die gerade gängigen Wertvorstellungen von einem lebenswerten Leben zum eigenen Entscheidungsmaßstab erheben. Hingegen liegt die Entscheidung über die Mittel der Behandlung (klinische Entscheidung) beim Arzt, der nach bestem Wissen und Gewissen handeln soll. Kommt ein Arzt nach gewissenhafter Prüfung zur Überzeugung, gegen eine Patientenverfügung handeln zu sollen, so empfiehlt sich eine schriftlich dokumentierte Begründung. Alles in allem genommen bilden Patientenverfügungen eine wichtige Entscheidungshilfe bei Fragen des Behandlungsabbruchs bzw. Be-

85 Wann steht der Tod bald bevor? Ist das schon der Zeitpunkt der Diagnose ‚unheilbar'?

handlungsverzichts, es kann ihnen aber nur ein *relativer Wert* zukommen.[86]

12.3 Töten – Sterbenlassen

12.3.1 Gründe für eine Tötung auf Verlangen

Die Befürwortung einer Tötung auf Verlangen (freiwillige Euthanasie) stützt sich hauptsächlich auf drei Argumente (die sich zuweilen überschneidenden Argumente werden in ihrem Kerngehalt wiedergegeben): (1) auf die Respektierung der Autonomie bzw. des Interesses des euthanasiewilligen Patienten, (2) auf die Unerträglichkeit des Leidens (Mitleidstötung, menschlicher Gnadentod) und das Recht auf den eigenen Tod und (3) auf die moralische Irrelevanz des Unterschieds von Tun und Unterlassen.

(1) Sittliche Selbstbestimmung impliziert das Recht auf selbstbestimmtes Sterben, d.i. selbst über das Wann und Wie der Beendigung des eigenen Lebens zu verfügen. Dazu gehört, ein als unwürdig oder unwert empfundenes Leben zu beenden. Die Respektierung fremden Willens gebietet es, einen Todeswilligen nicht daran zu hindern, sich freiwillig töten zu lassen. Aus dem Prinzip des Respekts vor der Autonomie folgt das Recht, auf Verlangen getötet zu werden. Die Tötung auf Basis der Respektierung fremder Autonomie unterscheidet solch eine Handlung von Tötung unwerten Lebens im Sinne rassistischen Gedankengutes.[87] Ähnliches gilt für das Interessenargument (Hoerster 1989b).

86 Einseitig an Patientenautonomie orientierte Positionen neigen dazu, Patientenverfügungen unter allen Umständen als letztverbindlich zu nehmen.

87 „Wer leben will und Sinn in seinem eigenen Leben zu sehen vermag, darf von anderen nicht aufgrund einer externen Lebensbewertung beseitigt werden. Die interne Lebensbewertung muß also autoritativ anerkannt werden. Damit wird jeder Versuch der Legitimation einer zentralisierten politischen

Wert und Unwert eines Lebens „kann nur vom Wertungsstandpunkt jenes Menschen aus entschieden werden, dem dieses Leben gehört! Ebenso wie es Leben gibt, die *für ihre Träger* in hohem Maße *lebenswert* sind, kann es Leben geben, die *für ihre Träger* in hohem Maße *lebensunwert* sind“ (Hoerster 1989b, 293, Herv. orig.). Das schließt eine intersubjektive Einschätzung von Wert oder Unwert eines Lebens nicht aus, weil von den meisten Subjekten Gesundheit als etwas Positives, Krankheit als etwas Negatives angesehen wird. Falls für jemanden sein Leben insgesamt wegen unheilbarer Krankheit einen Unwert darstellt, bedeutet eine Tötung für so jemanden „kein Übel, sondern eine Wohltat“, die „im umfassenden Sinn seinen Interessen dient“ (Hoerster 1989b, 293). In so einem Fall ist eine Ausnahme vom allgemeinen Tötungsverbot zuzulassen (Hoerster 1989b, 293).

(2) Das Mitleidsargument hebt auf die Unmenschlichkeit ab, jemandem die Tötung zu verweigern, der aus reiflicher Überlegung wegen unerträglicher Schmerzen nach ihr verlangt.[88]

(3) Zwischen Töten und Sterbenlassen besteht kein moralisch relevanter Unterschied, weil das Resultat beide Male dasgleiche ist: der Tod.[89] Er wird einmal durch Tun, einmal durch

Entscheidung über Leben und Tod im Sinne rassistischen Völkermords der Nazis blockiert. Die Respektierung des individuellen Willens hat aber auch zur Folge, daß entschlossene Suizidenten nicht daran gehindert werden dürfen, sich selber zu töten und – falls sie dazu nicht in der Lage sind – sich von anderen freiwillig töten zu lassen. Das Recht auf individuelle Euthanasie folgt also aus dem gleichen Prinzip – dem Prinzip des Respekts vor der Autonomie –, das eine kollektive ’Euthanasie‘ verbietet.“ [Wolf in Wiesing (2000), 224].

88 „Wenn ein Mensch sterben und von schweren Leiden befreit werden will, dann ist die Paternalisierung einer solchen Person unter der Berufung auf Arztpflicht und ‚Heiligkeit des Lebens‘ eine unerträgliche Demütigung. Es werden ihr nämlich Ideale aufgezwungen, die sie gar nicht teilt. Diese Demütigung wird zu den Leiden des Patienten noch hinzugefügt.“ [Wolf in Wiesing (2000), 224].

89 Singer kommt zur Schlußfolgerung, „daß es zwischen Töten und Sterbenlassen keinen moralischen Unterschied an sich gibt“ (Singer 1984, 207).

Unterlassen herbeigeführt, in beiden Fällen ist „der Tod das Mittel der Leidensminderung“ (Birnbacher 1995, 345). Der Hinweis auf „den Unterschied in der Absicht“ (Birnbacher 1995, 346) – einmal werde der Tod beabsichtigt, einmal in Kauf genommen – sei zu wenig tragfähig, weil beides vorsätzlich geschehe.[90]

Im folgenden geht es um die ethische Frage einer *grundsätzlichen* Rechtmäßigkeit einer Tötung auf Verlangen. Nun ist Tötung auf Verlangen eine Handlung, die nicht ohne physische Hilfe eines Dritten, und damit nicht ohne dessen Zustimmung und Verantwortung, und deren Institutionalisierung nicht ohne breite gesellschaftliche Billigung möglich ist. Die tatsächliche Billigung oder Mißbilligung ist allerdings nicht anhand medial aufbereiteter Spontanbeurteilungen oder Meinungsumfragen zu eruieren. Die Frage der Rechtmäßigkeit einer Handlung umfaßt naturgemäß auch die Prüfung der Folgen. Handlungen haben sowohl eine *individual-ethische* als auch eine *sozial-ethische* Dimension, die beide gleicherweise zu berücksichtigen sind.

90 „Nach dem, was sonst im Strafrecht gilt, sind die indirekte wie aktive Sterbehilfe gleichermaßen vorsätzlich und deshalb grundsätzlich gleich zu behandeln.“ (Birnbacher 1995, 346). Fast gleichlautend die Argumentation von Siep; Quante: „Zwischen der Hilfestellung durch Maßnahmen, die den Tod in Kauf nehmen, und solchen, die ihn bewußt herbeiführen, besteht kein für die ethische Bewertung ausschlaggebender prinzipieller Unterschied. In beiden Fällen ist der Tod des Patienten kein Selbstzweck, sondern Mittel, um den von ihm legitim gewollten Zweck der Beendigung eines unerträglichen Lebens herbeizuführen. Das ist für die ethische Beurteilung entscheidend. Den Tod eines anderen direkt intendieren, ist nicht für sich kategorisch falsch, wie die Beispiele der Selbstverteidigung oder auch der Hilfe für Dritte zeigen.“ (Siep; Quante 2000, 54).

12.3.2 Individual-ethische Argumente gegen eine Tötung auf Verlangen

Das Tötungsverlangen und die Achtung fremder Autonomie

(1) Der Tötungswunsch ist situationsabhängig und interpretationswürdig. Deckt sich, was faktisch ausgesprochen wird, mit dem, was zu verstehen gegeben werden möchte? Oftmals ist der Wunsch, getötet zu werden, Ausdruck der Vereinsamung, ein verschlüsselter Ruf nach mitmenschlicher Zuwendung. Gewiß, dieser Hinweis auf die Interpretationsbedürftigkeit des Tötungsverlangens wird immer wieder vorgebracht, doch nimmt ihm dies u.E. nichts an Gewicht. Denn er schärft den Blick für das Außergewöhnliche des in Frage stehenden Problems. Die Erfahrung in Einrichtungen, die sich einer umfassenden Sterbebegleitung widmen, gibt nach wie vor zu denken, daß der Wunsch, getötet zu werden, in den meisten Fällen verstummt, wo der Patient in mitmenschlicher Nähe sich geborgen fühlen kann. (2) Zur Achtung fremder Autonomie gehört die Berücksichtigung ihrer möglichen Einschränkung. Welchen Einfluß hat die Krankheit und das Leiden auf die Autonomiefähigkeit des Patienten? „Entspringt der Wunsch getötet zu werden nicht gerade einer Extremsituation, die alles andere begünstigt als Souveränität, besonnene Überlegung und unbeeinflußte Selbstbestimmung?“ (Fuchs 1997a, 55). Beruht nicht die Unterstellung souveräner Selbstbestimmung in der Situation extremer Schwäche wie in der Phase des Sterbens „auf einer abstrakten Konstruktion, die der faktischen Abhängigkeit des menschlichen Daseins nicht gerecht wird“? (Schockenhoff 2000b, 466). Dazu kommt das Problem schriftlicher Willensäußerungen aus gesunden Tagen, die nicht dem wirklichen Wunsch des Kranken angesichts des nahenden Todes entsprechen müssen.

Wie aber, wenn es sich um einen wohlüberlegten und freiwilligen Tötungswunsch handelt –, folgt dann aus dem Respekt vor der Autonomie das Recht auf individuelle Euthanasie? Erstens ist Autonomie von einem autonom geäußerten Wunsch zu unterscheiden. Wünsche können *aufgrund* von Autonomie geäußert werden, fallen mit dieser aber nicht einfach zusammen. Respekt vor Autonomie ist deshalb nicht identisch mit der Pflicht zur Erfüllung autonom geäußerter Wünsche. Autonomie respektieren kann nur heißen, die Voraussetzung für die Äußerung von Wünschen achten. Zweitens gibt es keine freischwebende, anonyme Autonomie, sondern immer nur *jemandes* Autonomie, d.i. einen autonomen Menschen. Wer *Autonomie* achten möchte, kann immer nur *jemanden*, d.i. das *Leben* eines Menschen achten – außer er verschreibt sich der Meinung, mit der Tötung werde nur das biologische Substrat der Autonomie, nicht aber diese selbst vernichtet.[91] Jemandes Autonomie *achten*, kann demnach niemals implizieren, jemanden auf dessen Verlangen hin töten. Tötung auf Verlangen wäre nicht Achtung, sondern das genaue Gegenteil, nämlich *Vernichtung* fremder Autonomie und damit die Selbstaufhebung der Achtung. Der Respekt fremder Autonomie begründet noch kein Recht des anderen (Recht hier immer als moralischer Anspruch verstanden), getötet zu werden. Zur Respektierung eines fremden Gewissensentscheids gehört die Prüfung des Inhalts. Verbindlich ist nicht das fremde, sondern das eigene Gewissen. Das autonome *Verlangen* des anderen vermag nicht zu binden, vielmehr muß der Arzt das *Verlangte* gutheißen, wenn anders er nicht gegen sein Gewissen handeln will und nicht gegen es verpflichtet werden darf. Alles andere wäre ja nicht selbstbestimmtes, sondern fremdbestimmtes Tun des Arztes – mit der absurden Konsequenz, zur Erfüllung jedes Tötungsverlangens (gleichgültig aus welchen Motiven und zu welchem

91 Verletzungen des Leibes wären dann niemals mehr *jemandes* Verletzungen, sondern immer nur Beschädigungen eines biologischen Substrats.

Zeitpunkt geäußert) aufgerufen zu sein. Respektieren-dürfen ist von Respektieren-müssen zu unterscheiden. Die Forderung nach bedingungsloser Respektierung der Selbstbestimmung des Patienten käme einer unerlaubten (Selbst-)Instrumentalisierung des Arztes gleich. – Mit dem Rekurs auf Respektierung fremder Autonomie läßt sich eine Tötung auf Verlangen ethisch nicht begründen.

Mitleidstötung – menschlicher Gnadentod

Die moderne Palliativmedizin hat Möglichkeiten, „die akuten Schmerzen und körperlichen Symptome letaler Erkrankungen" weitestgehend zu kontrollieren oder „bis zur Erträglichkeit" zu mildern, „ohne dem Patienten gleichzeitig das Bewußtsein zu nehmen." (Fuchs 1997a, 99). Auch bei fortschreitenden Lähmungserkrankungen kann etwa die Atemnot im Endstadium durch geeignete Medikamente gemildert werden, „daß der Patient ohne Krämpfe durch einen zunehmenden Anstieg des Kohlendioxids, sozusagen durch eine Selbstnarkose schlafend und friedlich sterben kann" (Fuchs 1997a, 99). Freilich: Nicht alle Schmerzen können in den Griff gebracht werden. Anästhesisten sprechen von etwa 5 %. Was ist mit den wenigen Fällen, wo dies nicht gelingt?

Eine Prüfung des Mitleidsarguments (‚menschlicher Gnadentod') muß zwischen echtem Mitleid und – wie wir sagen – ‚billigem' Mitleid im Sinne von Selbstbemitleidung unterscheiden. Echtes Mitleid wird zu einem Mit-tragen und „einem wirklichen Mitleiden im Sinne eines einfühlsamen Mitgehens mit dem Leidenden" (Virt 1998, 19). Mitleid kann aber auch zu Abwehrreaktionen führen: Die eigene Angst vor dem Leid wird auf den Leidenden projiziert. Angstbefreiung wird zur Befreiung vom Anblick des Leidenden und radikalisiert sich zur Beendigung von dessen Leben.

Mitleid ist wie jedes Gefühl vieldeutig. Mitleid kann uns ein ethisches Problem sehen lassen, nicht aber stellt es schon die Antwort zur Verfügung, es fordert uns zu sittlichem Handeln auf, begründet es aber noch nicht. Ob es rechtens ist, Mitleidsgründen zu folgen, läßt sich nicht mit Rekurs allein auf Mitleid beantworten.

Recht auf den eigenen Tod und auf menschenwürdiges Sterben

(1) Zur Rede vom ‚Recht auf den eigenen Tod', vom ‚Recht auf einen menschenwürdigen Tod', auf ein ‚menschenwürdigen Sterbens' ist vorweg zu bemerken, daß sie deren ursprünglichen Sinn verdreht. Vom eigenen Tod wird im Stundenbuch Rilkes (WW Insel-Verlag I, 103 f.) gesprochen:

> O HERR, gieb jedem seinen eignen Tod.
> Das Sterben, das aus jenem Leben geht,
> darin er Liebe hatte, Sinn und Not.

Hier geht es um einen Tod, der das Leben organisch abschließt, um den Tod als den Ernst des Lebens, um die gesammelte Gestaltung des Lebens im Wissen um dessen Einmaligkeit und im Wissen darum, daß es sich aus einer Quelle speist, aus der jeweils Möglichkeiten des Guten sich eröffnen, solange wir leben. Der eigene Tod ist hier der Gegensatz zum anonymen Tod, sozusagen nur die Kehrseite des im Zeichen von Einmaligkeit und Unbedingtheit vollbrachten Lebens. Selbst leben – nicht ‚gelebt werden' – und in diesem Sinne dem Tod entgegen ‚reifen'. Zu *solch* einem *eigenen* Tod gehört es nicht, selbst festzulegen, wann und woran und durch wen ich sterbe. Doch ist diese Uminterpretation wohl nicht das primäre Problem.

Das ‚Recht auf den eigenen Tod' suggeriert einen moralischen Anspruch, gegebenenfalls sich selbst zu töten oder getötet zu werden. Abgesehen davon, ob man sinnvollerweise von einem moralischen Anspruch auf Selbsttötung reden kann, fragt es sich, ob es einen moralischen Anspruch auf Getötetwerden geben kann. Solch einem Anspruch müßte eine moralische Verpflichtung entsprechen, der nicht nachzukommen schuldhaft wäre. Wer sich auf eine moralische Tötungs*verpflichtung* beruft, verpflichtet jemanden zu etwas Pflichtwidrigem. Wer soll auf die Tötung eines anderen auf dessen Verlangen hin verpflichtet werden? Sind es die Ärzte, die Angehörigen der Pflegeberufe, der dem Euthanasiewilligen am nächsten Stehende?

(2) Gehört zu einem menschenwürdigen Sterben das Getötetwerden auf Verlangen? Stirbt unwürdig, wem die verlangte Tötung verweigert wird? Die Antwort auf diese Fragen kann deshalb nicht unmittelbar gegeben werden, weil das ‚Recht auf einen menschenwürdigen Tod' zwar an das menschenrechtliche Würdeverständnis appelliert, gleichzeitig aber mit einem instrumentalistischen Wertbegriff (Würde = Lebenswert) auf Basis eines anthropologischen Dualismus argumentiert. Im Sinne dieses Dualismus wird Leben in moralisch irrelevant und moralisch relevant aufgeteilt. Irrelevant ist das biologische, relevant das personale Leben eines Menschen. Das moralisch irrelevante Leben wird instrumentalistisch als Erlebnisvehikel, der Lebenswert als Gebrauchs- und Bilanzierungswert verstanden.

Kuhse z. B. vertritt, so wie Singer, die Ansicht, „daß das menschliche Leben als solches keinen intrinsischen moralischen Wert" (Kuhse 1991, 58), sondern „nur einen extrinsischen oder instrumentalen Wert" hat (Kuhse 1991, 59). Solange das Leben erwünschte Zustände vermittelt, oder die erwünschten die unerwünschten überwiegen, ist es nützlich – das Leben ist ‚lebenswert'. Nehmen die unerwünschten Zustände überhand, wird es ‚lebensunwert'. „Der Wert, den ein bestimmtes menschliches Leben hat, ist realistisch betrachtet, nichts anderes als die Gesamtheit der Bewertungen oder Wertschätzungen, die mit dem

Ablauf dieses Lebens verbunden sind" (Hoerster 1995, 117). Über die sittliche Qualität der Tötungshandlung entscheide die subjektive[92] Bewertung des Weiterlebens durch den Träger des Lebens. Liegt das Weiterleben nicht mehr im Interesse des Betroffenen, sei dessen Tötung keineswegs verwerflich, weil sie seinem Interesse dient. Deshalb sei es im Grunde irrelevant, wer die Tötung vornimmt – ob es eine Selbsttötung oder eine verlangte Fremdtötung ist.

Von Würde ist auch in der Option für die direkte, aktive Euthanasie die Rede. Die verlangte Tötung soll Ausdruck der Achtung der Patientenwürde sein, nämlich die gerechtfertigte Antwort auf einen Zustand der Würdelosigkeit – z. B. den unerträglicher Leiden oder der Aussichtslosigkeit auf ein lebenswertes Weiterleben. Die geforderte Beendigung des würdelosen Zustandes zeichnet sich nur dadurch aus, daß sie aufgrund der Unmöglichkeit einer Wiederherstellung eines lebenswerten Lebens nur in der Weise der Tötung des Subjekts durchgeführt werden kann. Diese Option versteht unter Würde einen Lebenswert, d.i. einen für wertvoll erachteten Zustand, und setzt voraus, ein Mensch könne seine Würde prinzipiell verlieren.

Der Begriff des Lebenswerts deckt sich nicht mit dem menschenrechtlichen Würdebegriff. Gewiß reden wir von menschenunwürdigen Zuständen, in die Menschen geraten können und unter denen sie leben müssen. Menschenunwürdig ist aber nicht die Existenz eines Menschen, sondern gegebenenfalls deren Umstände.

Kranksein oder Sterben sind *nicht Umstände,* sondern *Zustände* des Lebens. Ich *befinde* mich in einem Zustand. Zustände sind Befindlichkeiten, Weisen menschlicher Weltoffenheit. Deshalb können wir in

92 Freilich nicht nur die subjektive Bewertung, weil es über die Erwünschtheit oder Unerwünschtheit von Zuständen auch eine intersubjektive Verständigung gibt (Hoerster 1989b, 293).

der grammatikalisch ersten Person reden: Ich befinde mich im Zustand der Krankheit heißt, ich *bin* krank. Nicht aber befinde ich mich im Umstand der Krankheit. Ich lebe nicht unter dem Umstand der Krankheit, sondern ich bin krank, und jemand lebt nicht unter dem Umstand des Sterbens, sondern er stirbt.

Unwürdigkeit bedeutet nicht Würdelosigkeit. Gewisse Zustände oder der Verlust bestimmter Eigenschaften können einem Menschen seine Würde nicht rauben. Nicht der Zustand unerträglichen Leidens entkleidet einen Menschen seiner Würde, sondern ein Denken und Handeln, welches der Überzeugung Ausdruck verleiht, es wäre so. Solch eine Einstellung ist bereits eine Form von Mißachtung der Würde. Wie sehr das stimmt, zeigen umgekehrt die positiven Erfahrungen der Hospizbewegung. Gewiß: Leidvolle Umstände, unmenschliche Behandlung können die Selbstachtung und Selbstannahme bzw. die Achtung und Annahme durch Andere erschweren – beides bedingt einander – und die Mißachtung begünstigen. Deshalb kommt es darauf an, jemanden in Mitmenschlichkeit durch Änderung dieser Umstände im Rahmen des Möglichen bei seiner Selbstannahme beizustehen, ihm das Sterben zu erleichtern. Jemand kann unter menschenunwürdigen Umständen sterben müssen – unwürdig können die *Umstände* des Sterbens sein, nicht das Sterben selbst. Hat Leben Würde, läßt sich die Tötung nicht mit Hinweis auf den Lebensunwert des Euthanasiewilligen begründen.

Menschenwürdig sterben kann nicht heißen, getötet werden. Die Würde eines Sterbenden achten heißt, sein *Sterben* achten. *Würdig* besagt: teilhaftig eines Sterbebeistands. Menschen-*un*würdig stirbt nicht, wem die verlangte Tötung, sondern wem der Sterbebeistand in der Vielfalt seiner palliativ-medizinischen und mitmenschlichen Möglichkeiten verweigert wird. Lebensschutz ist in sich *Sterbeschutz,* wenn anders das Sterben eine Phase des Lebens ist. Wenn es also zum Sterben kommt, gilt es, das *Sterben* in Form des Beistandes zu achten. Tötung hingegen wäre ein Verstoß gegen die Würde des Sterbenden. Sie widerspricht dem *Schutz*, der dem *Sterbenden* gebührt. Aus dem Lebensschutz und dem Recht auf Leben folgt nicht die Verlängerung des Lebens um jeden Preis, sondern das Recht, am Sterben nicht um jeden Preis gehindert zu werden. Und dieses Recht ist ein Recht auf Enden-lassen. Zu diesem Enden-lassen gehört gegebenenfalls die Erfüllung des Wunsches nach Behandlungsabbruch oder Therapieverzicht. Und das bedeutet ein Zulassen des Sterbens, das gut von einer gezielten passiven Euthanasie zu unterscheiden ist.

Menschenwürdig stirbt, wer würdig *sterben gelassen* wird. Gegen die Unterscheidung von Töten und Sterbenlassen wird eingewendet, sie sei moralisch irrelevant, weil die Konsequenz in beiden Fällen die gleiche ist: der Tod. Wer also das Sterbenlassen für ethisch gerechtfertigt hält, müsse dies auch bei der Tötung auf Verlangen tun. „Der bloße Unterschied zwischen Töten und Sterbenlassen allein ist moralisch nicht ausschlaggebend. Wenn ein Arzt einen Patienten aus reiner Menschlichkeit sterben läßt, handelt er, moralisch gesehen, genauso, wie wenn er diesem Patienten – ebenfalls aus reiner Menschlichkeit – eine tödliche Spritze gegeben hätte.“ [Rachels in Sass (Hg.) 1989, 260; ähnlich auch Birnbacher 1995, 345; Siep; Quante 2000, 54].

Unterschied von Töten und Zulassen des Sterbens

Es ist nicht – wie vorausgesetzt wird – der Unterschied per se, der moralisch relevant ist, sondern es kommt darauf an, *was* und in welcher *Absicht* zu welchem *Zweck* mit welchen *Mitteln* etwas getan oder unterlassen wird, und in welcher *Situation* dies geschieht, d. h. auf welchen moralischen Anspruch ein Tun oder Unterlassen antwortet. Der Unterschied wird relevant, wo es um gesollte Hilfeleistung bzw. nicht-gesollte Schädigung geht. Weder deckt sich ‚aktiv' mit ‚unerlaubt', noch ‚passiv' mit ‚erlaubt', noch Tun und Unterlassen mit aktiv und passiv. Bei der sittlichen Beurteilung einer Handlung ist die *volle Handlungsstruktur* zu berücksichtigen und nicht bloß eines ihrer Elemente. Handeln ist nicht dem Unterlassen entgegengesetzt, sondern umfaßt sowohl ein Tun als auch ein Unterlassen. Und wir haben für beides Verantwortung (unterlassene Hilfeleistung als schuldhaftes Handeln). Man kann etwas unterlassen und dabei sehr aktiv sein. Sterbenlassen kann sowohl durch ein Tun erfolgen (Abschalten eines lebensverlängernden Geräts, Absetzen einer Infusion) als auch durch ein Unterlassen (Behandlungsverzicht).[93] Es ist kein Einwand zu sagen, begriffliche Unterscheidungen würden in der Praxis nicht immer greifen und sich in Grenzfällen als problematisch erweisen. Solche Unterscheidungen haben eine wichtige Orientierungsfunktion und setzen Grenzen für den Interaktionsrahmen.

Töten und Sterbenlassen unterscheiden sich in dreifacher Weise:[94] (1) hinsichtlich der Todesursache, (2) der Intention und (3) der Einstellung.

(1) Die Todesursache ist im einen Fall der irreversible Desintegrationsprozeß des Organismus aus sich selbst heraus, sei es infolge von Alter oder von Krankheit. Jemanden sterben lassen heißt, diesem Prozeß ohne Stützung der zentralen Le-

93 Man denke „an einen Arzt, der die Wahl hat zwischen einer (das Sterben nicht aufhaltenden) Kochsalz-Infusion, einer (therapeutisch, also lebensverlängernd wirksamen) Bluttransfusion und einer (tödlichen) Kalium-Infusion: Seine physische Aktion ist jedesmal die gleiche, aber der Handlungssinn, bezogen auf den Organismus des Patienten, ist vollkommen verschieden." (Fuchs 1997a, 68).

94 Fuchs 1997a, 66 ff; Fuchs 1997b; Virt (1998); Schockenhoff (2000b).

bensfunktionen seinen Lauf lassen. Im Falle der Tötung stirbt der Patient jedoch an einer Fremdursache. Der Tod wird von jemand Drittem willentlich verursacht,[95] bei dem sich Fehlurteile und Mißbrauch einschleichen können.

(2) Zum Sterbenlassen kann Behandlungsbegrenzung bzw. Behandlungsabbruch gehören. Relevant ist hierbei das Handlungsziel. Behandlungsbegrenzung bzw. deren Abbruch oder Therapieverzicht besteht sowohl in einem Tun als auch in einem Unterlassen – aber eben im Hinblick auf ein bestimmtes Ziel. Ziel der Tötung ist einzig der *Tod,* Ziel des Behandlungsverzichts das *Sterbenkönnen.* Beim Sterbenkönnen wird nicht der Tod, sondern die Leidensminderung, die Freiheit des Sterbenden von Angst- und Schmerzzuständen, die Vermeidung einer für den Patienten angesichts des unaufhaltsam herannahenden Todes sinnlosen Lebensverlängerung intendiert (Lebensverlängerung wäre Leidensverlängerung). Deshalb ist eine schmerztherapeutische Behandlung, die den möglicherweise früher eintretenden Tod in Kauf nimmt, keine Tötung des Patienten. Was aber hier in Kauf genommen wird – der möglicherweise früher eintretende Tod –, ist nicht ein Mittel, sondern ein *Resultat.* Der Tod kann niemals ein Mittel der Leidensminderung sein, weil Minderung die Existenz des Leidenden voraussetzt. Tötung ist nicht Leidensminderung, sondern Vernichtung des Leidenden. Der Unterschied zwischen Töten und Sterbenlassen liegt *nicht* darin, daß ein und dasselbe *Mittel* – der Tod – einmal beabsichtigt und einmal bloß in Kauf genommen wird,[96] weil der Tod in keinem der beiden Fälle ein Mittel, sondern

95 Willentlich heißt, auch anders handeln können und die verursachte Folge voraussehen bzw. voraussehen können.

96 „Denn was die sogenannte indirekte von der aktiven Sterbehilfe (im engeren Sinne) unterscheidet, ist … lediglich, daß bei der aktiven Sterbehil-

eine *Folge* ist.[97] Mit *beiden* Handlungen wird vielmehr etwas beabsichtigt – beide werden vorsätzlich vollzogen –, der Unterschied liegt darin, *was* beabsichtigt wird.

(3) Die Bereitschaft zur direkten aktiven Euthanasie teilt mit ihrem Gegensatz, dem Willen zur Lebensverlängerung um jeden Preis, insgeheim dieselbe Einstellung: das Machenkönnen. Wer jemand sterben läßt, akzeptiert die Grenzen seiner ärztlichen Handlungsmöglichkeiten und mit ihnen den Tod als das, was er ist: als das dem Menschen schlechthin Unverfügliche. Die Tötung hingegen bekundet eine diametral entgegengesetzte Einstellung, nämlich die des Verfügenwollens über das schlechthin Unverfügliche. Wenn schon der Tod unvermeidlich ist, dann muß er wenigstens dergestalt ‚gemacht' werden, daß ihm technisch zuvorgekommen wird.

12.3.3 Sozial-ethische Argumente gegen eine Tötung auf Verlangen

Neben den individual-ethischen sind auch die sozialethischen Dimensionen einer institutionalisierten Tötung auf Verlangen, d.h. die zu erwartenden Auswirkungen auf fundamentale Güter gesellschaftlichen Zusammenlebens zu bedenken. Der Hinweis auf negative Langzeitfolgen ist natürlich mit

fe der Tod als Mittel der Leidensminderung *beabsichtigt* ist, während bei der indirekten Sterbehilfe der (mögliche) Tod nicht beabsichtigt, sondern *in Kauf genommen* wird." (Birnbacher 1995, 345 f, Herv. orig.).

97 Für Siep; Quante ist der Tod sogar das Mittel der Lebensbeendigung! „Zwischen der Hilfestellung durch Maßnahmen, die den Tod in Kauf nehmen, und solchen, die ihn bewußt herbeiführen, besteht kein für die ethische Bewertung ausschlaggebender prinzipieller Unterschied. In beiden Fällen ist der Tod des Patienten kein Selbstzweck, sondern Mittel, um den von ihm legitim gewollten Zweck der Beendigung eines unerträglichen Lebens herbeizuführen. Das ist für die ethische Beurteilung entscheidend." (Siep; Quante 2000, 54). Der Tod ist niemals Mittel, sondern allemal Resultat der Lebensbeendigung – ein Umstand, der sehr wohl ethisch ausschlaggebend ist.

dem Unsicherheitsfaktor ‚Zukunft' belastet. Das Argument, man müsse vorerst einmal abwarten, ob das Befürchtete überhaupt eintritt, bevor man über das Vorhaben endgültig entscheidet, verwechselt allerdings Theorie und Praxis und macht Menschen zu Experimentierobjekten (es sind dies die Opfer nichtfreiwilliger Euthanasie). Bei einem naturwissenschaftlichen Experiment ist das Verfahren von Versuch und Irrtum legitim, bei menschlicher Praxis, bei der es um zentrale Lebensfragen geht, wird es bedenklich. Gibt es gute Gründe für die Befürchtung, empfiehlt es sich, jetzt schon von dem Vorhaben abzulassen. In sozial-ethischer Perspektive werden folgende Bedenken gegen eine Tötung auf Verlangen ins Treffen geführt.

Unvereinbarkeit einer Tötung auf Verlangen mit dem ärztlichen Ethos

Eine Institutionalisierung der Tötung auf Verlangen mutet dem Arzt etwas zu, was mit dem über Jahrhunderte bewährten ärztlichen Ethos unvereinbar ist. Aufgabe des Arztes ist das Heilen und, wo dies nicht mehr geht, das Lindern von Schmerzen in allen Phasen des Lebens, nicht aber das Töten.[98] Eine Tötung hat nichts mit der Wiederherstellung und Erhaltung der Gesundheit und nichts mit der Linderung von Schmerzen zu tun. Das Sachwissen der Ärzte befähigt sie zwar, einen schmerzlosen Tod herbeizuführen, aber deshalb sind sie nicht schon für das Töten zuständig. Der Arzt würde sein Können zu beliebigen Zwecken verkaufen. Hier hat nicht ein bewährtes Ethos die Beweislast zu

98 Die Präambel der Grundsätze der Deutschen Bundesärztekammer beginnt mit dem Satz: „Aufgabe des Arztes ist es, unter Beachtung des Selbstbestimmungsrechtes des Patienten Leben zu erhalten, Gesundheit zu schützen und wiederherzustellen sowie Leiden zu lindern und Sterbenden bis zum Tod beizustehen." [zit. in Wiesing (Hg.) (2000), 203].

tragen, sondern umgekehrt das Ansinnen, mit ihm zu brechen und das Töten zu einem „Bestandteil professioneller Normalität" zu erheben (Fuchs 1997a, 86).

Das Beharren der Ärzteschaft auf dem Sinnziel ärztlichen Handelns, so ein Einwand, sei „Konservativismus der Standesethik", der „in Konflikt gerät mit dem Anspruch der Gesellschaft auf eine Neudefinition der ärztlichen Rolle, nach der der Arzt nicht mehr nur Heiler und Lebenserhalter, sondern auch Helfer ist, der seine Hilfe nicht nur nach selbstgesetzten, sondern auch nach den jeweils individuellen Maßstäben des Patienten bemißt" (Birnbacher 1998b, 134). Dieser Einwand übersieht u. E. zweierlei. (1) Gesellschaftliche Ansprüche sind per se keineswegs bindend, sondern ihrerseits auf ihre Verbindlichkeit hin zu prüfen, will man sich nicht einem gesellschaftlichen Diktat ausliefern. Wie die Geschichte zeigt, gibt es auch ethisch illegitime gesellschaftliche Ansprüche. (2) Der Einwand deutet ärztliches Handeln in ein technisches Herstellen um. Technische Zwecke sind selbstgesetzte Zwecke. In der Herstellung werden zwar Zwecke verwirklicht, aber es sind nicht bestimmte Zwecke, durch deren Verwirklichung die Herstellung charakterisiert ist. Ärztliches Handeln ist nicht durch Herstellungszwecke definiert, sondern durch eine Wiederherstellung – durch die Möglichkeit *und* Unmöglichkeit der Wiederherstellung des Gesundheitszustandes eines Menschen. Ist aber das ärztliche Handeln durch dieses Sinnziel definiert, dann wird mit dessen Änderung nicht bloß der Handlungsspielraum erweitert, sondern das Handeln von innen her aufgelöst. Von daher wird es verständlich, daß sich die Ärzteschaft einer Neudefinition ihrer Rolle widersetzt und sich weigert, das Töten auf Verlangen und die Beihilfe zum Suizid zum Bestandteil ihres Ethos zu machen.

Eine Legalisierung würde zudem den Staat in eine zweifelhafte Garantenstellung bringen. Er müßte für die Bereitstellung der ausführenden Personen sorgen. Daß sich diese faktisch finden, und sich das Problem in der Weise nicht stellt, sagt deshalb noch nichts, weil sich im Rekurs auf ein Faktum eine Sollensfrage nicht beantworten läßt.

Zerstörung der Vertrauensbasis des Arzt-Patienten-Verhältnisses

Der Patient muß fürchten, im Arzt statt seinen Helfer gegebenenfalls seinen Töter zu sehen. Die Aushöhlung des bewährten ärztlichen Ethos würde die unabdingbare Vertrauensbasis zwischen Patienten und den im Heilberuf Tätigen zerstören. Tritt das Mißtrauen an die Stelle von Vertrauen, wird eine menschengerechte Bewältigung der Situation von Not und Hilfe unmöglich. Eine Institutionalisierung bedeutete auch einen Wandel des Ethos des Arztes und des Pflegepersonals – vom Helfer zum Tötenden.

Gegen das Mißtrauensargument wird eingewendet, es berücksichtige nicht den Vertrauenszuwachs, den eine Zulassung aktiver direkter Euthanasie bedeuten würde. Für einen Euthanasiewilligen ist nämlich die Aussicht auf Erfüllung seines Verlangens etwas Willkommenes und Vertrauensstärkendes. Deshalb würde die rechtlich abgesicherte Chance, gegebenenfalls auf Verlangen getötet werden zu können, das Vertrauensverhältnis zwischen Arzt und Patient nicht schwächen, sondern stärken.[99] Der Hinweis auf Vertrauensmaximierung (Vertrauenszuwachs bei den Euthanasiewilligen im Gegenzug zu Vertrauensschwund bei den Euthanasieunwilligen) erscheint formal: Die Zahl derer, die bisher schon vertraut haben, jetzt aber weniger vertrauen können, erhöht sich um die Zahl der auf Euthanasie Vertrauenden. Vertrauensschwund bedeutet aber nicht bloß

99 Birnbacher 1998b, 130. Das Argument gilt sinngemäß auch für die ärztliche Suizidbeihilfe.

Abnahme des Vertrauens, vielmehr Zutrauen des Gegenteils. Der *Inhalt* des schwindenden Vertrauens ändert sich. Schwindet das Vertrauen in die ärztliche Grundhaltung, und wird damit gerechnet, daß Ärzte von ihr auch abweichen, wird ihnen das Gegenteil zugetraut, d. h. es wird ihnen mißtraut. Es steht sich nicht Vertrauenszuwachs und Vertrauensminderung, sondern Vertrauen und Mißtrauen gegenüber. Es ist kaum ersichtlich, wie ein Klima von Mißtrauen das Vertrauensverhältnis zwischen Arzt und Patient stärken soll.

Druckausübung

Dazu kommt der nicht auszuschließende Druck von Umwelt und Gesellschaft auf den Patienten, sich zu dem von ihm Erwarteten selbst zu bestimmen. Das Ansinnen, Patienten (selbst auf deren Wunsch hin) zu töten, würde eine individuelle und soziale Erwartungshaltung mit entsprechendem Druck erzeugen, dem die Betroffenen – zu Euthanasiekandidaten geworden – ausgesetzt wären. Unter dem Deckmantel des Mitleidsarguments können gesellschaftliche Nützlichkeitserwägungen (z. B. ökonomischer Art) an die Stelle von Solidarität treten.

Auflösung des Unterschieds von freiwilliger zu nicht-freiwilliger Euthanasie

Auf dem Boden ihrer prinzipiellen Billigung löst sich die Unterscheidung zumindest von freiwilliger und nicht-freiwilliger Euthanasie auf – und dies aus sachlichen Gründen. Es kommt zur Ausweitung des Kreises der Euthanasiekandidaten. Denn wenn die Tötung eines Schwerstkranken zu seinem Wohl ist, besteht prinzipiell kein Grund, dieses Wohl einem anderen vorzuenthalten. (Wie die niederländische Praxis zeigt, richtet gegen eine prinzipielle Bereitschaft auch der Vorbehalt nichts aus, selbst eine Wohltat dürfe niemandem aufgezwungen werden.)

Auch aus diesem Grund vermag das Argument von der Vertrauensstärkung nicht zu überzeugen. Es geht nicht darum, ob ein euthanasiebereiter Arzt tatsächlich tötet oder nicht. Für die Erzeugung von Mißtrauen genügt bereits seine grundsätzliche Bereitschaft. Geraten Euthanasiewillige an solch einen Arzt, müssen sie nicht fürchten, gegen oder ohne ihren Willen getötet zu werden, denn das wollen sie ja. Die anderen hingegen müssen sehr wohl fürchten, möglicherweise nicht-freiwillig getötet zu werden. Ihnen wird statt des prinzipiellen Vertrauen-könnens die Prüfung der Vertrauenswürdigkeit zugemutet, bevor sie sich in die Hände eines Arztes begeben.

Wird der Selbstbestimmung höchste Verbindlichkeit für Dritte zuerkannt, gibt es keinen Grund mehr, auch Depressive und Lebensüberdrüssige, die ja keine Sterbenden sind, die verlangte Tötung zu verweigern. Von daher wird das Argument verständlich, hier könne nicht eine präzise Ausnahmeregelung, sondern nur die Anerkennung eines grundsätzlichen strafrechtlichen Verbots helfen. Gegen eine genau definierte gesetzliche Sonderregelung spricht neben sozial-ethischen Gründen auch ein pragmatischer Grund. Eine Eingrenzung auf genau definierte gesetzliche Ausnahmen übersieht, daß Zulässigkeitsbedingungen dem Mißbrauch viel stärker ausgesetzt sind, und ihre Kontrolle viel schwieriger ist als die des generellen Verbots der Tötung auf Verlangen. Je schärfer die Bedingungen, desto bürokratischer ihre Einhaltung, so daß sich die Frage stellt, „ob Moral auf diese Weise nicht in administrative Prozeduren aufgelöst wird“ (Virt 1998, 29).

Dem Bemühen, Tötung auf Verlangen zu institutionalisieren, steht die grundlegende ethische Einsicht gegenüber, daß sich aus Extremfällen prinzipiell keine Handlungsregeln gewinnen lassen. Das aber will eine Sonderregelung. Es gibt keine perfekte Regelung, die selbst noch die Grenzfälle unter sich befassen könnte. Ausnahmefälle, die es immer geben wird, widerlegen nicht die Regel, sondern bestätigen sie. Es mag tragische Konfliktfälle gegenseitiger Überforderung geben, an deren Ende die verlangte Tötung stehen kann. Daraus folgt aber weder, daß solche Handlungen einen Bestandteil des ärztlichen Ethos bilden sollen, noch daß sie einer rechtlichen Regelung unterworfen werden können. Ein strafrechtliches Verbot bei gleichzeitiger Duldung einer rechtswidrigen Praxis in Form nachträglicher (oder, was auch denkbar wäre, vorheriger) Strafbefreiung nimmt dem Extremfall seine Extremstellung und verleiht ihm den Charakter einer Pseudonormalität, gegen die gewichtige sozial-ethische Gründe bestehen. Diese Gründe entstammen nicht Gedankenkonstruktionen, sondern haben das Gewicht geschichtlicher Erfahrungen auf ihrer Seite. Das strafrechtliche Verbot einer Tötung auf Verlangen samt entsprechenden Sanktionen dient der Sicherung und Beförderung des Vertrauens zwischen Hilfsbedürftigen und Hilfeleistenden und hat den Sinn, das Abgleiten in Pseudonormalität und die Schaffung eines euthanasiefreundlichen Klimas zu verhindern. Abschließend wird man sagen können, daß nicht die individual-ethischen und sozial-ethischen Gründe für sich genommen, wohl aber in gegenseitiger Stützung insgesamt gegen eine Legalisierung der Tötung auf Verlangen sprechen. Es ist hier wie mit einem Seil: Für sich genommen halten die Fäden einem Druck nicht stand, verbunden aber sehr wohl.

12.3.4 Beihilfe zum Suizid als Alternative zur Tötung auf Verlangen

Die Beihilfe zum Suizid wird als Alternative zur Tötung auf Verlangen debattiert. Sie firmiert unter dem Titel ‚physician-assisted dying', medizinisch assistiertes Sterben. Diese Formulierung ist insofern problematisch, als sie aufgrund ihrer Mehrdeutigkeit den Unterschied zwischen Beihilfe zum Suizid, Tötung auf Verlangen und Sterbenlassen verwischt.

Im folgenden geht es nur um ärztliche Beihilfe zum Suizid als Alternative zur Tötung auf Verlangen. Das ärztliche Verhalten zu Suizid und Suizidverhütung im allgemeinen wird unterschiedlich beurteilt je nachdem, wie die empirisch-medizinische Frage der Einsicht- und Verantwortungsfähigkeit des Suizidanten beantwortet wird. Ist jeder Suizid Ausdruck einer Krankheit, so daß der Täter vor sich selbst zu schützen ist? Als Gegenbeispiel wird der wohlerwogene und sorgfältig geplante Suizid (‚Bilanzsuizid') – z. B. der Suizid eines terminal Kranken mit dem Ziel, der qualvollen Sterbensphase zu entkommen – angeführt. Bondolfi (2000) kommt im Ausgang von der klassischen Einteilung in psychotische und neurotische Störungen zu folgender vorsichtiger Beurteilung. Bei schwerwiegenden psychotischen Störungen muß man von einer verzerrten Wirklichkeitswahrnehmung und infolge davon von einer fehlenden moralischen Verantwortung ausgehen, sodaß eine moralische Pflicht zur stellvertretenden Entscheidung im Sinne einer Suizidvermeidung besteht. Physischer Zwang sollte „nur punkturell angewendet werden, nicht aber dauerhaft das Leben des psychisch Kranken beeinträchtigen ... Die Gefahr eines Suizids sollte in Kauf genommen werden dürfen, um dem Patienten oder der Patientin eine minimale Freiheit ermöglichen zu können." (Bondolfi 2000, 265). Neurotisch Kranke, insbesondere Depressive, sind trotz ihres ambivalenten und unentschiedenen Willens nicht von vornherein als entscheidungsunfähig einzuschätzen (a.a.O. 266). Bei dieser Gruppe ist nochmals zu differenzieren zwischen solchen Patienten, die stationär in psychiatrischen Institutionen behandelt werden, und solchen, die außerhalb solcher Institutionen ein Privatleben führen. Depressive sind keine moribunden Menschen, ihr Todeswunsch ist nicht mit dem eines terminal Erkrankten zu vergleichen, die Depression „eine heilbare und reversible Krankheit … Es ist also schwierig, auch bei Depressiven, den Tod als eine ‚rationale Option' zu betrachten. Diese Menschen müssen nicht im Namen der Suizidprävention dem Zwang, umgekehrt aber auch nicht im Namen eines verkürzten Autonomieverständnisses dem Suizid ausgeliefert oder zum Suizid ermuntert werden" (Bondolfi 2000, 266).

Im Unterschied zur Tötung auf Verlangen wird bei der Suizidbeihilfe [Fuchs 1997a; Holderegger (Hg.) 2000; Bondolfi 2000] die Tötungshandlung nicht vom Helfenden, sondern vom Suizidwilligen selbst ausgeführt. Der Beihelfer stellt nur das tödliche Mittel zur Verfügung. Allerdings können in der Praxis die Grenzen verschwimmen, wenn z. B. das todbringende Medikament wegen Bewegungsunfähigkeit oder Gebrechlichkeit in den Mund gelegt werden muß. Wer Beihilfe leistet, akzeptiert im konkreten Fall den Suizid, er bejaht die Motive und die Gründe. Insofern erstreckt sich die Verantwortung der Beihilfe nicht bloß auf die Bereitstellung des Mittels, sondern auch auf die voraussehbare Folge, d.i. Tötungshandlung selbst. Wer das Mittel zur Verfügung stellt, trägt Mitverantwortung an dem Suizid.

Dennoch besteht ein Unterschied, *wer* diese Beihilfe ausführt – ein Arzt oder jemand anderer, und auch in welcher *Form* sie geschieht. Das kann in der bewußten regelmäßigen Verschreibung von Schmerzmitteln in Dosierungen bestehen, die einen Suizid in der Zukunft erlauben, aber auch darin bestehen, daß der Arzt den Patienten an eine selbst zu betätigende Suizidapparatur anschließt. „Je professionalisierter und standardisierter nun aber solche ‚Hilfeleistungen' verlaufen, desto näher rücken sie der aktiven Tötung, die der Arzt durch Injektion mit eigener Hand vollzieht." (Fuchs 1997a, 87).

> Das computergesteuerte ‚Death-Delivery-System' ermöglicht es dem Patienten, durch Knopfdruck die tödliche Injektion auszulösen. Dabei wird er vom Computer schrittweise um sein Einverständnis gefragt: „Wenn Sie auf ‚ja' drücken, werden Sie eine tödliche Injektion innerhalb 30 Sekunden auslösen. Wollen Sie fortfahren?" (entnommen aus Fuchs 1997a, 87).

Fuchs bemerkt zu dieser technisierten Assistenz, sie sei „eine verschleierte, sozusagen virtuelle Form des Tötens: Der Arzt läßt sich durch eine Apparatur mit pseudo-personalem Charakter vertreten, um sich nicht selbst ‚die Hände schmutzig zu machen'. Man kann sich mit Recht fragen, ob die aktive Euthanasie demgegenüber nicht sogar das aufrichtigere Verfahren darstellt, da der Arzt hier durch seine Tötungshandlung wenigstens unmittelbar mit seiner Verantwortung konfrontiert wird." (Fuchs 1997a, 87).

Soll also die Beihilfe zum Suizid zu einem Bestandteil des ärztlichen Ethos werden? Erwartungsgemäß fällt auch hier die Beantwortung unterschiedlich aus. Sozial-ethische Gründe gegen die Institutionalisierung einer Tötung auf Verlangen können auch hier ins Treffen geführt werden: Eine institutionalisierte ärztliche Beihilfe zum Suizid könnte einen Erwartungsdruck erzeugen, sie zu verlangen, aber auch zu einem Helferfanatismus, einem „unterschwelligen Suizidpaternalismus" (Schöne-Seifert 2000, 118) führen. Für eine Zulassung ärztlicher Beihilfe zum Suizid spricht, daß die Beihilfe zu etwas gesellschaftlich Toleriertem nicht unzulässig sein kann.[100] Die Stringenz die-

100 „Ihre (= ärztliche Suizidhilfe, G.P.) Zulässigkeit wäre ein folgerichtiger Schritt in einer Gesellschaft, die auf säkular-liberalem Fundament den *auto-*

ses Konsequenzarguments hängt natürlich von der Ausgangsprämisse ab. Tolerieren ist nicht identisch mit billigen, anderenfalls hätte man das Problem der Toleranz nicht. Was ich akzeptiere, brauche ich nicht zu tolerieren. Weiters wäre zu prüfen, inwiefern die Andeutung einer Bereitschaft zur Beihilfe eine Auslösung des Suizids (oder gar eine Anstiftung) sein kann.

Eine institutionalisierte Billigung ärztlicher Suizidbeihilfe würde zwar nichts an der Tatsache ändern, daß sich der Suizid grundsätzlich einer gesetzlichen Regelung entzieht, könnte aber unerwünschte Auswirkungen auf gesellschaftliche Einstellungen haben. Es ist nicht auszuschließen, daß eine Institutionalisierung ein suizidfreundliches und in weiterer Folge ein euthanasiefreundliches Klima schafft. In einem suizidfreundlichen Klima muß eine Tötung auf Verlangen als die zweckmäßigere, weil effizientere Variante erscheinen. Auf diese Weise wird die Institutionalisierung ärztlicher Beihilfe zum Suizid zur Vorstufe institutionalisierter freiwilliger Euthanasie. Kann es verantwortet werden, diese ‚theoretischen' Überlegungen in einem gesellschaftlichen Experiment zu testen?[101] Standesethische Richtlinien sprechen sich dagegen aus, die Suizidbeihilfe zu einem Bestandteil des ärztlichen Ethos zu machen.[102]

nomen Suizid ihrer Bürger auch unter anderen Umständen toleriert." (Schöne-Seifert 2000, 116). „Nur bei wirklich *autonomem* Sterbewunsch" soll nach ihrer Auffassung ärztliche Beihilfe ermöglicht werden (a.a.O. 117).

101 Für Schöne-Seifert ist „eine extrem restriktive und auf öffentliche Transparenz hin angelegte Regelung ärztlicher Suizidhilfe nicht nur vertretbar, sondern notwendig." Ihre praktische Durchführbarkeit muß ausprobiert werden: „Mit sozialer Phantasie, Behutsamkeit und der Bereitschaft, das ‚Experiment' sozialpsychologisch begleitend zu bewerten und im Negativfall wieder abzubrechen, müssten Richtlinien und Kontrollmechanismen so eingerichtet werden, dass sie Suizidhilfe nur bei wirklich *autonomem* Sterbewunsch ermöglichen" (Schöne-Seifert 2000, 117).

102 „Die Mitwirkung des Arztes bei der Selbsttötung widerspricht dem ärztlichen Ethos und kann strafbar sein" („Grundsätze der <deutschen> Bundesärztekammer zur ärztlichen Sterbebegleitung" [zit. in Wiesing (2000), 203].

Außerhalb des Kontextes ärztlicher Standesethik wird sich die Frage vermutlich anders stellen. Hier kann die Hilfe zur Selbsttötung „ein letzter Liebesdienst zwischen zwei vertrauten Menschen sein ... Die unbedingte Intimität, in der dies geschieht, ist dann allerdings die Voraussetzung für einen solchen Charakter dieser Handlung. Wir sind heute oft zu schnell bei der Hand, ‚Grauzonen' an das Licht der Öffentlichkeit zerren und in gesetzliche Regelungen pressen zu wollen. Aber das Dunkel der Grauzone ist gerade ‚die Helligkeit zwischen zwei Menschen'. Die Verborgenheit läßt die Verantwortung dort, wo sie hingehört, nämlich bei der individuellen Gewissensentscheidung" (Fuchs 1997a, 90).

44. Generalversammlung des Weltärztebundes. Hilfe zum Freitod: Unethisch, in: Deutsches Ärzteblatt 89, 2367–2368.

13. Verteilung von Ressourcen im Gesundheitswesen

13.1 Ursachen der Verknappung

Die Knappheit der Ressourcen im Gesundheitswesen ist Folge einer Diskrepanz zwischen Angebot und Nachfrage medizinischer Leistungen. Das ethische Problem der Verteilung knapper Ressourcen im Gesundheitswesen ergibt sich aus der Differenz zwischen dem, was medizinisch machbar, und dem, was finanzierbar ist, und betrifft insbesondere die Verteilungskriterien. Welche Gesichtspunkte sind bei einer gerechten Verteilung zu berücksichtigen, und welcher Begriff von Gerechtigkeit soll die Verteilung medizinischer Leistungen leiten? Ist Gesundheit eine Ware, die nach den in den westlichen Industrieländern üblichen marktwirtschaftlichen Gesichtspunkten zu behandeln ist?

Für die Diskrepanz zwischen medizinisch Machbarem und gesellschaftlich Finanzierbarem werden verschiedene Ursachen genannt:

(1) der medizinisch-technische Fortschritt (zu den bestehenden hinzukommende teure Diagnose- und Therapieverfahren, sogenannte ‚add-on-technologies'), überproportional gestiegene Medikamentenkosten

(2) der steigende Anteil an älteren Menschen (höhere Lebenserwartung),

(3) die dadurch bedingte Zunahme der chronisch-degenerativen Krankheiten,

(4) steigende Ansprüche an das solidarisch finanzierte Gesundheitswesen sowie eine steigende Nachfrage, die ihrerseits durch ein erhöhtes Angebot medizinischer Leistungen induziert ist (‚angebotsinduzierte Nachfrage').

Strittig ist, in welchem Ausmaß diese Ursachen einen Kostenanstieg im Gesundheitswesen herbeiführen, ob dieser eine Rationierung erforderlich macht oder nicht, ob eine Rationierung durch Rationalisierung vermeidbar ist, und wie eine finanzielle Entlastung bzw. Aufbesserung der Krankenkassen ausschauen könnte. (Knappe Finanzmittel im öffentlichen Gesundheitswesen können Folge gestiegener Ausgaben, aber auch durch die Situation des Arbeitsmarktes bedingter geringerer Einnahmen sein. Dem kann mit einer Beitragserhöhung und/oder mit einer Verringerung von Krankenkassenleistungen begegnet werden.)

Für Krämer befindet sich die Medizin in einer Fortschrittsfalle, die zu einer Bedarfsexplosion geführt hat und Rationierungen unvermeidlich macht [in Wiesing 2000, 250 ff.], für Braun, Kühn, Reiners [in Wiesing (Hg.) 2000, 253 ff.] ist die Rede von Bedarfs- und Kostenexplosion ein von Interessengruppen genährter Mythos. Weder der medizinische Fortschritt noch die demographische Entwicklung führen zur Notwendigkeit einer Rationierung.

Die Kontroverse über die Notwendigkeit einer Rationierung hängt nach Schöne-Seifert „mit einem eklatanten Mangel an empirischen und prognostischen Daten zusammen, die man schon deswegen benötigt, um zwischen Rationierung und Rationalisierung überhaupt unterscheiden zu können. Denn sonst läßt sich eben gar nicht feststellen, ob das, was als Maßnahme zur reinen Effizienzsteigerung bezeichnet wird, nicht in Wirklichkeit doch bereits auch die Qualität der Versorgung einschränkt, also rationiert" (Schöne-Seifert 1992, 35).

13.2 Rationalisierung – Rationierung als Lösungsvorschlag

13.2.1 Rationalisierung versus Rationierung

Die Kluft zwischen finanzierbarem Angebot und Nachfrage kann verkleinert werden entweder durch Ausweitung der finanziellen Mittel oder durch Rationalisierung bzw. Rationierung der medizinischen Versorgungsleistungen. *Rationalisierung* zielt auf eine Effizienzsteigerung durch bessere Nutzung vorhandener Möglichkeiten (Strukturverbesserung, Leistungsverbesserung). Das kann auf zweierlei Weise geschehen: Es kann ein gleicher Effekt mit weniger Mitteln oder mit gleichen Mitteln ein besserer Effekt erzielt werden. Im Unterschied dazu wird unter *Rationierung* zumeist der Vorenthalt medizinischer Maßnahmen aus Kostengründen verstanden.[103] Der Begriff ‚Rationierung' ist mehrdeutig.

Zur Begriffsklärung der Rationierung vgl. Mack (2001). Ihr Definitionsvorschlag lautet: „Rationierung im Gesundheitswesen ist die Zuteilung bzw. die Verteilung von knappen und begrenzt vorhandenen Gesundheitsgütern ebenso wie pflegerischer oder medizinischer Maßnahmen unter der Bedingung, dass die Nachfrage größer ist als das Angebot" (21). Dieser Definitionsvorschlag läßt es offen, ob die Verteilung in Form eines Vorenthalts bzw. einer Einschränkung erfolgt oder nicht.

Eine Rationierung kann sich auf notwendige (‚absolut indizierte') oder auf zweckmäßige (‚relativ indizierte') medizinische Maßnahmen beziehen, sie kann auch in einer Qualitätsreduzierung oder einer Einschränkung einer medizinischen Leistung bestehen (indem z. B. bestimmte Leistungen nicht angeboten oder nur das zweitbeste Mittel eingesetzt wird).[104]

103 Bekannt geworden ist das Modell des amerikanischen Staates Oregon, das eine nach utilitaristischer Nutzenmaximierungsstrategie erfolgende Rationierung der Gesundheitsleistungen kennt und einige hundert präventive, therapeutische und rehabilitative Verfahren in einer einzigen Rangordnung auflistet.

104 In diesem Zusammenhang ist daran zu erinnern, daß in den Begriff des medizinisch Indizierten nie bloß empirisch-neutrale Daten, sondern immer auch Wertvorstellungen eingehen, weil Gesundheit/Krankheit nicht bloß empirisch-deskriptive, sondern normativ-praktische Begriffe sind.

Die deutsche Zentrale Kommission zur Wahrung ethischer Grundsätze in der Medizin und ihren Grenzgebieten (,Zentrale Ethikkommission') versteht unter notwendigen medizinischen Leistungen solche, „die bei einer nicht-trivialen Gesundheitsstörung unentbehrlich sind, sodaß sie – ohne Alternative – eine akzeptable Chance bieten, ein wesentliches Behandlungsziel zu erreichen", und unter einer zweckmäßigen Leistung eine solche, die „eine ausreichende Chance bietet, ein als wichtig anerkanntes Behandlungsziel tatsächlich zu erreichen" (Deutsches Ärzteblatt 97, Heft 15). Eine Rationierung hätte – ethisch gesehen – bei dem weniger Zweckmäßigen zu beginnen und den Kernbereich der medizinisch notwendigen Versorgungsleistungen so lange wie möglich zu schützen.

13.2.2 Rationierungsformen

Unter der Voraussetzung, daß eine Rationierung medizinischer Versorgungsleistungen unvermeidlich ist, ergibt sich die Notwendigkeit einer Prioritätenfestlegung. (Die Festlegung einer Vorrangigkeit bedeutet eo ipso nicht schon eine Rationierung.)

„Ein gesellschaftlicher Diskurs über Prioritäten in der Gesundheitsversorgung hat bisher jedoch nur unzureichend stattgefunden, explizite Kriterien für die Auswahl von Patienten stehen nicht zur Verfügung. Das Vorenthalten von Leistungen erfolgt deshalb häufig durch intransparente, von Patient zu Patient wechselnde Kriterien, die in der Konsequenz zu einer ethisch bedenklichen Benachteiligung der ohnehin schwächer gestellten Mitglieder der Gesellschaft führen können." (Marckmann in Wiesing 2000, 246).

Prioritäten sind veränderlich und betreffen Indikationen, Patientengruppen und Verfahren.

Die deutsche Zentrale Ethikkommission bezieht den Begriff ,Verfahren' „auf abgrenzbare technische Leistungen zwischen präventiven Angeboten/Programmen und der palliativen Behandlung Todkranker, ausdrücklich nicht auf Aspekte der Begegnung oder des Umgangs zwischen Kranken und klinisch Tätigen" (Deutsches Ärzteblatt 97, Heft 15).

Die Diskussion darüber sollte in einer für die Öffentlichkeit transparenten Weise erfolgen, alle Beteiligten einbeziehen und sich über die möglichen *Formen einer Rationierung* klarwerden. Für gewöhnlich wird unterschieden (Güntert 1998, 161 f.):

(1) die explizite (nach öffentlich bekannten und offen diskutierten Kriterien erfolgende) oder die implizite (nach für den Betroffenen nicht bewußten Kriterien erfolgende) Rationierung,
(2) die damit verwandte offene (nach transparenten Verfahren erfolgende) oder verdeckte (nach nicht transparenten Verfahren erfolgende) Rationierung,
(3) die direkte oder indirekte Rationierung und
(4) die harte oder die weiche Rationierung.

Bei der direkten Rationierung werden bestimmte Patienten(-gruppen) von medizinischen Versorgungsleistungen ausgeschlossen (z. B. Altersrationierung), bei der indirekten Rationierung handelt es sich um eine Nichtausweitung oder Einschränkung medizinischer Versorgungsleistungen. Bei der harten Rationierung ist die Menge der Ressourcen definitiv begrenzt, die im Heilberuf Tätigen entscheiden über deren Verteilung im Einzelfall, ein Zukauf von Leistungen ist ausgeschlossen, bei der weichen Rationierung wird der Zugang zu knappen Versorgungsleistungen nicht gesperrt, sondern nur erschwert, ihr Zukauf ist möglich.

Das Verhältnis von Rationalisierung und Rationierung ist realistischerweise nicht als Alternative zu sehen. Rationalisierung im Hinblick auf eine Vermeidung von Rationierung bleibt eine ethische Verpflichtung, die aber nicht von der ebenfalls ethischen Aufgabe dispensieren darf, sich jetzt schon über Kriterien einer Rationierung klarzuwerden, falls sie notwendig werden sollte.

13.3 Allokationsebenen – Gerechtigkeit im Gesundheitswesen

Der Art nach lassen sich rein schematisch eine *zentrale*, d. h. nach festgelegten Regeln vorgehende, und eine *dezentrale*, nach marktwirtschaftlichen Gesichtspunkten vorgehende Ressourcenverteilung unterscheiden. Verteilungsprobleme im Gesundheitswesen sind komplex, unterschiedlich gelagert und auf verschiedenen Verantwortungsebenen zu behandeln. Nach Engelhardt (1988) lassen sich vier miteinander verschränkte und in Wechselwirkung stehende Allokationsebenen unterscheiden: eine obere und untere Makroebene und eine obere und untere Mikroebene.

Auf der *oberen Makro*ebene wird der Anteil des Gesundheitsbudgets am Bruttosozialprodukt des Staates festgelegt. Auf der *unteren Makro*ebene erfolgt die Aufteilung dieses Budgets auf die Teilbereiche der medizinischen Versorgung (z. B. präventive, kurative Medizin, Notfallmedizin, stationäre und ambulante Versorgung,[105] medizinische Forschung). Dieses Problem kann schon als Übergang zur Mikroebene angesehen werden. Auf der *oberen Mikro*ebene werden die Leistungen auf einzelne Patientengruppen aufgeteilt. Hier geht es um Verteilungskriterien wie medizinische Indikation, Alter, Lebenserwartung, Lebensqualität, Auswirkungen riskanter Lebensstile, soziale Situation. Die *untere Mikro*ebene betrifft im Rahmen der Arzt-Patienten-Beziehung die Aufwendung der Mittel für den konkreten Einzelpatienten, d. h. die Kosten z. B. der Diagnostik, Therapie, Prävention, Rehabilitation.

105 Im Verhältnis von stationären und ambulanten Institutionen ergeben sich Rationalisierungsmöglichkeiten (zu denken wäre an Defizite in der Rehabilitierung – Rehabilitierte kommen billiger als stationäre Pflegepatienten).

Es gibt angesichts der Globalisierung der Forschung gute Gründe, neben den oben angeführten vier Allokationsebenen die Forschungsallokation als eigene fünfte Ebene einzuführen (Virt 2001).

Die Diskussion um die Verteilung knapper medizinischer Versorgungsleistungen betrifft zwar ökonomische Probleme, kann aber deshalb nicht als reine Kosten-Nutzen-Debatte geführt werden, sondern muß auch die sozial- und rechts-ethischen Dimensionen der Allokationsproblematik einbeziehen, wenn anders es um eine gerechte Verteilung gehen soll. Eine Kosten-Nutzen-Rechnung – so unverzichtbar sie ist, weil sie eine notwendige Bedingung einer gerechten Verteilung knapper Mittel ist – kann sich immer nur auf die Mittel beziehen, nicht aber schon die Frage beantworten, warum und wie sie gerecht verteilt werden sollen. Eine sich auf Zweckrationalität reduzierende Vernunft bleibt ethisch defizitär. Aus diesem Grund kann ethisch gesehen eine Mitteloptimierung nicht zum Verteilungskriterium von Gesundheitsleistungen erhoben werden. Dazu kommt noch, daß der Sinn von Gerechtigkeit entsprechend den Handlungsbereichen differenziert zu bestimmen ist. Welche Art von Gerechtigkeit soll im Gesundheitssystem maßgeblich sein? Ist primär nach dem Prinzip der Tauschgerechtigkeit oder dem der distributiven Gerechtigkeit vorzugehen? Die Beantwortung dieser Frage ist eng verknüpft mit derjenigen nach der Eigentümlichkeit der Gesundheit und dem ihr insgesamt zugemessenen Stellenwert.

Gesundheit ist ein fundamentales Gut, welches uns ein gelingendes Leben ermöglicht, aber nicht schon das höchste Gut. Ein gelingendes Leben deckt sich nicht einfach mit Gesundheit, anderenfalls könnten nicht Kranke, wie die Erfahrung zeigt, trotz ihrer Krankheit ein sinnvolles Leben führen.

Hinter der Rede, Gesundheit sei zwar nicht alles, aber alles sei ohne sie nichts, steckt eine instrumentalistische Auffassung von leiblicher Gesundheit. Die Pflicht zu verantworteter Sorge um Gesundheit ist von ihrer Überschätzung zu unterscheiden.

Daß Gesundheit kein herstellbares Produkt ist, sondern höchstens wiederhergestellt werden kann, ist mit ein Grund für die Ausbildung eines solidarisch finanzierten Gesundheitssystems, das auf einkommensabhängigen Beitragszahlungen, nicht auf Leistungs-, sondern auf Sachabrechnung und auf einer Verteilung von Risikofolgen basiert. Für dieses dem Solidaritätsgedanken verpflichtete gesetzliche Krankenkassensystem ist primär die Verteilungsgerechtigkeit und nicht die Tauschgerechtigkeit maßgeblich.

Die formale Bestimmung von Gerechtigkeit lautet: Jedem das Seine. Es fragt sich, worin jeweils das einem Menschen Geschuldete liegt und was Gleichheit heißt. Die Tauschgerechtigkeit (kommutative Gerechtigkeit) bestimmt die Gleichheit arithmetisch als Äquivalenz. Getauschte Güter sollen gleichen Wert haben. Auf diese Weise werden Tauschbeziehungen auf dem freien Markt möglich. Für zwischenmenschliche Beziehungen in einem Gemeinwesen hingegen gilt primär nicht die arithmetische, sondern die analoge Gleichheit: Das Gleiche bestimmt sich jeweils in Entsprechung zur natural oder sozio-kulturell bedingten Ungleichheit und der daraus resultierenden Bedürftigkeit der Betroffenen, denen etwas geschuldet wird. Solche Ungleichheiten der Mitglieder eines Gemeinwesen werden nicht durch die Tauschgerechtigkeit, sondern durch die Verteilungsgerechtigkeit (distributive Gerechtigkeit) aufzuheben versucht. In der Wirtschaftlichkeitsdebatte im Rahmen des Gesundheitswesens ist die Frage aufgetaucht, ob man den Allokationsproblemen nicht besser durch einen marktwirtschaftlichen Umgang mit der Gesundheit beikommen könnte. Was spricht für einen Paradigmenwechsel im Gesundheitswesen von der distributiven zur kommutativen Gerechtigkeit?

Eine diesbezügliche Begründung von Höffe (1998) lautet:

(1) Eine Verteilung von Mitteln setzt deren Erarbeitung voraus, die im Falle einer Arbeitsteilung dann getauscht werden können. Deshalb kann nicht bei der Verteilung, sondern muß mit dem Tausch begonnen werden.

(2) Auch Freiheitsrechte, insbesondere das Recht auf die Integrität von Leib und Leben, gehen aus einem Tausch hervor, nämlich dem Tausch von Gewaltverzicht.

(3) Der Tausch entspricht dem demokratischen Verhältnis von Gleichen unter Gleichen, Verteilung hingegen setzt Hierarchien voraus.[106]

Aus dem Recht und der Pflicht einer autonomen Lebensführung folgt zwar eine Versicherungspflicht, nicht aber eine Pflichtversicherung. Die Versicherungspflicht ist nach dem Prinzip der Freiheit zu gestalten. Freiheit rangiert dabei vor Gleichheit. Ein dem Freiheitsprinzip verpflichtetes Gesundheitswesen, in dem jeder selbst über den Wert seiner Gesundheit entscheidet, sollte – so der Vorschlag – dreistufig aufgebaut werden: (1) eine Grundstufe, die für die Basisversorgung zuständig ist (eventuell in Form einer gesetzlichen Versicherung), (2) eine Aufbaustufe für darüber hinausgehende Mehraufwendungen und (3) eine Abrundungsstufe für Zusatzwünsche. Dieses Dreistufenmodell (ein Vierstufenmodell wird vorgelegt in Höffe 2000) basiert nach eigenem Verständnis auf einem erweiterten Autonomiebegriff, demgemäß „die Entscheidung über die Krankenversicherung dem Bürger einer freiheitlichen Demokratie selbst zusteht“ (Höffe 2000, 100).

106 „Wegen dieser Binsenweisheit empfiehlt sich für die Gerechtigkeitstheorie ein Paradigmenwechsel: Man beginne nicht bei der Verteilung, sondern beim Tausch“ (Höffe 1998).

Der Haupteinwand gegen eine marktwirtschaftliche Verteilung von Gesundheitsgütern betont, daß Gesundheit ein Gut und keine technisch herstellbare und tauschfähige Ware ist und sich einer Kosten-Nutzen-Rechnung entzieht, so daß die Funktionsbedingungen einer freien Marktwirtschaft im Gesundheitswesen nicht gegeben sind.

(1) Entscheidungskompetenz ist auch vom Bildungsstand abhängig. Vielen Patienten fehlt aber die sachliche und auch finanzielle Kompetenz, um so folgenschwere Entscheidungen wie die über die Art der Krankenversicherung überhaupt treffen zu können. Sie können das Kosten-Nutzen-Verhältnis medizinischer Versorgungsleistungen und auch die Qualität der angebotenen Leistungen nicht abschätzen. Dazu kommt noch, daß in der Regel nicht der Patient, sondern der Arzt über die Auswahl der diagnostischen und therapeutischen Mittel entscheidet. Marktwirtschaftliche Gesichtspunkte der Ressourcenverteilung behandeln Gesundheit als Ware und die Patienten nach deren finanziellen Möglichkeiten. „Unter Marktbedingungen werden medizinische Leistungen nach der Zahlungsfähigkeit der Patienten verteilt, was dazu führt, daß bestehende Ungleichheiten in der Einkommensverteilung noch stärker auf die Allokation von Gesundheitsleistungen übertragen werden, als dies jetzt schon der Fall ist" (Marckmann in Wiesing 2000, 246).

Die deutsche Zentrale Ethikkommission befürchtet eine „Zweiteilung der Versorgung, ja jeden Arztes", insofern dieser im Bereich der Grundversorgung auf „strenge Rationalität und Wirtschaftlichkeit" zu achten hätte, im Bereich der Aufbaustufe jedoch sich „Anbieter-Kunden-Beziehungen, wie wir sie bisher nur von Waren- und Dienstleistungsmärkten her kennen" gegenübersähe [Deutsches Ärzteblatt 97 (2000), Heft 15.]

(2) Um solche Ungleichheiten aufzufangen, genügt nicht bloß eine zur Tauschgerechtigkeit hinzukommende korrektive Gerechtigkeit, vielmehr kommt dem Gemeinwesen hier eine originäre Schutzaufgabe für seine benachteiligten Mitglieder zu. Diese Schutzfunktion aber ist Sache der distributiven Gerechtigkeit und steht im Zeichen des Solidaritätsgedankens.

„Wer nur auf Tausch, Eigenverantwortung und Freiheit und dazu nicht alternativ, sondern originär komplementär auch auf Distribution, Teilhabe und Solidarität setzt, der unterschlägt, daß vielen die sachliche und monetäre Kompetenz fehlt, derart selbstverantwortlich entscheiden zu können, so daß der Staat um dieser Bürgerinnen und Bürger und des sozialen Friedens willen helfend und fördernd einzugreifen hat" (Dabrock 1999, 15).

Keine freie Marktwirtschaft kann ohne hierarchisch vom Staat garantierte Rahmenbedingungen auskommen.[107] So gesehen sprechen gute Gründe dafür, im Gesundheitswesen beim Leitgedanken der distributiven Gerechtigkeit zu bleiben.

13.4 Ethische Probleme auf der Mikroebene

13.4.1 Untere Mikroebene

Auf der *unteren Mikroebene* geht es um die Zuteilung medizinischer Ressourcen an den einzelnen Patienten. Als primärer Zuteiler fungiert der Arzt. Denn er entscheidet über Diagnose und Therapie, die entsprechende Kosten verursachen und über viele Vermittlungsschritte auch Auswirkungen auf das Gesundheitsbudget haben. Ausgaben auf der einen Seite engen den

107 Jede nicht-anarchistische Staatsform „operiert mit Hierarchien, wenn diese auch in der repräsentativen Demokratie auf Zeit besetzt und rechtlich limitiert sind" (Dabrock 1999, 11).

finanziellen Handlungsspielraum auf der anderen Seite ein. Gehört es wegen dieser Auswirkungen zur ärztlichen Verantwortung, medizinische Entscheidungen auch nach ökonomischen Gesichtspunkten zu treffen, um so zu einer Budgetentlastung beizutragen?

Die Antwort auf diese Frage muß differenziert ausfallen, weil es im menschlichen Handeln keine Totalverantwortung, sondern immer nur eine in ihrer Reichweite begrenzte Verantwortung gibt. Totalverantwortung macht orientierungslos. Eine Güterabwägung muß sich am primären Sinnziel ärztlichen Handelns orientieren. Primäres Ziel ärztlichen Handelns ist das Wohl des anvertrauten Patienten. Das schließt ein, dem Patienten die für ihn bestmögliche medizinische Behandlung zukommen zu lassen und ihm nicht zu schaden. (Das für den Patienten Beste muß nicht das ‚an sich' medizinisch Machbare sein.) Dieses Ziel hat den Vorrang vor allen ökonomischen Kosten-Nutzen-Rechnungen, der sich mit dem Hinweis auf die Menschenwürde, welche den Schutz von Leib und Leben beinhaltet, und das Nicht-Schadens-Prinzip begründen läßt[108] Weil die Würde „über allen Preis erhaben ist, mithin kein Äquivalent verstattet" (Kant, Grundlegung zur Metaphysik der Sitten, WW IV, 434), also nicht gegen Gleichwertiges verrechnet werden kann – sie ist nicht Gegenstand, sondern Prinzip von Güterabwägungen –, läßt sich eine marktwirtschaftlich begründete Verweigerung medizinisch indizierter Maßnahmen, die dem Patienten schadet, ethisch nicht rechtfertigen. Adressat ärztlicher Verantwortung ist der hilfsbedürftige Patient, nicht aber das Gesundheitsbudget. Die Gesellschaft muß diesen Verantwortungsbereich des Arztes

108 Art. 25 der Allgemeinen Erklärung der Menschenrechte der UNO vom 10. Dezember 1948 spricht ausdrücklich jedem Menschen das Recht auf Gesundheitsversorgung zu.

schützen. Sie darf ihn in seiner Verantwortungskompetenz nicht überfordern und ihn nicht einer Dilemmasituation aussetzen, die ihn zwingt, aus Wirtschaftlichkeitsüberlegungen zwischen Patienten und budgetpolitischen Vorgaben zu wählen.

Das bedeutet jedoch nicht, daß auf der Mikroebene Kostenerwägungen überhaupt keine Rolle zu spielen hätten (Luf 1997, 100). Der Vorrang des medizinisch Indizierten vor dem ökonomisch Nützlichen beinhaltet nicht, daß Arzt, aber auch Patient zu keinerlei ökonomischen Überlegungen verpflichtet wären. Im Gegenteil: Aus Solidaritätsgründen sind sowohl Arzt als auch Patient zur Berücksichtigung ökonomischer Gesichtspunkte bei der Wahl medizinischer Leistungen verpflichtet. Beide tragen in Form des Sparsamkeitsgebots Mitverantwortung für die Gesundheitsausgaben. Die ärztlichen Entscheidungen dürfen zwar nicht nach primär ökonomischen Gesichtspunkten erfolgen, wohl aber sind diese zu berücksichtigen. So wäre etwa bei medizinischer Gleichwertigkeit die kostengünstigere Variante der Behandlungsmethode zu wählen (die Feststellung der Gleichwertigkeit muß Sache medizinischer Beurteilung sein); eine Überdiagnostik zu vermeiden;[109] zu fragen, ob nicht zu viel operiert wird; auf eine rationelle Zuteilung von Medikamenten zu achten. Hier bieten sich Leitlinien an. Leitlinien sind praxisorientierte, wissenschaftlich begründete (‚evidence-based') Entscheidungshilfen, die in einem transparenten Verfahren von Fachleuten entwickelt worden sind, und von denen in begründeten Fällen auch abgewichen werden kann.

Das konkrete Arzt-Patienten-Verhältnis ist nicht der Ort, über Rationierungsmaßnahmen zu befinden. Dazu kommt, daß

109 Dabei sei nicht übersehen, daß die Überdiagnostik nicht bloß durch unbedachte Routine, Amortisationsinteresse, Koordinationsmangel bedingt, sondern auch ein defensivmedizinisches Phänomen als Folge der zunehmenden Verrechtlichung der Medizin ist.

sich die Frage, ob der erwartete Erfolg eine teure Maßnahme rechtfertigt, nach medizinischen Kriterien nicht beantworten läßt. Rationierungsentscheidungen sind weit weg von der Mikroebene auf der Makroebene zu treffen. Es versteht sich von selbst, daß Rationierungen die individual-ethischen Konflikte, in denen ein Arzt auf der konkreten Arzt-Patienten-Ebene stehen kann, nicht lösen helfen, sondern verstärken müssen.

13.4.2 Obere Mikroebene

Die ethischen Probleme auf der *oberen Mikroebene* betreffen die Kriterien, nach denen medizinische Leistungen bestimmten Patientengruppen zugeteilt werden.[110] Es kommen hier Gesichtspunkte wie Lebenserwartung, Lebensqualität, Lebensstil, Lebensalter, soziale Situation ins Spiel. In welcher Weise berühren diese Gesichtspunkte einen (gesetzlich gesicherten) Anspruch auf gleichen Zugang zu den Leistungen eines Gesundheitssystems, unabhängig von individuellen Ungleichheiten?

Kosten-Nutzen-Abwägung – ethische Güterabwägung

Zu den grundlegenden Fragen des Allokationsproblems gehört die Anwendungsmöglichkeit einer Kosten-Nutzen-Abwägung auf eine ethische Güterabwägung. (Dieses Problem tritt freilich nicht erst bei der Allokationsfrage auf, sondern bildet eines der Grundprobleme des Utilitarismus und seines Hedonismusprinzips, wonach das Glück in der Befriedigung menschlicher Bedürfnisse und Interessen liegt, und es um das größte Glück der größtmöglichen Zahl geht.)

110 Diese Allokationsprobleme sind teilweise bereits im Kapitel Organtransplantation zur Sprache gekommen. Siehe S. 244 ff

Solch eine Anwendung setzt voraus, daß sich ethisch relevante Güter quantifizieren und so gegeneinander aufrechnen lassen. „Um eine solche Anwendung zu ermöglichen, ist es allerdings notwendig, Phänomene wie ‚Leben', ‚Lebensqualität', ‚Gesundheit' u. a. m. in eine für den Nutzenvergleich taugliche und damit monetär umsetzbare quantitative Dimension zu transformieren" (Luf, 1997, 102). Diese Anwendung steht etwa hinter der Überlegung, die Kosten einer medizinischen Leistung dem Gewinn an befriedigenden Lebensjahren gegenüberzustellen, den ein Patient durch sie erzielt. Die Kritik an der Anwendung einer Kosten-Nutzen-Abwägung auf eine ethische Güterabwägung bezieht sich auf ihre Voraussetzung und damit auf den unterschiedlichen Gesichtspunkt, unter dem beide erfolgen. Eine ethische Güterabwägung hat zu ihrem Fundament „das tragende normative Prinzip unserer Grundrechte", d. h. die Menschenwürde (Luf, 1997, 102). Die Würde ist nicht Gegenstand, sondern Basis einer ethischen Güterabwägung. Geht man davon aus, daß aus der Menschenwürde das Grundrecht des Schutzes auf Leib und Leben folgt, dann wird die Gleichheit der Würde verletzt, wenn man diesen Schutz nach Ungleichheiten gewichtet und nach „Würdigkeiten (wie eben z. B. Alter, soziale Gerechtigkeit, gesellschaftlicher Rang) zu relativieren versucht." (Luf 1997, 102). Das wäre auch bei der gegebenenfalls unumgänglichen Frage zu beachten, ob der Einsatz teurer medizinischer Versorgungsleistungen im konkreten Einzelfall zu verantworten ist. Bei der Entscheidung zugunsten oder ungunsten von Patienten sollte das medizinisch Indizierte und nicht ein utilitaristischer gesamtgesellschaftlicher Nutzenkalkül den Ausschlag bilden. Das setzt freilich einen reflektierten Begriff von medizinischer Indikation voraus, der sich über seine normativen und auch verteilungspolitischen Implikationen Rechenschaft gibt und diese nicht unter dem Deckmantel deskriptiver Befunde versteckt. Mit all dem ist nichts gegen notwendige Kosten-Nutzen-Rechnungen gesagt, sondern nur etwas gegen ihre Erhebung in den Rang eines ausschlaggebenden Kriteriums.

Riskante Lebensstile

Ein weiteres ethisches Problem bilden die sogenannten riskanten Lebensstile (z. B. Extremsportler, Raucher, Alkoholabhängige, Drogensüchtige). Menschen gehen aufgrund ihrer Lebensweise hohe Gesundheitsrisiken ein und verursachen Gesundheitskosten, für die das Solidarsystem (der Versicherten oder der Steuerzahler) aufkommt. Ist das sozial gerecht und zumutbar, oder ist hier die Grenze der Solidarität überschritten? Sollen Menschen für die gesundheitlichen Folgen ihrer Lebensweise finanziell (in welcher Form auch immer) selbst aufkommen?

Für eine erhöhte Eigenverantwortung in Sachen Gesundheit lassen sich zwei Gründe anführen:

(1) Die Verpflichtung zur Kostenbeteiligung entspricht der Ernstnahme autonomer Lebensführung. Wer seine Gesundheit aufs Spiel setzt, muß auch bereit sein, die entsprechenden Folgen, auch die finanziellen, selbst zu tragen.
(2) Eine Kostenbeteiligung bildet ein gesundheitspädagogisches Stimulans zur Änderung der Lebensführung.

Gegen einen Ausschluß von Menschen mit riskanten Lebensformen aus dem Solidarsystem spricht:

(1) das Problem der Gewinnung eines operationablen Kriteriums, das zwischen riskant/nicht riskant unterscheiden und die Art und Weise von Lebensstilen bestimmen läßt;
(2) das Problem der Anwendung eines Lebensstilkriteriums. Selbst wenn sich ein Kriterium ermitteln ließe, wäre es kaum

anwendbar. Einerseits ist die Grenze zwischen langfristig gesundheitsförderlichem und gesundheitsschädigendem Verhalten nur schwer zu ziehen. Andererseits käme es zu einer gesellschaftlichen Reglementierung von Lebensformen. Eine gesellschaftliche Verordnung von Lebensstilen als Ausschlußkriterium von der Solidargemeinschaft würde zum einen bedeuten, die Gesundheit nicht länger als eines der Fundamente gelingenden Lebens anzusetzen, sondern mit diesem stillschweigend gleichzusetzen, und zum anderen einer Universalisierung partieller Ethosformen gleichkommen – eine Vorgangsweise, die mit einer Gesellschaft mit pluralen Ethosformen unvereinbar und nach gängigem Sprachgebrauch als fundamentalistisch zu bezeichnen wäre.

Mit Schöne-Seifert wäre weiters zu bedenken:

(3) die Schwierigkeit eindeutiger Identifizierung von Krankheitsursachen,

(4) das Problem der Grenzziehung zwischen Freiwilligkeit und Krankheit,

(5) die Schaffung zusätzlichen sozialen Konfliktpotentials.

> „Erstens kann man bei der bekannten multifaktoriellen Genese von Krankheiten deren faktische Kausalfaktoren jeweils nicht eindeutig identifizieren. Zweitens haben wir schon in Alltagsdingen große Probleme damit, die Freiwilligkeit von Verhaltensweisen festzumachen; bei Drogenabhängigkeit usw. wird das noch schwieriger. Und schließlich wären die sozialen Kosten solcher Schuldzuweisung enorm hoch – man denke nur an all die konsekutive Verunsicherung und Verängstigung, Diskriminierung und Kontrolle." (Schöne-Seifert 1992, 43)

(6) Schließlich fragt es sich, in welchem Ausmaß finanzielle Maßnahmen eine moralische Haltungsänderung herbeiführen. Damit wird die Frage berührt, inwieweit sich durch *individual*-ethisch relevante Maßnahmen ein *sozial*-ethisches

Problem in den Griff bringen läßt. Im Hinblick auf das Gesundheitswesen heißt das: Verhilft eine Privatisierung zu einer sozial gerechten Gesundheitsvorsorge? Oder anders gefragt: „Wie kann bei der gesteigerten Bezugnahme auf die individuelle Verantwortlichkeit der soziale Aspekt der Gleichheit des Zugangs zu den Gesundheitsleistungen zureichend berücksichtigt werden?" (Luf 1997, 104).

Lebensalter als Zuteilungskriterium

Ein übermäßig hoher Prozentsatz der Gesundheitskosten wird von alten Menschen verursacht, deren Anteil sich infolge höherer Lebenserwartung weiter vergrößern wird. Deshalb spielt in der Allokationsdebatte das Lebensalter als Zuteilungskriterium eine große Rolle.

Bezüglich der hohen, von alten Menschen verursachten Gesundheitskosten wurde von Virt (2001, 539) der Vorschlag unterbreitet, auf das in manchen Ländern bestehende Reservoir an Frühpensionisten zu denken und zu fragen, inwieweit diese sinnvoll in die Betreuung alter und kranker Menschen einbezogen werden könnten, und inwieweit dies einen spürbaren Rationalisierungseffekt mit sich brächte. Das setzt freilich voraus, frühzeitig gelernt zu haben, das Leben nicht bloß in Arbeits- und Freizeit, sondern auch in Sozialzeit einzuteilen.

Sollen alte Menschen aus Kostengründen von gewissen medizinischen Leistungen ausgeschlossen werden? Ist es gesamtgesellschaftlich nicht klüger, so eine der Überlegungen, Umschichtungen vorzunehmen, und die frei gewordenen Gelder etwa in die Prävention fließen oder der Behandlung Jüngerer zukommen zu lassen, deren Lebensaussichten höher als die Hochbetagter oder gar Todkranker ist? Diesbezügliche Vorschläge von Daniels und Callahan haben einigen Einfluß auch auf die deutschsprachige Diskussion ausgeübt (vgl. Fleischhauer 1999).

Ausgehend von der Annahme, daß Rationierung unvermeidlich ist, fragt Daniels nach gerechten Allokationskriterien. Kriterien sind gerecht, wenn sie auf dem Weg eines fairen Verfahrens gefunden und vom Konsens aller Betroffenen getragen werden. Fairness des Verfahrens ist gegeben, wenn es von allen Betroffenen unter den Bedingungen der Unparteilichkeit und Chancengleichheit durchgeführt wird. Gerechte Zuteilungskriterien sind das konsensuelle Ergebnis eines fairen Ermittlungsverfahrens. Daniels greift hier den vertragstheoretischen Ansatz von Rawls (1982) auf und fragt, wie vernünftige Menschen (,kluge Planer') unter gleichen Ausgangsbedingungen ihr Gesundheitsbudget für einen Versicherungsvertrag verwenden würden. Gleich sind diese Menschen, weil sich alle einerseits in Unwissenheit über ihre Zukunft befinden, andererseits aber allen das entsprechende medizinische Sachwissen zur Verfügung steht. Sie vollziehen ihre Planung unter dem ,Schleier des Nichtwissens', weil keiner weiß, welche Krankheit er möglicherweise bekommen wird, wohl aber weiß, daß mit zunehmenden Lebensjahren der Nutzen medizinischer Interventionen abnimmt. Nach Daniels würden sich diese Menschen für einen Versicherungsvertrag entscheiden, der eine den einzelnen Lebensphasen entsprechende Kompetenz der Lebensführung ermöglicht, oder aber auch eine mit zunehmenden Lebensjahren abnehmende Ressourcenteilung vorsieht in der vernünftigen Überlegung, daß sich kostspielige Aufwendungen wohl in frühen Lebensjahren, nicht jedoch mehr im Alter lohnen, und es wichtiger ist, die Lebensaussichten Jüngerer zu sichern als derjenigen, die sich dem Lebensende nähern. Ein Gesundheitssystem mit reduzierter medizinischer Altersversorgung ist keine Diskriminierung der Alten, weil alt zu werden kein Gruppenspezifikum, sondern ein allgemein menschliches Phänomen ist. Allerdings ist für Daniels die Rationierung nach dem Lebensalter nur die ultima ratio im Rahmen einer notwendig gewordenen Rationierung und das nur unter der Bedingung, daß eine Verknappung der Mittel besteht, die sich auf keine andere Weise aufheben läßt. Im Zentrum seiner Überlegungen steht der Gedanke einer Gesundheitsvorsorge, die eine dem Lebensalter entsprechende Kompetenz der Lebensführung ermöglichen soll.

Callahan kritisiert die maßlose Überschätzung der Gesundheit und die daraus folgende Bereitschaft, zu ihrer Wiederherstellung beinahe jeden Aufwand in Kauf zu nehmen. Gesundheit ist nicht Selbstzweck, sondern Mittel zum Zweck der Realisierung von Lebensplänen. Lebenspläne sind aber in der Regel nach Ablauf einer bestimmten natürlichen Lebensspanne (etwa gegen 80) verwirklicht. Die soziale Verpflichtung gegenüber den Älteren besteht lediglich darin, beim Durchleben solch einer Lebensspanne behilflich zu sein. Daraus ergibt sich eine altersbezogene Rationierung medizinischer Ressourcen. Für die Versorgung älterer Menschen bedeutet das, daß keine Mittel mehr zur Lebensverlängerung, sondern nur zur Verbesserung der Lebensqualität eingesetzt werden. Nach Ablauf einer normativ festzusetzenden natürlichen Lebensspanne ist von lebensverlängernden Maßnahmen abzusehen und nur noch auf schmerzlindernde Behandlung zu setzen. Älteren Menschen sind medizinische Ressourcen zugunsten jüngeren vorzuenthalten.

Die Thesen von Daniels und Callahan sind nicht unwidersprochen geblieben. Sie implizieren zum einen einen bewußtseinstheoretischen Personbegriff – dieser operiert mit der Trennung von Mensch und Person und bindet Personalität an das Vorliegen moralisch relevanter Eigenschaften wie Rationalität – und zum anderen eine instrumentalistische Auffassung leiblicher Gesundheit: Ihr Wert liegt darin, das Mittel zur Verwirklichung rationaler Lebenspläne zu sein. Die Einwände beziehen sich auch auf anders gelagerte Legitimationsbegründungen für das

Lebensalter als Rationierungskriterium und damit für die Bevorzugung früherer und mittlerer Lebensphasen vor den späten (etwa mit dem Hinweis, Investitionen medizinischer Ressourcen in frühere und mittlere Lebensjahre ermöglichen eine bessere längerfristige Lebensplanung).

(1) Der sich auf die Menschenwürde berufende Einwand lautet, eine Rationierung aus Altersgründen sei eine Mißachtung, weil sich die Würde nicht auf bestimmte Lebensspannen beschränkt und jedem Menschen eine Gesundheitsfürsorge generell ohne Rückgriff auf Leistungsfähigkeiten oder bestimmte Lebensphasen zukommt (Eibach 2001, 71). Sie zu gewährleisten ist Aufgabe eines sozialen Rechtsstaates. Daß im Einzelfall das Lebensalter bei medizinischen Entscheidungen eine Rolle spielen mag, ist zu unterscheiden von einer generellen Fixierung des Lebensalters als eines Ausschlußkriteriums.

Es wäre zu erheben, inwieweit nicht bei Sterbenskranken aus der unreflektierten Haltung, Leben um jeden Preis verlängern zu sollen, Geld in medizinisch aussichtslose Therapien gesteckt wird, das sinnvoller – sowohl im ethischen als auch ökonomischen Sinn – in die palliative Betreuung investiert werden könnte. Diese Umschichtung folgt aber nicht einem rein ökonomischen Kosten-Nutzen-Kalkül, sondern dem Fürsorgeprinzip, das für den Patienten Beste im Auge zu behalten.

(2) Ein Konsens über den Sinn des Alterns läßt sich in der Realität nicht herbeiführen, weshalb es keine Legitimationsbasis für den Vorenthalt medizinischer Leistungen den Alten gegenüber gibt.

(3) Die normative Festsetzung einer Lebensspanne diskriminiert die Frauen, die eine durchschnittlich höhere Lebenserwartung als Männer haben.

(4) Es ist unmöglich, eine allgemeine Aussage über eine Verwirklichung von Lebensplänen zu machen.

(5) Die von der Vertragstheorie unterstellte Entscheidung unter dem Schleier des Nichtwissens erfolgt nicht auf Basis eines neutral-deskriptiven Wissens, sondern in Wahrheit aufgrund normativer Vorgaben mit wissensabhängigem Einfluß auf Risikoverhalten.

Wissen um wahrscheinliche Krankheitsverläufe beeinflußt das Risikoverhalten. „Welche Vorgabe ist moralisch richtig: Sollen die Opfer sehr seltener Krankheiten eben aufgrund dieser Seltenheit schlechter versorgt werden ?" (Schöne-Seifert 1992, 43).

(6) Eine genaue Prognostizierung eigenen gesundheitsschädigenden Verhaltens ist unmöglich (Schöne-Seifert 1992, 43).
(7) Eine Kostenreduktion in der Altersmedizin ist alles andere als fair, weil sie auf dem Rücken der jetzt schon mannigfach Benachteiligten ausgetragen wird.
(8) Generell wird gegen diese vertragstheoretische Kriterienfestlegung eingewendet, sie sei abstrakt und widerspreche „eklatant der Tatsache, daß menschliches Wissen um Gesundheit und Krankheit Teil eines biographischen Entwicklungsprozesses ist, der nicht auf abstrakte Manier vorweggenommen werden kann, wie es in solchen Theorien geschieht. In ihrem durchaus anerkennenswerten Bemühen um eine verstärkte Berücksichtigung der menschlichen Freiheitsdimension bleiben diese Theorien letztlich doch einer utlitaristischen Verrechnung von Glücksquanten verpflichtet, die ... äußerst fragwürdig ist." (Luf 1997, 105).

13.5 Ethische Probleme auf der Makroebene

Auf der Makroebene geht es einerseits um den Anteil des Gesundheitsbudgets am Gesamtbudget und damit um gesundheitspolitische Entscheidungen und andererseits um die Aufteilung dieses Anteils auf die Teilbereiche der medizinischen Versorgung. Es handelt sich um Bereiche wie präventive, kurative Medizin, Notfallmedizin, stationäre und ambulante Versorgung, medizinische Forschung, Spitzenmedizin, Basisversorgung. Hier geht es auch um eine faire Lastenverteilung auf die einzelnen Spitäler, um den Stellenwert der Pflegewissenschaft und deren praktische Umsetzung, um die Ein- oder Mehrstufigkeit medizinischer Versorgung.

Beim Versuch der Klärung dieser hochkomplexen Problemlage empfiehlt es sich, zwischen der Entscheidungsebene, den Entscheidungskriterien und der Entscheidungsform zu unterscheiden (Luf 1997, 106). Sollten Rationierungen notwendig werden, sollten sie auf der oberen Makroebene getroffen werden. Rationierung ist ein gesamtgesellschaftliches Problem, das auch auf gesamtgesellschaftlicher Ebene angegangen und dort verantwortet werden muß. Wie sich Rationierung und gleiches Recht auf Gesundheitsversorgung auf gerechte Weise verbinden läßt, ist eine vermutlich kaum lösbare Frage. Das Feld möglichst gerechter *Entscheidungskriterien* kann aber zumindest durch Ausschluß von Maßstäben eingegrenzt werden, die für unannehmbar erachtet werden. Hier brechen freilich Fragen auf, die den gesellschaftlichen Wertegrundkonsens berühren, weil Fragen der Gesundheitsversorgung nicht ohne Bezug auf Vorstellungen von gelingendem Leben exponiert werden können. Sind Maßnahmen gerecht, die letztlich auf die Errichtung eines Zweiklassensystems im Gesundheitswesen hinauslaufen? Soll bei der Ressourcenverteilung im Sinne einer gesamtgesellschaftlichen Nutzenmaximierung entschieden werden? In einem demokratischen Rechtsstaat kann die *Entscheidungsform* wohl nur ein transparentes, um argumentativ nachvollziehbaren Konsens bemühtes Verfahren sein, in dem die Bedürfnisse aller möglicherweise Betroffener, auch stellvertretend derjenigen, die sich selbst nicht in entsprechender Weise artikulieren können, eingebracht werden. Eine diesbezügliche politische Gesprächskultur ist selbst noch eine bleibende ethische Aufgabe.

Forschungsallokation

Ein eigenes Problem angesichts der weltweiten Vernetzung auch der medizinischen Forschung bilden die ethischen Implikationen von Forschungsprioritäten. Forschungsethische Probleme lassen sich nicht bloß nach individual-ethischen Gesichtspunkten erörtern. Es werden sich immer Leute finden, die auf ethisch bedenkliche Weise Forschung betreiben. Zu stark ist das Forschungsinteresse, der individuelle Drang nach Wissensgewinn, zu viel Geld wird in die Forschung investiert, das sich amortisieren muß. Es wäre jedoch zu kurz gedacht, hier nur den individuellen oder kollektiven Forschungsdrang als Motiv anzuführen – und auf den für moderne Forschung konstitutiven methodischen Reduktionismus zu vergessen, der seinerseits eine *ontologische Vorentscheidung* enthält. Forschung im Sinne der neuzeitlichen Naturwissenschaft ist ja erst möglich geworden, nachdem die Natur auf bedeutungsfreie Faktizität reduziert worden ist. Das erst sichert der Forschung die Grenzenlosigkeit ihres Fortschreitens. Die Dimension des Bedeutsamen wird nicht in der Wissenschaft, sondern in der lebensweltlichen Erfahrung offen gehalten. Ethisch bedenkliche Forschung läßt sich nur unter einer entsprechenden gesellschaftlichen Akzeptanz betreiben. Die aber ist keineswegs etwas Naturwüchsiges. Man denke an die ökologische Bewegung – wer hätte vor dreißig oder mehr Jahren gedacht, daß sich der Umweltgedanke je weltweit ausbreiten würde? Dazu kommt noch, daß genau zu prüfen ist, ob wirklich gesellschaftliche Akzeptanz von ethisch Bedenklichem vorliegt, oder es sich in Wahrheit um andere Interessen handelt, die sich den Deckmantel gesellschaftlicher Interessen umhängen.

Forschungsethische Probleme müssen unter sozial-ethischer Perspektive auf der Makroebene behandelt werden. Forschung unterliegt ja keiner Naturgesetzlichkeit, sondern ist bei allem ‚Sachzwang' ein Gegenstand freier Zielsetzung (auch Lobbying – um ein radikales Beispiel zu nennen –, das sich als objektive Dringlichkeit ausgibt, ist kein Naturereignis). Nach welchen Prioritäten soll medizinisch geforscht werden? Für welche Projekte soll Geld zur Verfügung gestellt werden? Wonach bemißt sich die Dringlichkeit? Ist es die Häufigkeit des Krankheitsvorkommens? Wie steht es mit Krankheiten, die in ärmeren Ländern häufig vorkommen, an denen sich aber nicht viel verdienen läßt? Wie steht es mit selten vorkommenden Krankheiten? Ohne transparente Erörterung solcher Fragen in der Öffentlichkeit wird sich eine Debatte über Rationalisierung und Rationierung wohl nicht führen lassen. Es ist gewiß eine zunächst empirische Frage, ob in einem Gemeinwesen Rationierung notwendig ist oder nicht, ob es noch Rationalisierungsmöglichkeiten gibt und wie sie konkret ausgeschöpft werden können. Allerdings ist Knappheit medizinischer Ressourcen kein bloß naturwüchsiges Phänomen (wie etwa Rohstoffvorkommen), sondern ein sozio-kulturelles Phänomen. Schließlich hängt es von der Gesellschaft ab, wieviel sie für den Sektor des Gesundheitswesens im Vergleich zu anderen Sektoren (z. B. Bildungswesen, Verkehr, Sicherheitswesen) auszugeben bereit ist. Das wiederum wird von der gesamtgesellschaftlichen Einstellung zu Gesundheit, Krankheit, Behinderung, zum menschlichen Leben insgesamt, seinen sinnvollen Gestaltungsmöglichkeiten, seinem Anfang und seinem Ende abhängen. Wenn anders das Ziel des Gesundheitswesens nicht im Profit, sondern in der Gesundheit liegt, und der Gesundheitszustand der Bevölkerung nicht ausschließlich vom Gesundheitssystem abhängt, wäre die Knappheit medizinischer Ressourcen nicht ausschließlich als finanzpolitische Einsparungsdebatte, sondern vor allem *sozial-ethisch* als *gesundheitspolitische Gestaltungsdebatte* zu führen.

Literaturhinweise

Ach, J. S.; Gaidt, A. (Hg.) (1993), Herausforderung der Bioethik, Fromann-Holzboog, Stuttgart – Bad Cannstatt.

Ach, J. S.; Quante, M. (1994), ‚... having good times ...'. Anmerkungen zum Konzept ‚Lebensqualität' in der biomedizinischen Ethik, in: Zeitschrift für medizinische Ethik 40, 307–319.

Ach, J. S.; Quante, M. (Hg.) (1999), Hirntod und Organverpflanzung. Ethische, medizinische, psychologische und rechtliche Aspekte der Transplantationsmedizin, 2. Aufl., Fromann-Holzboog, Stuttgart – Bad Cannstatt.

Albert, F. W.; Land, W.; Zwierlein, E. (Hg.) (1995), Transplantationsmedizin und Ethik – Auf dem Weg zu einem gesellschaftlichen Konsens, Pabst Science Publishers, Lengerich.

Anzenbacher, A. (1992), Einführung in die Ethik, Patmos, Düsseldorf.

Arnold, M. (1998), Probleme der Einlösung des Wirtschaftlichkeitsgebotes, in: Jahrbuch für Wissenschaft und Ethik 3, 159–172.

Bayertz, K.; Schmidtke, J.; Schreiber, H. L. (Hg.) (1995), Somatische Gentherapie – Medizinische, ethische und juristische Aspekte des Gentransfers in menschliche Körperzellen, Fischer, Stuttgart u.a.

Beauchamp, T. L.; Childress, J. F. (1994), Principles of Biomedical Ethics, 4. Aufl. Oxford University Press, New York – Oxford.

Beck, M. (2001), ‚Hippokrates am Scheideweg'. Medizin zwischen Naturwissenschaft, Materialismus und ethischer Verantwortung, Schöningh, Paderborn.

Beckmann, J. P. (Hg.) (1996), Fragen und Probleme einer medizinischen Ethik, de Gruyter, Berlin – New York.

Beckmann, J. P. (1998a), Xenotransplantation und Ethik. Über die Notwendigkeit einer Vergleichzeitigung wissenschaftlicher Entwicklungen und ethischer Analyse, in: Jahrbuch für Wissenschaft und Ethik 3, 97–111.

Beckmann, J. P. (1998b), Patientenverfügungen: Autonomie und Selbstbestimmung vor dem Hintergrund eines im Wandel begriffenen Arzt-Patienten-Verhältnisses, in: Zeitschrift für medizinische Ethik 44, 143–156.

Beckmann, J. P. (1998c), Suizidassistenz in philosophisch-ethischer Sicht, in: Ritzel, G. (Hg.) Beihilfe zum Suizid – Ein Weg im Streit um Sterbehilfe? Roderer, Regensburg, 16–29.

Bernat, E. (Hg.) (1993), Ethik und Recht an der Grenze zwischen Leben und Tod, Leykam, Graz.

Birnbacher, D. (1993), Welche Ethik ist als Bioethik tauglich?, in: Ach, J. S.; Gaidt, A. (Hg.), Herausforderung der Bioethik, Fromann-Holzboog, Stuttgart – Bad Cannstatt, 45–67.

Birnbacher, D. (1995), Tun und Unterlassen, Reclam, Stuttgart.
Birnbacher, D. (1996), Ethische Probleme der Embryonenforschung, in: Beckmann, J. P. (Hg.), Fragen und Probleme einer medizinischen Ethik, de Gruyter, Berlin – New York, 228–253.
Birnbacher, D. (1998a), Hirngewebstransplantation und neurobionische Eingriffe – anthropologische und ethische Fragen, in: Jahrbuch für Wissenschaft und Ethik 3, 78–95.
Birnbacher, D. (1998b), Recht auf Sterbehilfe – Pflicht zur Sterbehilfe? in: Illhardt, F. J.; Heiss, H. W.; Dornberg, M. (Hg.), Sterbehilfe – Handeln oder Unterlassen? Schattauer, Stuttgart u. a., 125–136.
Bischofskonferenz (1997), Wieviel Wissen tut uns gut? Chancen und Risiken der voraussagenden Medizin. Gemeinsames Wort der Deutschen Bischofskonferenz und des Rates der Evangelischen Kirche in Deutschland zur Woche für das Leben.
Böckle, F. (1989), Ethische Probleme der Organtransplantation, in: Arzt und Christ 35, 150–157.
Böckle, F. (1994), Menschenwürdig sterben, in: Honnefelder, L.; Rager, G. (Hg.), Ärztliches Urteilen und Handeln, Insel, Frankfurt – Leipzig, 284–318.
Bondolfi, A. (2000), Beihilfe zum Suizid: grundsätzliche Überlegungen, rechtliche Regulierung und Detailprobleme, in: Ethik in der Medizin 12, 262–268.
Boss, M. (1975), Grundriß der Medizin und der Psychologie, 2. Aufl. Huber, Bern u. a.
Brody, B. A. (Hg.) (1988), Moral Theory and Moral Judgement in Medical Ethics, Kluwer Academic Publishers, Dordrecht.
Callahan, D. (1987), Setting Limits. Medical Goals in an Aging Society, Georgetown University Press, Washington D.C.
Brudermüller, G. K.; (Hg.) (1999), Angewandte Ethik und Medizin, Königshausen & Neumann, Würzburg.
Condrau, G. (1975), Medizinische Psychologie, Kindler, München.
Condrau, G. (1980), Sterben, in: Christlicher Glaube in moderner Gesellschaft 10, Herder, Freiburg, 87–93.
Dabrock, P. (1999), Tauschgerechtigkeit im Gesundheitssystem? in: Zeitschrift für Evangelische Ethik 43, 2–22.
Daniels, N. (1985), Just Health Care, Cambridge. [Teile in deutscher Übersetzung finden sich in Wiesing, U. (Hg.) (2000), Ethik in der Medizin. Ein Reader, Reclam, Stuttgart, 263–266.]
Daniels, N. (1988), Am I my parents' keeper? An essay on justice between the young and the old, Oxford University Press, New York – Oxford.
Deklaration von Helsinki des Weltärztebundes (Version Edinburgh 2000), World Medical Association (http://www.wma.net). Deutsche Übersetzung durch die Deutsche Bundesärztekammer (www.bundesaerzte-

kammer.de) abgedruckt in: *Tauplitz, J.* (2001), Die neue Deklaration von Helsinki, in: Dt. Ärztebl. 2001; 98: A 2413–2420 (Heft 38).

Deuschl, G. (1998), Transplantation von Gehirngewebe, in: Zeitschrift für Evangelische Ethik 43, 248–257.

Dichgans, J. (1994), Der Arzt und die Wahrheit am Krankenbett. Zur Aufklärung von Kranken und Sterbenden, in: Honnefelder, L.; Rager, G. (Hg.), Ärztliches Urteilen und Handeln, Insel, Frankfurt – Leipzig, 193–213.

Düwell, M.; Mieth, D. (Hg.), (2000), Ethik in der Humangenetik – Die neueren Entwicklungen der genetischen Frühdiagnostik aus ethischer Perspektive, Francke, Tübingen – Basel.

Dworkin, R. (1994), Die Grenzen des Lebens. Abtreibung, Euthanasie und persönliche Freiheit, Rowohlt, Reinbek.

Eibach, U. (1997), Vom Paternalismus zur Autonomie des Patienten? Medizinische Ethik im Spannungsfeld zwischen einer Ethik der Fürsorge und einer Ethik der Autonomie, in: Zeitschrift für medizinische Ethik 43, 215–231.

Eibach, U. (1998), Sterbehilfe – Tötung aus Mitleid? Euthanasie und ‚lebensunwertes' Leben, 2. Aufl., Brockhaus, Wuppertal.

Eibach, U. (1999), Organspende von Lebenden: Auch unter Fremden ein Akt der ‚Nächstenliebe'?, in: Zeitschrift für medizinische Ethik 45, 217–231.

Eibach, U. (2000), Zeugung auf Probe?, in: Zeitschrift für medizinische Ethik 46, 107–121.

Eibach, U. (2001), Grenzen der Finanzierbarkeit des Gesundheitswesens und die Sorge für chronisch kranke Menschen – Sozialethische, christliche Aspekte der Verteilung der Mittel im Gesundheitswesen und die Diskussion über den ‚Lebenswert' chronisch kranker und schwerstpflegebedürftiger Menschen, in: Ethik in der Medizin 13, 61–75.

Eigler, F. W. (1996), Organtransplantation und ‚Hirntod', in: Jahrbuch für Wissenschaft und Ethik 1, 129–134.

Elstner, M. (Hg.) (1997), Gentechnik, Ethik und Gesellschaft, Springer, Berlin.

Engelhardt, D. (1997), Ethik im Alltag der Medizin, 2. Aufl. Birkhäuser, Basel.

Engelhardt, H. T. (1996), The Foundations of Bioethics, 2. Aufl. Oxford University Press, New York.

Engelhardt, H. T. (1988), Zielkonflikte in nationalen Gesundheitssystemen, in: Sass, H. M. (Hg.), Ethik und öffentliches Gesundheitswesen, Springer, Berlin u.a.

Engels, E. M. (Hg.) (1999), Biologie und Ethik, Reclam, Stuttgart.

Engels, E. M.; Badura-Lotter, G.; Schicktanz, S. (Hg.) (2000), Neue Perspektiven der Transplantationsmedizin im interdisziplinären Dialog, Nomos-Verlag-Ges., Baden-Baden.

Entschließung zum Klonen von Menschen, Sitzungsprotokoll des Europäischen Parlaments vom 15. Jänner 1998, abgedruckt in: Jahrbuch für Wissenschaft und Ethik 3 (1998) 339 f.

Eser, A.; v. Lutterotti, M.; Sporken, P. (Hg.) (1989), Lexikon Medizin Ethik Recht, Herder, Freiburg u.a. (zit.: LMER mit Angabe der Spaltenzahl)

Faden, R. R.; Beauchamp, T. L. (1986), A History and Theory of Informed Consent, Oxford University Press, New York – Oxford.

Feuerstein, G.; Kuhlmann, E. (Hg.) (1998), Rationierung im Gesundheitswesen, Ullstein Medical, Wiesbaden.

Fleischhauer, K. (1997), Probleme der Kostenbegrenzung im Gesundheitswesen durch Kostenbegrenzung – ein Blick über die Grenzen, in: Jahrbuch für Wissenschaft und Ethik 2, 137–156.

Fleischhauer, K. (1999), Altersdiskriminierung bei der Allokation medizinischer Leistungen. Kritischer Bericht zu einer Diskussion, in: Jahrbuch für Wissenschaft und Ethik 4, 195–252.

Fuchs, Ch. (1993), Allokationsprobleme bei knappen Ressourcen, in: Nagel, E.; Fuchs, Ch. (Hg.), Soziale Gerechtigkeit im Gesundheitswesen. Ökonomische, ethische, rechtliche Fragen am Beispiel der Transplantationsmedizin, Springer, Berlin u.a., 6–15.

Fuchs, Ch. (1999), Ethische Aspekte der Mittelknappheit im Gesundheitswesen: Die Bedeutung von Leitlinien, in: Jahrbuch für Wissenschaft und Ethik 4, 175–186.

Fuchs, Th. (1997a), Euthanasie und Suizidbeihilfe. Das Beispiel der Niederlande und die Ethik des Sterbens, in: Spaemann, R.; Fuchs, Th., Töten oder sterben lassen? Herder, Freiburg, 31–107.

Fuchs, Th. (1997b), Was heißt ‚töten'? Die Sinnstruktur ärztlichen Handelns bei passiver und aktiver Euthanasie, in: Ethik in der Medizin 9, 78–90.

Gäfgen, G. (1998), Das Dilemma zwischen humanem Anspruch und ökonomischer Knappheit im Gesundheitswesen, in: Jahrbuch für Wissenschaft und Ethik 3, 149–158.

Gierth, M. (Hg.) (2001), Wer bist du, Mensch? Der Streit um das therapeutische Klonen, Olzog, München.

Gordijn, B. (1998), Die Debatte über die ethischen Aspekte gentechnischer Interventionen an der menschlichen Keimbahn, in: Zeitschrift für medizinische Ethik 44, 293–315.

Gründel, J. (1987), Sittliche Bewertung des ärztlichen Handelns bei Anfang und Ende des menschlichen Lebens, in: Marquard, O.; Staudinger, H. (Hg.), Anfang und Ende des menschlichen Lebens. Medizinethische Probleme, Fink, München u.a., 78–100.

Haker, H. (1998), Genetische Beratung und moralische Entscheidungsfindung, in: Düwell, M.; Mieth, D. (Hg.), Ethik in der Humangenetik, Francke, Tübingen, 238–268.

Heinemann, Th. (2000a), Klonierung menschlicher embryonaler Stammzellen: Zu den Statusargumenten aus naturwissenschaftlicher und moralphilosophischer Sicht, in: Jahrbuch für Wissenschaft und Ethik 5, 259–276.

Heinemann, Th. (2000b), Zum Begriff des ‚therapeutischen Klonens' in: Zeitschrift für medizinische Ethik 46, 316–321.

Helmchen, H.; Kanowski, S.; Koch, H. G. (1989), Forschung mit dementen Kranken. Forschungsbedarf und Einwilligungsproblematik, in: Ethik in der Medizin 1, 83–98.

Hengstschläger, M. (2001), Das ungeborene menschliche Leben und die moderne Biomedizin. Was kann man, was darf man?, Maudrich, Wien u.a.

Hepp, H. (1994), Ethische Probleme am Anfang des Lebens, in: Honnefelder, L.; Rager, G. (Hg.), Ärztliches Urteilen und Handeln, Insel, Frankfurt – Leipzig, 237–283.

Hoff, J.; Schmitten, J. in der (Hg.) (1994), Wann ist der Mensch tot?, Rowohlt, Hamburg.

Hoerster, N. (1989a), Forum: Ein Lebensrecht für die menschliche Leibesfrucht?, in: Juristische Schulung, Heft 3, 172–178

Hoerster, N. (1989b), Tötungsverbot und Sterbehilfe, in: Sass, H. M. (Hg.), Medizin und Ethik, Reclam, Stuttgart, 297–295.

Hoerster, N. (1991), Abtreibung im säkularen Staat, Suhrkamp, Frankfurt.

Hoerster, N. (1993), Zur rechtsethischen Begründung des Lebensrechts, in: Bernat, E. (Hg.), Ethik und Recht an der Grenze zwischen Leben und Tod, Leykam, Graz, 6–70.

Hoerster, N. (1995), Neugeborene und das Recht auf Leben, Suhrkamp, Frankfurt.

Holderegger, A. (2000) (Hg.), Das medizinisch assistierte Sterben. Zur Sterbehilfe aus medizinischer, ethischer, juristischer und theologischer Sicht, 2. Aufl., Universitätsverlag, Freiburg i. Ue. (Schweiz)

Holderegger, A.; Wils, J. P. (Hg.) (2001), Interdisziplinäre Ethik. Grundlagen, Methoden, Bereiche, Universitätsverlag, Freiburg i.Ue.

Honnefelder, L. (1990), Medizin und Ethik. Herausforderungen und Neuansätze der biomedizinischen Ethik der Gegenwart, in: Arzt und Christ 36, 67–77.

Honnefelder, L. (1994a), Das Verhältnis des Menschen zu Leben, Leiblichkeit, Krankheit und Tod. Elemente einer philosophischen Anthropologie, in: Honnefelder, L.; Rager, G. (Hg.), Ärztliches Urteilen und Handeln, Insel, Frankfurt – Leipzig, 104–134.

Honnefelder, L. (1994b), Die ethische Entscheidung im ärztlichen Handeln. Einführung in die Grundlagen der medizinischen Ethik, in: Honnefelder, L.; Rager, G. (Hg.), Ärztliches Urteilen und Handeln, Insel, Frankfurt – Leipzig, 135–190.

Honnefelder, L. (1994c), Humangenetik und Menschenwürde, in: Honnefelder, L.; Rager, G. (Hg.), Ärztliches Urteilen und Handeln, Insel, Frankfurt – Leipzig, 214–236.

Honnefelder, L. (1997a), Medizinische Ethik und ärztliche Teleologie. Zu den ethischen Aspekten der Behandlung irreversibel bewußtloser Patienten, in: Jahrbuch für Wissenschaft und Ethik 2, 169–180.
Honnefelder, L. (1997b), Das Menschenrechtsübereinkommen zur Biomedizin des Europarats. Zur zweiten und endgültigen Fassung des Dokuments, in: Jahrbuch für Wissenschaft und Ethik 2, 305–318.
Honnefelder, L. (1999), Anwendung in der Ethik und angewandte Ethik, in: Jahrbuch für Wissenschaft und Ethik 4, 273–282.
Honnefelder, L.; Rager, G. (Hg.) (1994), Ärztliches Urteilen und Handeln, Insel, Frankfurt – Leipzig.
Hucklenbroich, P. (1998), Die Struktur medizinischen Wissens. Zur Grundlegung und zum Verhältnis von Medizintheorie und medizinischer Ethik, in: Zeitschrift für medizinische Ethik 44, 107-125.
Illhardt, F. J. (1985), Medizinische Ethik. Ein Arbeitsbuch. Unter Mitarbeit von H. G. Koch, Springer, Berlin u.a.
Illhardt, F. J.; Heiss, H. W.; Dornberg, M. (Hg.) (1998), Sterbehilfe – Handeln oder Unterlassen? Schattauer, Stuttgart u.a.
Irrgang, B. (1991), Sittliche Bewertungskriterien der Human-Genetik, in: Stimmen der Zeit 209, 239–253.
Irrgang, B. (1995), Grundriß der medizinischen Ethik, UTB, München – Basel.
Irrgang, B. (1996), Genethik, in: Nida-Rümelin, J. (Hg.), Angewandte Ethik, Kröner, Stuttgart, 510–551.
Jähnichen, T. (1999), Die soziale Konstruktion von ‚Knappheit', in: Zeitschrift für Evangelische Ethik 43, 22–25.
Kahlke, W.; Reiter-Theil, S. (Hg.) (1995), Ethik in der Medizin, Enke, Stuttgart.
Kaminsky, C. (1998), Embryonen, Ethik und Verantwortung, Mohr Siebeck, Tübingen.
Kersting, W. (Hg.) (1997), Gerechtigkeit als Tausch? Auseinandersetzungen mit der politischen Philosophie Otfried Höffes, Suhrkamp, Frankfurt (stw 1297).
Kersting, W. (1999), Über Gerechtigkeit im Gesundheitswesen, in: Jahrbuch für Wissenschaft und Ethik 4, 143–173.
Kettner, M. (Hg.) (2000), Angewandte Ethik als Politikum, Suhrkamp, Frankfurt.
Kirch, W.; Kliemt, H. (Hg.) (1997), Rationierung im Gesundheitswesen, Roderer, Regensburg.
Kleinert, S. (Hg.) (1997), Der medizinische Blick auf Behinderung, Königshausen & Neumann, Würzburg.
Kliemt, H. (1993), ‚Gerechtigkeitskriterien' in der Transplantationsmedizin – Eine ordoliberale Perspektive, in: Nagel, E.; Fuchs, Ch. (Hg.), Soziale Gerechtigkeit im Gesundheitswesen. Ökonomische, ethische, rechtliche

Fragen am Beispiel der Transplantationsmedizin, Springer, Berlin u.a., 262–283.

Kluxen, W. (1997), Moral – Vernunft – Natur. Beiträge zur Ethik, Schöningh, Paderborn u. a.

Kollek, R. (2000), Präimplantationsdiagnostik. Embryonenselektion, weibliche Autonomie und Recht, Francke, Tübingen – Basel.

Konvention zum Schutz der Menschenrechte und der Menschenwürde im Hinblick auf die Anwendung von Biologie und Medizin: Menschenrechtsübereinkommen zur Biomedizin (kurz: Menschenrechtsübereinkommen zur Biomedizin, MRB), abgedruckt in: Jahrbuch für Wissenschaft und Ethik 2 (1997), 285–303.

Korff, W.; Beck, L.; Mikat, P. (Hg.) (1998), Lexikon der Bioethik, Gütersloher Verlagshaus, Gütersloh (zit.: LB mit Bandzahl und Seitenangabe).

Körtner, U. (1999), Gesundheit um jeden Preis?, in: Zeitschrift für medizinische Ethik 45, 303–317.

Körtner, U.; Virt, G. (1999), Die Lebenden und die Toten. Ethische Gesichtspunkte des Umgangs mit dem Leichnam, in: Zeitschrift für medizinische Ethik 45, 33–43.

Körtner, U. (2001), Unverfügbarkeit des Lebens? Neukirchener, Neukirchen-Vluyn.

Krämer, W. (1997), Hippokrates und Sisyphus – die moderne Medizin als Opfer ihres eigenen Erfolges, in: Kirch, W.; Kliemt, H. (Hg.), Rationierung im Gesundheitswesen, Roderer, Regensburg, 7–19.

Kreß, H. (1999), Personwürde am Lebensbeginn, in: Zeitschrift für Evangelische Ethik 43, 36–53.

Kuhse, H. (1993), Muß dieses Kind am Leben bleiben? Fischer, Erlangen.

Kummer, Ch. (1999), Was man aus Embryonen machen kann. Über Wert und Verwertung menschlicher Stammzellen, in: Stimmen der Zeit 124, 172–182.

Lachmann, R.; Meuter, N. (1997), Medizinische Gerechtigkeit. Patientenauswahl in der Transplantationsmedizin, Fink, München.

Lanzerath, D. (1998), Prädiktive genetische Tests im Spannungsfeld von ärztlicher Indikation und informationeller Selbstbestimmung, in: Jahrbuch für Wissenschaft und Ethik 3, 193–203.

Lanzerath, D. (2000), Krankheit und ärztliches Handeln. Zur Funktion des Krankheitsbegriffs in der medizinischen Ethik, Alber, Freiburg – München.

Lauterbach, K. W. (1999), Effizienz und Gerechtigkeit im Gesundheitswesen, in: Jahrbuch für Wissenschaft und Ethik 4, 187–194.

Lanzerath, D.; Honnefelder, L. (2000), Krankheitsbegriff und ärztliche Anwendung der Humangenetik, in: Düwell, M.; Mieth, D. (Hg.), Ethik in der Humangenetik – Die neueren Entwicklungen der genetischen Frühdiagnostik aus ethischer Perspektive, Francke, Tübingen – Basel, 51–77.

Leist, A. (1990a), Eine Frage des Lebens. Ethik der Abtreibung und künstlichen Befruchtung, Campus, Frankfurt.

Leist, A. (Hg.) (1990b), Um Leben und Tod, Suhrkamp, Frankfurt 1990.

Lockwood, M. (1990), Der Warnock-Bericht: eine philosophische Kritik, in: Leist, A. (Hg.), Um Leben und Tod. Moralische Probleme bei Abtreibung, künstlicher Befruchtung, Euthanasie und Selbstmord, Suhrkamp, Frankfurt, 235–265.

Löw, R. (Hg.) (1990), Bioethik. Philosophisch-theologische Beiträge zu einem brisanten Thema, Communio, Köln.

Luf, G. (1997), Verteilungsgerechtigkeit im Bereich der modernen Medizin. Rechtsethische Überlegungen, in: Recht der Medizin 4, 99–106.

Luf, G. (2001), Zur Ethik der Ethikkommissionen. Tätigkeit und Rechtsgrundlagen der Ethikkommissionen in Österreich, in: Bernat, E.; Böhler, E.; Weilinger, A. (Hg.), Festschrift Heinz Krejci, Verlag Österreich, Wien, 1969–1981.

Mack, E. (1998), Ethik des Gesundheitswesens, in: Jahrbuch für Wissenschaft und Ethik 3, 173–189.

Mack, E. (2001), Rationierung im Gesundheitswesen – ein wirtschafts- und sozialethisches Problem, in: Ethik in der Medizin 13, 17–32.

Marckmann, G. (2000), Mittelverteilung im Gesundheitswesen. Einführung, in: Wiesing, U. (Hg.), Ethik in der Medizin. Ein Reader, Reclam, Stuttgart, 240–250.

Memmer, M. (2000), Patiententestament und Stellvertreter in Gesundheitsangelegenheiten, in: Kopetzki, Chr. (Hg.), Antizipierte Patientenverfügungen. ‚Patiententestament' und Stellvertretung in Gesundheitsangelegenheiten, Manz, Wien, 1-37.

Mieth, D. (1998), Probleme der Ethik in der Biomedizin am Beispiel der Klonierungsdebatte, in: Kleer, M.; Sölling, C. (Hg.), Herausforderung Klonen, Bonifatius Verlag, Paderborn, 43–56.

Mieth, D. (1999a), Präimplantationsdiagnostik im gesellschaftlichen Kontext – eine sozialethische Perspektive, in: Ethik in der Medizin 11, Suppl. 1, 77–86.

Mieth, D. (1999b), Präimplantationsdiagnostik- Eckpunkte einer zukünftigen Diskussion, in: Ethik in der Medizin 11, Suppl. 1, 136–141.

Mieth, D. (2001), Die Diktatur der Gene, Herder, Freiburg u. a.

Müller, A. W. (1997), Tötung auf Verlangen – Wohltat oder Untat? Kohlhammer, Stuttgart.

Nagel, E.; Fuchs, Ch. (Hg.) (1993), Soziale Gerechtigkeit im Gesundheitswesen. Ökonomische, ethische, rechtliche Fragen am Beispiel der Transplantationsmedizin, Springer, Berlin u.a.

Nagel, E.; Fuchs, Ch. (Hg.) (1998), Rationalisierung und Rationierung im deutschen Gesundheitswesen, Thieme, Stuttgart.

Nida-Rümelin, J. (1996a), Theoretische und angewandte Ethik: Paradig-

men, Begründungen, Bereiche, in: ders. (Hg.), Angewandte Ethik, Kröner, Stuttgart, 2–85.
Nida-Rümelin, J. (Hg.) (1996b), Angewandte Ethik, Kröner, Stuttgart.
Noichl, F. (2001), Heil durch Medizin? in: Zeitschrift für medizinische Ethik 47, 71–81.
Oberender, P. (Hg.) (1996), Rationalisierung und Rationierung im Gesundheitswesen, SM Verlagsgesellschaft, Gräfelfing.
Oduncu, F. S. (2001), Klonierung von Menschen – biologisch-technische Grundlagen, ethisch-rechtliche Bewertung, in: Ethik in der Medizin 13, 111–126.
Pauer-Studer, H. (1997), Öffentliche Vernunft und Medizinethik, in: Rippe, K. P. (Hg.) (1999), Angewandte Ethik in der pluralistischen Gesellschaft, Universitätsverlag, Freiburg (Schweiz) 1999, 371–384.
Pöltner, G. (1992), Achtung der Würde und Schutz von Interessen, in: Bonelli, J. (Hg.), Medizin und Ethik: Der Mensch als Mitte und Maßstab der Medizin, Springer, Wien, 3–32.
Pöltner, G. (1993), Die konsequenzialistische Begründung des Lebensschutzes, in: Zeitschrift für philosophische Forschung 47, 184-203.
Pöltner, G. (1994a), Ethische Perspektiven moderner Technologien am Beispiel der Gentechnologie, in: Pfusterschmid-Hardtenstein, H. (Hg.), Was ist der Mensch? Menschenbilder im Wandel. Europäisches Forum Alpbach 1993, Ibera, Wien, 279–284.
Pöltner, G. (1994b), Die anthropologischen Grundlagen ärztlichen Handelns, in: Wessel, K. F. (Hg.), Herkunft, Krise und Wandlung der modernen Medizin, Kleine, Bielefeld, 52–69.
Pöltner, G. (1995), Die theoretische Grundlage der Hirntodthese, in: Schwarz, M.; Bonelli, J. (Hg.), Der Status des Hirntoten. Eine interdisziplinäre Analyse der Grenzen des Lebens, Springer, Wien – New York, 125–146.
Pöltner, G. (1996a), Das Phänomen des Anfangs des menschlichen Daseins. Ontologische Implikationen der Rede vom Lebensschutz, Schramm, A. (Hg.), Philosophie in Österreich, Hölder-Pichler-Tempsky, Wien, 278–282.
Pöltner, G. (1996b), Was ist das, ein guter Arzt? Von der Unverzichtbarkeit der Philosophie für die Medizin, in: Selbstorganisation 7, 119–130.
Pöltner, G. (1998), Ethische Probleme ärztlicher Aufklärung, in: Mayer-Maly, T.; Prat, E. H. (Hg.), Ärztliche Aufklärungspflicht und Haftung, Springer, Wien u. a., 1–7.
Pöltner, G. (1999), Menschen – Personen. Ontologische Implikationen der Debatte um den Personbegriff, in: Sonderheft zu Bd. 15 der Daseinsanalyse, 224–233.
Pöltner, G. (2000), Unantastbarkeit des Lebens – Grenzen der Selbstbestimmung, in: Bonelli, J.; Prat, E. H. (Hg.), Leben – Sterben – Euthanasie, Springer, Wien – New York, 39–50.

Positionspapier der Gesellschaft für Humangenetik e.V. (1996), in: Zeitschrift für medizinische Forschung 42, 326–338.

Propping, P. (1996), Humangenetik in der Pränataldiagnostik. Die normative Funktion des Krankheits- und Behindertenbegriffs: Medizinisch-humangenetische Aspekte, in: Jahrbuch für Wissenschaft und Ethik 1, 105–110.

Quante, M.; Vieth, A. (2000), Angewandte Ethik oder Ethik in Anwendung? Überlegungen zur Weiterentwicklung des principlism, in: Jahrbuch für Wissenschaft und Ethik 5, 5–34.

Rachels, J. (1989), Aktive und passive Sterbehilfe, in: Sass, H. M. (Hg.), Medizin und Ethik, Reclam, Stuttgart, 254–264.

Rager, G. (1994a), Medizin als Wissenschaft und ärztliches Handeln, in: Honnefelder, L.; Rager, G. (Hg.), Ärztliches Urteilen und Handeln, Insel, Frankfurt – Leipzig, 15–52.

Rager, G. (1994b), Menschsein zwischen Lebensanfang und Lebensende. Grundzüge einer medizinischen Anthropologie, in: Honnefelder, L.; Rager, G. (Hg.), Ärztliches Urteilen und Handeln, Insel, Frankfurt – Leipzig, 53–103.

Rager, G. (1996), Embryo – Mensch – Person: Zur Frage nach dem Beginn des personalen Lebens, in: Beckmann, J. P. (Hg.), Fragen und Probleme einer medizinischen Ethik, de Gruyter, Berlin – New York, 254–278.

Rager, G. (Hg.) (1997), Beginn, Personalität und Würde des Menschen, Alber, Freiburg u. a.

Rager, G. (2000), Präimplantationsdiagnostik und der Status des Embryos, in: Zeitschrift für medizinische Ethik 46, 81–89.

Ratz, E. (Hg.) (1995), Zwischen Neutralität und Weisung. Zur Theorie und Praxis von Beratung in der Humangenetik, Claudius, München.

Rawls, J. (1982), Eine Theorie der Gerechtigkeit, Suhrkamp, Frankfurt.

Rehmann-Sutter, Ch.; Müller, H. (Hg.) (1995), Ethik und Gentherapie. Zum praktischen Diskurs um die molekulare Medizin, Francke, Tübingen.

Reich, W. T. (Hg.) (1995), Encyclopedia of Bioethics, 2. Aufl. Macmillan, New York.

Reiter, J. (1990), Prädiktive Medizin – Genomanalyse – Gentherapie, in: Löw, R. (Hg.), Bioethik. Philosophisch-theologische Beiträge zu einem brisanten Thema, Communio, Köln, 59–82.

Reiter-Theil, S. (1998), Ethische Fragen in der genetischen Beratung. Was leisten Konzepte wie ‚Nichtdirektivität' und ‚ethische Neutralität' für die Problemlösung?, in: Concilium 34, 138–148.

Ricken, F. (1998), Allgemeine Ethik, 3. Aufl., Kohlhammer, Stuttgart.

Riha, O. (1998), Ethik in der Medizin. Eine Einführung, Shaker, Aachen.

Rippe, K. P. (Hg.) (1999), Angewandte Ethik in der pluralistischen Gesellschaft, Universitätsverlag, Freiburg (Schweiz).

Ruppel, K; Mieth, D. (2000), Ethische Probleme der Präimplantationsdiagnostik, in: Düwell, M.; Mieth, D. (Hg.), (2000), Ethik in der Humangenetik – Die neueren Entwicklungen der genetischen Frühdiagnostik aus ethischer Perspektive, Francke, Tübingen – Basel, 358 –379.

Sass, H. M. (Hg.) (1989a), Bioethik in den USA, Springer, Berlin u. a.

Sass, H. M. (Hg.) (1989b), Medizin und Ethik, Reclam, Stuttgart.

Sass, H. M. (1990), Behandlungsqualität oder Lebensqualität? Ethische Implikationen von ‚Lebensqualität' als Bewertungskriterium in der Medizin, in: Schölmerich, P; Thews, G. (Hg.), ‚Lebensqualität' als Bewertungskriterium in der Medizin, Fischer, Stuttgart, 225–246.

Sass, H. M. (Hg.) (1991), Genomanalyse und Gentherapie. Ethische Herausforderungen in der Humanmedizin, Springer, Berlin u.a.

Schockenhoff, E. (1991), Sterbehilfe und Menschenwürde. Begleitung zu einem ‚eigenen Tod', Pustet, Regensburg.

Schockenhoff, E. (1992), Der gläserne Mensch. Ethische Überlegungen zur Analyse des menschlichen Genoms, in: Arzt und Christ 38, 87-102.

Schockenhoff, E. (1998), Wie das Schaf so der Mensch? Theologisch-ethische Überlegungen zur Nutzung der Gentechnik, in: Theologische Perspektiven 5, 196–202.

Schockenhoff, E. (2000a), Ein gesundes Kind um jeden Preis? Ethische Erwägungen zur Präimplantationsdiagnostik, in: Zeitschrift für medizinische Ethik 46, 91–105.

Schockenhoff, E. (2000b), Töten oder Sterbenlassen, in: Gordijn, B.; ten Have, H. (Hg.), Medizin-Ethik und Kultur, Fromann-Holzboog, Stuttgart u.a., 459–476.

Schockenhoff, E. (2000c), Ethik des Lebens, 3. Aufl. Grünewald, Mainz.

Schockenhoff, E. (2001), Die Ethik des Heilens und die Menschenwürde, in: Zeitschrift für medizinische Ethik 47, 235–257.

Schölmerich, P.; Thews, G. (Hg.) (1990), ‚Lebensqualität' als Bewertungskriterium in der Medizin, Fischer, Stuttgart.

Schöne-Seifert, B. (1992), Was sind ‚gerechte' Verteilungskriterien?, in: Mohr, J.; Schubert, Ch. (Hg.), Ethik der Gesundheitsökonomie, Springer, Berlin u.a., 34–44.

Schöne-Seifert, B. (1996), Medizin-Ethik, in: Nida-Rümelin, J. (Hg.), Angewandte Ethik, Kröner, Stuttgart, 552–648.

Schöne-Seifert, B. (1997), Die Grenzen zwischen Töten und Sterben lassen, in: Jahrbuch für Wissenschaft und Ethik 2, 205–226.

Schöne-Seifert, B.; Krüger, L. (Hg.) (1993), Humangenetik – Ethische Probleme der Beratung, Diagnostik und Forschung, Fischer, Stuttgart u.a.

Schwemmer, O. (1996), Ethische Probleme der Transplantationsmedizin, in: Beckmann, J. P. (Hg.), Fragen und Probleme einer medizinischen Ethik, de Gruyter, Berlin – New York, 355–396.

Seifert, B. (1995), Theoretische Grundlagen und Systematik der Ethik in der Medizin, in: Kahlke, W.; Reiter-Theil, S. (Hg.), Ethik in der Medizin, Enke, Stuttgart.

Siep, L. (1996b), Zur Ethik der Organtransplantation, in: Jahrbuch für Wissenschaft und Ethik 1, 235–242.

Siep, L. (1999), Ethische Aspekte der Forschung mit nicht-einwilligungsfähigen Personen, in: Jahrbuch für Wissenschaft und Ethik 4, 115–125.

Siep, L.; Quante, M. (2000), Ist die aktive Herbeiführung des Todes im Bereich des medizinischen Handelns philosophisch zu rechtfertigen?, in: Holderegger, A. (Hg.), Das medizinisch assistierte Sterben. Zur Sterbehilfe aus medizinischer, ethischer, juristischer und theologischer Sicht, 2. Aufl., Universitätsverlag, Freiburg i. Ue, 37–55.

Spaemann, R.; Fuchs, Th. (1997), Töten oder sterben lassen? Herder, Freiburg (Herder Spektrum 4571).

Splett, J. (1994), Der Mensch als Kranker – Der Kranke als Mensch, in: Wessel, K. F. (Hg.), Herkunft, Krise und Wandlung der modernen Medizin, Kleine, Bielefeld, 198–205.

Splett, J. (1997), Philosophische Gedanken zum Fallbericht (Von einer Schwangerschafts-Begleitung nach Hirnversagen), in: Zeitschrift für medizinische Ethik 43, 69–75.

Stellungnahme der ‚Zentralen Ethikkommission' bei der Bundesärztekammer ‚Zum Schutz nicht-einwilligungsfähiger Personen in der medizinischen Forschung', abgedruckt in: Jahrbuch für Wissenschaft und Ethik 2 (1997), 349–354 (zit.: Stellungnahme 1997).

Stoecker, R. (1999), Der Hirntod. Ein medizinethisches Problem und seine moralphilosophische Transformation, Alber, Freiburg – München.

Tauplitz, J. (2001), Die neue Deklaration von Helsinki, in: Dt. Ärztebl. 2001; 98: A 2413–2420 (Heft 38).

Tellenbach, H. (1980), Zur Phänomenologie des Gesundseins und deren Konsequenzen für den Arzt, in: Zeitschrift für klinische Psychologie und Psychotherapie 28, 57–67.

Toellner, R. (Hg.) (1990), Die Ethikkommission in der Medizin, Fischer, Stuttgart u. a.

Toellner, R; Doppelfeld, E. (Hg.) (1991), Organtransplantation. Beiträge zu ethischen und juristischen Fragen, Urban & Fischer, Stuttgart – New York.

Virt, G. (1991), Moraltheologische Erwägungen zur Therapiebegrenzung in der modernen Medizin, in: Horizonte sittlichen Handelns (Grazer theologische Studien 14), Graz, 353-360.

Virt, G. (1998), Leben bis zum Ende, Tyrolia, Innsbruck.

Virt, G. (2000), Moraltheologische Überlegungen zu Patientenverfügungen, in: Kopetzki, Chr. (Hg.), Antizipierte Patientenverfügungen. ‚Patiententestament' und Stellvertretung in Gesundheitsangelegenheiten, Manz, Wien, 131-142.

Virt, G. (2001), Medizinische Ethik im Horizont ökonomischer Probleme, in: Soziale Sicherheit, 533–541.

Vollmann, J. (1999), Aufklärung und Einwilligung von Patienten in der Medizin: Klinische Praxis – Medizin-Ethik – Gesundheitsökonomie, in: Zeitschrift für medizinische Ethik 45, 109–117.

Vollmann, J. (2000), ‚Therapeutische' versus ‚nicht-therapeutische' Forschung – eine medizin-ethisch plausible Differenzierung?, in: Ethik in der Medizin 12, 65–74.

Wieland, W. (1986), Strukturwandel der Medizin und ärztliche Ethik. Philosophische Überlegungen zu Grundfragen einer praktischen Wissenschaft, Winter, Berlin u.a.

Wiesing, U. (1998), Kann die Medizin als praktische Wissenschaft auf eine allgemeine Definition von Krankheit verzichten?, in: Zeitschrift für medizinische Ethik 44, 83–97.

Wiesing, U. (Hg.) (2000), Ethik in der Medizin. Ein Reader, Reclam, Stuttgart.

Wildfeuer, A. G. (1997), Chancen und Risiken der Anwendung humangenetischer Methoden in der pränatalen Diagnostik: ein Überblick über die öffentliche Diskussion in Deutschland, in: Zeitschrift für medizinische Ethik 43, 131–145.

Wils, J. P.; Mieth, D. (Hg.) (1991), Ethik ohne Chance? Erkundungen im technologischen Zeitalter, Francke, Tübingen.

Winnacker, E. L. (1997), Gentechnik – Ethische Bewertung von Eingriffen am Menschen, in: Jahrbuch für Wissenschaft und Ethik 2, 89–103.

Wolbert, W. (1989), Wann ist der Mensch ein Mensch? Zur Frage nach dem Beginn und Ende personalen Lebens, in: Moraltheologisches Jahrbuch 1, 15–33.

Wolbert, W. (1996), Zur neueren Diskussion um den Gehirntod, in: Ethik in der Medizin 8, 6–18.

Wolf, J. Cl. (2000), Sterben, Tod und Tötung, in: Wiesing, U. (Hg.), Ethik in der Medizin. Ein Reader, Reclam, Stuttgart, 220-225.

Wolff, G. (1997), Ethische Aspekte genetischer Diagnostik und Beratung, in: Elstner, M. (Hg.), Gentechnik, Ethik und Gesellschaft, Springer, Berlin, 57–80.

Wolff, G.; Jung, Ch. (1994), Nichtdirektivität und Genetische Beratung, in: Medizinische Genetik 6.

Wolff, H. P. (1989), Arzt und Patient, in: Sass, H. M. (Hg.), Medizin und Ethik, Reclam, Stuttgart, 184–211.

Woopen, Ch. (1999a), Ethische Aspekte der Forschung an nicht oder teilweise Einwilligungsfähigen, in: Zeitschrift für medizinische Ethik 45, 51–69.

Zerres, K. (1992), Humangenetische Beratung, in: Arzt und Christ 38, 75–85.

Zusatzprotokoll zum Übereinkommen zum Schutz der Menschenrechte und der Menschenwürde im Hinblick auf die Anwendung von Biologie und Medizin über das Verbot des Klonens von menschlichen Lebewesen vom 12. Jänner 1998", abgedruckt in: Jahrbuch für Wissenschaft und Ethik 3 (1998), 331–338.

Glossar

Allokationsproblem: Frage der bestmöglichen Verteilung von Ressourcen.

Allotransplantation, siehe Transplantation.

Anenzephalie: Fehlbildung mit Fehlen des Schädeldaches und Fehlen bzw. Degeneration wesentlicher Teile des Gehirns.

Anthropologie: allg. die Lehre vom Menschen. Da der Mensch dasjenige Wesen ist, das sich theoretisch und praktisch zur Wirklichkeit insgesamt verhält, geht er in jede Deutung der Wirklichkeit ein. Jede philosophische Fragestellung enthält implizit oder explizit eine Anthropologie. Diese ist keine philosophische Sonderdisziplin, sondern eine vom Menschen ausgehende Explikation der Ontologie. Siehe Ontologie.

Apallisches Syndrom (persistant vegetative state, auch Wachkoma): Krankheitsbild mit Funktionsausfall der Großhirnrinde bei erhaltener Hirnstammfunktion.

Autonomie: (wörtl. Selbstgesetzgebung) Selbstbestimmung, sittliche Selbstbindung. Nach Kant die Fähigkeit des menschlichen Willens, sich an das Sittengesetz der praktischen Vernunft zu binden und sich von dem unbedingt Gesollten bestimmen zu lassen. Gegensatz: Heteronomie (Fremdbestimmung). Ein heteronomer Wille läßt sich nicht vom Sittengesetz, sondern von sinnlichen und egoistischen Triebfedern bestimmen.

Behinderung: Bezeichnung für Einschränkung des Wahrnehmungs-, Denk-, Sprach-, Lern- und Verhaltensvermögens. Die WHO teilt B. ein in impairment (Schädigung), disability (Funktionsbeeinträchtigung) und handicap (Benachteiligung).

Blindversuch: Versuchsanordnung, bei der zur Vermeidung von unbewußten und unbeabsichtigten Verfälschungen der Ergebnisse die Patienten oder Probanden nicht wissen, welche der getesteten Mittel bei ihnen zur Anwendung kommen. Beim Doppelblindversuch kennt auch der Versuchsleiter die Zuordnung der Mittel zu den Versuchsteilnehmern nicht. Die Zuteilung der Versuchsteilnehmer zur Test- oder Kontrollgruppe erfolgt nach dem Zufallsprinzip (Randomisierung).

DNA (deoxyribonucleic acid)/DNS (Desoxyribonukleinsäure): Träger der genetischen Information.

Dualismus: Lehre, nach welcher die Wirklichkeit aus zwei entgegengesetzten Seinsbereichen besteht (z. B. Sinnliches – Übersinnliches, Geist – Stoff, Freiheit – Naturnotwendigkeit, Gut – Böse). Für den cartesianischen Dualismus besteht der Mensch aus der geistigen und der körperlichen Substanz (res cogitans – res extensa). Nach Kant ist der Mensch ein Bürger zweier Welten: Als Naturwesen gehört er der Welt der erscheinenden Gegenstände, als Freiheitswesen der Welt des Dinges an sich an. Die aristotelisch-thomistische Anthropologie ist kein Dualismus. Sie begreift den Menschen nicht als zusammengesetzt aus zwei von einander unabhängigen Substanzen, sondern als substantielle Einheit zweier unselbständiger Seinsprinzipien (Materiegrund und Geist-Seele).

Embryo: Bezeichnung für die Entwicklungsphase eines Menschen bis zum Ende der 8. Woche nach der Befruchtung.

Embryonale Stammzellen, siehe Stammzellen.

Embryonenforschung: Forschung an bzw. mit Embryonen. Bei der ‚diagnostischen' E. geht es im Sinne eines Heilversuchs um die Verbesserung der Lebensbedingungen von zu implantierenden Embryonen, bei der ‚verbrauchenden' E. werden die Embryonen im Zuge der Forschung vernichtet. Zwischen beiden Formen in der Mitte angesiedelt sind Untersuchungen, die im Sinne eines Heilexperiments den Tod des Embryos nicht intendieren, ihn jedoch gegebenenfalls in Kauf nehmen.

Embryotransfer (ET): Übertragung eines nach In-vitro-Fertilisation gewonnenen Embryos in den Uterus bzw. Eileiter. Der E. ist autolog, wenn die genetische Mutter mit der biologischen Mutter identisch, heterolog, wenn sie mit der biologischen Mutter nicht identisch ist.

Ethik: Methodisch-kritische Reflexion auf das menschliche Handeln unter dem Gesichtspunkt der Sittlichkeit. Je nach den Beurteilungskriterien unterscheiden sich die Ansätze einer Ethik. Eine deontologische Ethik beurteilt die Sittlichkeit einer Handlung ausschließlich nach der zugrundeliegenden Gesinnung ohne Rücksicht auf die Handlungsfolgen, eine teleologische (utilitaristische) Ethik ausschließlich nach den Folgen bzw. dem Beitrag, den eine Handlung zur Beförderung des Wohls aller von ihr Betroffenen leistet. Für eine Diskurs-Ethik ist die Sittlichkeit einer Handlung dann gegeben, wenn sie nach Regeln erfolgt, auf die sich kompetente Teilnehmer eines herrschaftsfrei geführten Diskurses hätten einigen können. Im Hinblick auf den Wahrheitsanspruch praktischer Urteile und seine Begründbarkeit werden kognitivistische und non-kognitivistische Theorien unterschieden. Der Kognitivismus vertritt die prinzipielle Erkennbarkeit des Sittlichen, der Non-Kognitivismus verneint sie.

Ethos (Moral): die konkrete Gestalt sittlichen Lebens: Objektiv der Bestand an Handlungsregeln, Grundhaltungen, Wertmaßstäben, Sinnvorstellungen, die von einer Gesellschaft oder gesellschaftlichen Gruppe als verbindlich anerkannt werden. Subjektiv der sittliche Charakter, die Grundhaltung und Gesinnung des Einzelnen.

Eugenik: Die praktische Anwendung humangenetischer Erkenntnisse auf Bevölkerungen. Eine negative Eugenik intendiert die Vorbeugung einer Verschlechterung, eine positive Eugenik die Verbesserung der Erbanlagen.

Euthanasie: (wörtl. guter Tod). Ursprünglich der gute, nicht gewaltsame Tod, das sanfte Sterben ohne Qualen. In der seit dem Beginn des

20. Jhdts. und auch heute noch üblichen Bedeutung: Das Herbeiführen des Todes eines anderen Menschen, um dessen Schmerzen oder schwerwiegende Beeinträchtigungen zu beenden. Unter freiwilliger Euthanasie wird die Tötung auf Verlangen verstanden, sie ist nicht-freiwillig, wenn faktische Unfähigkeit zur Äußerung des Tötungswunsches herrscht, und unfreillig, wenn sie gegen oder ohne den Willen des Betroffenen erfolgt. Eine andere Einteilung legt die Begriffspaare aktiv/passiv (in Bezug auf die Verursachung des Todes) und direkt/indirekt (bezogen auf die Intention) zugrunde. Direkte aktive E. wäre die gezielte Verursachung des Todes eines Patienten durch einen Dritten, passive E. der Verzicht oder Abbruch lebensnotwendiger Maßnahmen bei einem Sterbenden, indirekte, passive E. die Inkaufnahme des früher eintretenden Todes als Nebenfolge schmerzlindernder Maßnahmen. Die Bedeutungsbreite des Wortes schwankt, die Einteilungen sind fließend.

Explantation: Entnahme von Körpergeweben oder Körperorganen.

Fetozid: Tötung eines Fetus bei Mehrlingsschwangerschaften zwecks Verminderung der Risiken der verbleibenden Feten bzw. der Schwangeren.

Fetus: Bezeichnung für die Entwicklungsphase eines Menschen von der 9. Woche nach der Befruchtung bis zur Geburt.

Gen: Erbanlage; bestimmter Teil der Erbinformation.

Genetischer Determinismus: These, wonach das Handeln von der genetischen Ausstattung des Menschen notwendig vorbestimmt ist, so daß Freiheit in Wahrheit eine Illusion ist.

Genom: Gesamtheit der Erbinformation eines Individuums oder einer Spezies in Form von DNA.

Genomanalyse: Untersuchung der DNA Sequenz des Genoms, Analyse nur eines Teils der Erbinformation oder nur eines einzigen Gens.

Gentherapie: Verfahren, genetisch bedingte Erkrankungen durch Veränderungen des entsprechenden Genomabschnitts kausal zu behandeln. Somatische Gentherapie: das eingeschleuste genetische Material gelangt nur in bestimmte Körperzellen; Keimbahntherapie: das eingeschleuste genetische Material gelangt in die Keimzellen (Eizelle, Samenzelle).

Gerechtigkeit: (1) formal das Prinzip, jedem (dem Einzelnen wie der Gemeinschaft) das Seine zu geben. Schwierigkeit zu bestimmen, worin das ‚Seine' liegt, (2) G. als Grundhaltung des Menschen, der sich in seinem Handeln vom Prinzip der G. bestimmen läßt. Seit der Antike wird für gewöhnlich unterschieden zwischen (a) der kommutativen G. (iustitia commutativa) (Tausch-G., ausgleichende G. im Verhältnis der Einzelnen zueinander), (b) der allgemeinen oder legalen G. (iustitia generalis, iustitia legalis), die das Verhältnis des Einzelnen zum sozialen Ganzen im Blick auf das zu verwirklichende Gemeinwohl regelt und (c) der austeilenden G. (iustitia distributiva), die sich mit dem Verhältnis des sozialen Ganzen zum Einzelnen im Blick auf unbedingte Gleichheit

(Menschenrechte) bzw. auf proportionale Gleichheit (Ausgleich naturaler oder sozio-kulturell bedingter Ungleichheiten) befaßt.

Gewissen: im weiteren Wortsinn die Einsicht in das oberste Moralprinzip (das als gut Erkannte ist zu tun, das als verwerflich Erkannte ist zu lassen – Ur-Gewissen), im engeren und eigentlichen Wortsinn das Urteil der praktischen Vernunft, welches unter Berücksichtigung aller handlungsrelevanten Gesichtspunkte angibt, was hier und jetzt zu tun ist (conscientia, Situationsgewissen).

Heilversuch (therapeutische Forschung): dient in erster Linie der Heilung des Betroffenen, auf Diagnose, Therapie oder Prophylaxe angelegt. Siehe Humanexperiment.

Heteronomie, siehe Autonomie.

Hirntod: Irreversibler Ausfall sämtlicher Hirnfunktionen bei evtl. aufrechterhaltener Kreislauffunktion und Atmung.

Humanexperiment (nicht-therapeutische Forschung): wissenschaftlicher Versuch an gesunden oder kranken Menschen, der nicht ihren eigenem, sondern einem fremden Nutzen dient. Abgrenzungsprobleme in der Praxis zwischen therapeutischer und nicht-therapeutischer Forschung.

Individuum (das Ungeteilte): Das selbständig Einzelne in seiner Einzigkeit gegenüber dem Allgemeinen. Im Sinne der klassischen Ontologie weist die Einheit des Individuums zwei Momente auf: die Ungeschiedenheit in sich (indivisum in se)(innere Einheit) und damit die Verschiedenheit von allem anderen (ab aliis divisum). Die innere Einheit schließt das Haben von Teilen nicht aus. Lebewesen unterscheiden sich von Gebrauchsdingen, indem sie ihre Einheit aus sich selbst aufbauen und erhalten. Der Mensch ist nicht bloß Individuum i.S. des Exemplars einer Art, vielmehr erreicht seine Einheit die Form der Singularität, der geschichtlich einmaligen Gestaltung des Welt-Bezugs.

In-vitro-Fertilisation (IVF): Befruchtung von Eizellen außerhalb des Organismus im Reagenzglas (in vitro). Homolog: mit dem Samen des Ehemanns; heterolog: mit dem Samen eines fremden Spenders.

Keimbahntherapie, siehe Gentherapie.

Klonieren: Ungeschlechtliche Vermehrung von Lebewesen (Klon: genetisch identische Kopie eines Lebewesens bzw. eines lebendigen Stoffes). Im Hinblick auf die Zielsetzung wird ‚reproduktives' und ‚therapeutisches' Klonieren unterschieden. Ersteres zielt auf die Erzeugung eines genetisch identischen Individuums, letzteres stellt einen Klon zu Therapiezwecken her. Der Ausdruck ‚therapeutisches Klonieren' läßt offen, wer oder was geklont wird. Wird beim ‚therapeutischen Klonieren' ein Embryo zerstört, handelt es sich um eine Form verbrauchender Embryonenforschung.

Krykonservierung: Tieffrierung zur Lagerung von biologischem Material und Embryonen bei extrem tiefen Temperaturen.

Lebensqualität: (a) Ethisch-anthropologisch: die aus der Selbst-Annahme und der persönlichen Meisterung der Lebensaufgaben sich ergebende Bedeutung des Lebens für den Betreffenden, die sich einer Quantifizierung und Fremdbeurteilung entzieht. (b) Gesundheitsökonomisch: Versuch einer Quantifizierung der Lebensqualität in Form ‚qualitätsbereinigter Lebensjahre' (= erwarteter Nutzen x Dauer des Nutzens). Der Prioritätsgrad medizinischer Interventionen ergibt sich aus der Division der Interventionskosten durch die Zahl der ‚qualitätsbereinigten Lebensjahre'.

Lebenswert: Resultat einer ökonomischen (Fremd- oder Selbst-)Beurteilung des Lebens im Sinne einer Bilanzierung erfreulicher und unerfreulicher Lebensphasen. Fälschlich oft mit Lebensqualität im ethisch-anthropologischen Sinn gleichgesetzt.

Monismus: Anthropologisch: Bestimmung des Menschen von einem einzigen Prinzip her. Ein spiritualistischer M. bestimmt den Menschen vom Geist her und faßt den Leib als äußere Erscheinungsweise der einzigen, geistigen Wirklichkeit. Gegenwärtig dominieren materialistisch-physikalistische Formen des M., die das sog. Leib-Seele-Problem als Geist-Gehirn-Problem exponieren (Identitätstheorie, Funktionalismus). Seelisch-geistige Phänomene sind entweder nichts anderes als Gehirnvorgänge (extreme Identitätstheorie) oder kausal auf Gehirnvorgänge reduzierbar (gemäßigte Identitätstheorie). Der Funktionalismus interpretiert das Denken als Informationsverarbeitung bzw. Problemlösungsverhalten. Die Disposition zu diesem Vermögen wird mit einem Computerprogramm verglichen (Körperliches und Seelisch-Geistiges verhalten sich wie hardware und software).

Moral, siehe Ethos.

Ontologie: (wörtl. Lehre vom Seienden). Philosophische Frage nach den grundlegenden Strukturen der Wirklichkeit und ihrer inhaltlichen Gliederung. Nach klassischem Verständnis befragt die Ontologie das Seiende nicht unter einer besonderen, sondern unter der universalen und fundamentalen Hinsicht des Seins.

Palliativmedizin: befaßt sich mit der palliativen, d.i. lindernden Therapie. Umfassende Behandlung eines letztlich nicht mehr heilbaren Zustandes. „Die aktive Gesamtbehandlung von Kranken, deren Leiden auf kurative Behandlung nicht anspricht. Kontrolle von Schmerzen, von anderen Symptomen sowie von psychischen, sozialen und spiritualen Problemen ist von entscheidender Bedeutung. Das Ziel der palliativen Behandlung ist es, die bestmögliche Lebensqualität für Patienten und deren Familien zu erreichen" (WHO). Der Sterbevorgang des Patienten wird weder aktiv beschleunigt noch künstlich verlängert.

Person: Bezeichnung für den Menschen als Freiheits- und Vernunftwesen.

Pluripotenz: Entwicklungsfähigkeit einer Zelle zu verschiedenen Zelltypen, nicht aber zu einem Individuum.

Potentialität: Möglichkeit, Anlage, Fähigkeit. Logische (formale) Möglichkeit: Denkmöglichkeit i.S. widerspruchsloser Vereinbarkeit von Merkmalen. Reale Möglichkeit (Seinsmöglichkeit): Die Möglichkeit eines Existierenden. Diese kann bereits mit der Existenz mitgegeben sein (prinzipielles Können) (unter entsprechenden Bedingungen von selbst sich ausbildende Eigenschaften und Vollzugsmöglichkeiten) oder im Laufe der Entwicklung aktiv erworben werden (faktische Fähigkeiten).

Prädiktive Medizin: ‚Voraussagende' Medizin. In der p.M. im weiteren Sinn geht es um Voraussagen über Gesundheit und Lebenserwartung, in der p.M. im engeren Sinn geht es um die genetische Untersuchung eines Menschen auf Anlagen zu Krankheiten, die zu einem späteren Zeitpunkt ausbrechen können.

Präferenzutilitarismus: Für den P. hängt die Sittlichkeit einer Handlung an der gleichen Ernstnahme der Interessen aller Betroffenen – gleichgültig, um wessen Interessen es sich handelt. Sittlich ist eine Handlung, wenn sie mit den Präferenzen der Betroffenen übereinstimmt, sittlich inkorrekt ist sie, wenn sie den Präferenzen eines Wesens zuwiderläuft, ohne daß diese Präferenzen durch entgegengesetzte Präferenzen ausgeglichen werden.

Präimplantationsdiagnostik: Genetische Diagnose eines in vitro erzeugten Embryos vor seiner Implantation. Dem Embryo werden ein oder zwei Zellen entnommen und genetisch untersucht. Je nach dem Untersuchungsergebnis wird der ‚Restembryo' implantiert oder nicht.

Pränataldiagnostik: Untersuchung des ungeborenen Kindes.

Probabilismus: Nach dem Probabilismus darf eine Handlung im Zweifelsfall einer minder sicheren (nur wahrscheinlichen) Meinung folgen, auch wenn die entgegengesetzte Ansicht billigenswerter ist. Ein gut begründeter Zweifel genügt zur Entpflichtung, selbst wenn wahrscheinlichere Gründe für die Verpflichtung sprechen sollten (‚lex dubia non obligat').

Screening: Suchtest zur Erfassung von Erkrankungen, die in bestimmten Gruppen auftreten.

Sittlichkeit, siehe Ethik, Ethos.

Speziesismus: Vorwurf der grundlosen, weil auf moralisch irrelevanten biologischen Daten basierenden Bevorzugung der Mitglieder der eigenen Spezies vor denen einer anderen Spezies.

Stammzelle (Vorläuferzelle): jede Zelle des Menschen mit Teilungs- und Entwicklungsfähigkeit. Mit zunehmender Spezialisierung nimmt das Differenzierungs- und Entwicklungspotential ab. Organspezifische Stammzellen sind die Vorläufer für Zellen eines bestimmten Organtyps. Siehe Totipotentialität, Pluripotentialität.

Sterbehilfe: Sterbehilfe kann Hilfe *beim* Sterben, aber auch Hilfe *zum* Sterben bedeuten. Im ersten Fall handelt es sich um Sterbebeistand (Beistand in der letzten Lebensphase eines Menschen), im zweiten Fall wird

St. gleichbedeutend mit Euthanasie gebraucht (siehe Euthanasie). Beides wird oft nicht genügend unterschieden.

Totipotentialität: Entwicklungsfähigkeit einer Zelle zu einem vollständigen Individuum. Beim Menschen bis zum Achtzellstadium.

Transplantation: Übertragung von Zellen, Geweben oder Organen auf ein anderes Individuum oder an eine andere Körperstelle. Allogene T.: Übertragung zwischen genetisch differenten Individuen derselben Spezies; xenogene T.: Übertragung zwischen Individuen verschiedener Spezies.

Tutiorismus: Ethische Regel, gemäß der das Handeln im nicht behebbaren Zweifelsfall den sichereren Weg einzuschlagen hat. (Aus dem Nicht-Wissen, ob ‚p' vorliegt, folgt nicht das sichere Wissen, daß ‚p' nicht vorliegt.)

Xenotransplantation, siehe Transplantation.

Sachregister

Z